(SOMOS) EXTRAÑOS PARA NOSOTROS MISMOS

(SOMOS) EXTRAÑOS PARA NOSOTROS MISMOS

Historias de mentes inestables

RACHEL AVIV

Traducción de Eduardo Hojman

🌐 Planeta

Obra editada en colaboración con Editorial Planeta – España

Título original: *Strangers to Ourselves. Unsettled Minds and the Stories That Make Us*

© Rachel Aviv, 2022
Edición original de Farrar, Straus & Giroux, Nueva York, 2022

© del poema de Jane Kenyon «Having It Out with Melancholy»,
de *Collected Poems*, The Estate of Jane Kenyon, 2005
Reproducido con el permiso de The Permissions Company, LLC en
nombre de Graywolf Press, Mineápolis, Minnesota, graywolfpress.org.

© de la traducción, Eduardo Hojman, 2024
Diseño y maquetación: Lunwerg, 2024

© 2024, Editorial Planeta, S. A. – Barcelona, España

Derechos reservados

© 2024, Editorial Planeta Mexicana, S.A. de C.V.

Bajo el sello editorial PLANETA m.r.
Avenida Presidente Masarik núm. 111,
Piso 2, Polanco V Sección, Miguel Hidalgo
C.P. 11560, Ciudad de México
www.planetadelibros.com.mx

Primera edición impresa en España: septiembre de 2024
ISBN: 978-84-19875-97-6

Primera edición en formato epub: noviembre de 2024
ISBN: 978-607-39-2129-9

Primera edición impresa en México: noviembre de 2024
ISBN: 978-607-39-2046-9

Impreso en los talleres de Litográfica Ingramex, S.A. de C.V.
Centeno núm. 162-1, colonia Granjas Esmeralda, Ciudad de México
Impreso en México – *Printed in Mexico*

A mis padres

... ÍNDICE ...

RACHEL

«Alguien mejor que yo»

Al poco tiempo de empezar el primer año de la escuela primaria, me hice amiga de una niña que se llamaba Elizabeth. Aunque era la mayor de la clase, tenía un cuerpo pequeño, con miembros delgados y huesudos. Nos relacionamos a través del juego mancala, que consistía en lanzar canicas sobre una tabla de madera con catorce huecos poco profundos. Yo evitaba a mis otros compañeros para estar lista cuando Elizabeth me invitara a jugar. Y, por algún motivo, eso pasaba siempre. Sentía que nuestra amistad existía porque yo la había deseado.

Le pregunté a mi madre por qué la casa de Elizabeth, que estaba en Bloomfield Hills, un barrio rico de Detroit, olía tan diferente de la nuestra. Su respuesta —el detergente para lavar la ropa— me pareció tan común y corriente que me decepcionó. La casa de Elizabeth era tan grande que yo estaba segura de que ella se perdía en su interior. Tenía una cama con un dosel amarillo, un vestidor, una alberca. Elizabeth me mostró cómo su cabello, que era rubio, se le ponía más claro cuando se lo cepillaba. En el sótano de su casa había un refrigerador destinado exclusivamente a refrescos y un día Elizabeth me propuso que, en lugar de beber Coca-Cola por la boca, nos la echáramos sobre las rodillas. Intentamos el experimento en el coche de su niñera y nos reímos cuando la Coca-Cola empezó a chorrear sobre los asientos. Nos parecía increíble que solo hubiera una forma de beber.

A veces, cuando estaba en mi casa, fingía que era Elizabeth. Abría puertas de habitaciones y me imaginaba que no sabía hacia dónde daban. Me parecía una casualidad, un poco de mala suerte, haber nacido siendo yo en lugar de Elizabeth. Recuerdo una vez que me desperté desolada después de un sueño en el que se me ofrecía la posibilidad de convertirme en Elizabeth si escogía el asiento correcto en el autobús escolar. Abrumada por la oportunidad, avancé trece filas y elegí el asiento equivocado.

Acababa de cumplir seis años y los límites entre las personas me parecían borrosos. Durante la clase de música, me hicieron sentar entre dos chicos: a un lado estaba Sloan, el niño más alto de primero. La nariz le moqueaba permanentemente y sus mocos eran verdosos. Al otro, Brent, que era gordito y respiraba con tanta dificultad que a veces me fijaba si se había quedado dormido. Yo creía que los atributos físicos de ambos niños eran contagiosos. Para protegerme, intentaba sentarme en el punto más central de mi silla, lo más lejos posible de los dos. Pensaba que si me acercaba a Sloan terminaría siendo demasiado alta. Y, si me acercaba a Brent, engordaría. Con mi hermana mayor, Sari, habíamos visto un reportaje sobre un hombre obeso que había sufrido un infarto en la cama y al que habían tenido que sacar de su departamento con una grúa. Intentamos imaginar la logística: ¿Habían tenido que derribar las paredes? ¿Cómo habían sujetado al hombre a la máquina? Ante la duda, decidí inclinarme por Sloan.

A la hora de comer, todos los alumnos de mi clase tenían que probar al menos un poco de cada plato: un fideo, un chícharo. Muchos años más tarde, mi profesora de primero, la señora Calfin, me dijo: «Tú te quedabas ahí sentada mirando tus porciones y yo te decía: "¡Vamos! Solo tenemos veinte minutos". ¡Sigue! Pero tú eras muy lenta». A las dos semanas de empezar el curso, pedí permiso para ir al baño después de comer. «¿Tienes que hacer pipí?», preguntó la señora Calfin. Según me contó, lo que yo contesté fue que solo quería mirarme en el espejo.

Pocos días más tarde, me negué a tocar los bocados que la señora Calfin me ponía en el plato. Me preguntó si en lugar de ello iba a ir a la barra de ensaladas, donde a veces me servía crutones. Respondí que no, intentando ocultar mi sonrisa. Me miró atentamente y puso una expresión que no supe cómo interpretar; parecía un ceño fruncido y una sonrisa al mismo tiempo. Entendí que estaba meditando sobre quién era yo y que me observara con tanta atención me resultó emocionante. Yo la quería y me preocupaba que mis sentimientos no fueran correspondidos. Me daba la impresión de que prefería a esos niños imperturbables cuyas madres hacían trabajo voluntario en la escuela.

Durante los dos días siguientes, prácticamente me negué a comer o beber. No recuerdo mi razonamiento, solo las reacciones de los adultos y una vaga sensación de orgullo. La idea se me ocurrió por el Yom Kipur, el día de expiación, que habíamos celebrado la semana anterior. Fue la primera vez que me di cuenta de que podía decir no a la comida. La decisión mantenía la energía religiosa de la festividad y conllevaba un aura de martirio.

Iba a la escuela hebrea tres veces por semana y me gustaba la idea de disponer de canales invisibles de comunicación con Dios. Rezaba varias veces al día y pedía que mi familia estuviera sana hasta que tuviéramos «ochenta y siete años o más», repitiendo varias veces «yo y mamá», porque nuestra sobrevivencia me parecía lo más importante. Recuerdo una vez que caminé sobre las piedrecitas del jardín de la novia de mi padre y me di cuenta de que cada paso había sido predestinado por Dios. Pero esa epifanía se vio eclipsada por una especie de afectación, porque se me ocurrió que tal vez estaba teniendo mi momento «zarza ardiente», esos episodios en los que sentimos que Dios está buscando nuestra atención. El contenido de la revelación era menos importante que mi deseo de distinguirme como alguien capaz de tenerla.

El 30 de septiembre de 1988 le dije a mi mamá que estaba tan mareada que creía que chocaría contra una pared.

En los tres días anteriores no había comido casi nada. Mi madre me llevó al pediatra. «Yo pensaba que "bueno, te darán algunos líquidos y luego te traigo a casa"», me contó más tarde. Según su descripción, yo era una pequeñita de seis años, entusiasta y boba. Pero la novia de mi padre, Linda, que se convirtió en mi madrastra, recordaba que cuando yo estaba en su presencia le parecía la niña más triste que había conocido. Cuando me proponía actividades que suponía que me entusiasmarían, muchas veces le respondía con la misma frase: «¿Qué tiene eso de especial?». Linda observó que yo tenía la capacidad poco común de quedarme sentada, completamente quieta, y llorar al mismo tiempo sin hacer ruido, con frecuencia delante de la mesa de la cocina. Mi padre me decía que comiera y yo me negaba, a veces durante más de una hora, hasta que él se daba por vencido y me llevaba a la escuela.

Mi médico notó que había perdido casi dos kilos en el último mes. Hasta poco antes había seguido una dieta normal, según escribió él, «consistente mayormente en pizza, pollo y cereales». Enumeró mis «logros actuales» como «correr, saltar, andar en bicicleta». Le aconsejó a mi madre que me llevara al Hospital de Niños de Michigan, donde me ingresaron por «no comer». Un psiquiatra de ese sitio me describió como «una persona de sexo femenino bien formada pero muy delgada que no padece ningún trastorno grave».

Tras entrevistar a mis padres, que se habían divorciado un año antes y todavía estaban peleándose por la custodia, un médico del hospital escribió: «La madre declara que el padre se burla de las personas obesas y el padre no desmintió esa afirmación». Mi padre, por su parte, sugirió que la causa del problema residía en mi madre, quien «se preocupaba demasiado por la comida». Era cierto que hacía acopio de tantos panes integrales que, cuando abríamos la puerta del congelador, a veces se caían hogazas que había comprado en mercados de agricultores de los alrededores de Detroit. Pero tenía una relación con la comida relativamente normal, aunque quizá apasionada. Como muchas mujeres de su edad, de vez en cuando intentaba hacer dieta, pero sin gran convicción.

La semana antes de mi ingreso en el hospital, mi madre empezó a llevar un diario para mí. Yo aún no sabía escribir, de modo que ella transcribía lo que le decía, pero yo no compartía ningún detalle sobre mi estado de ánimo, sino solo relatos cronológicos de mis días, intercalados con preguntas como «¿De dónde sale la diarrea de una serpiente?» y «¿Por qué la gente no tiene cola?». Mi madre, que acababa de romper con su novio, también llevaba su propio diario. Esa semana, anotó un sueño —siempre estaba documentando sus sueños— en el que pedía a un jardinero que desmontara nuestra casa ladrillo a ladrillo. «Lo único que queda es tierra y la silueta de nuestra casa en cemento», escribió.

La primera noche en el hospital, una enfermera me ofreció una charola de comida, que yo rechacé. Mi madre tenía hambre, así que se la comió ella. «Se enojaron muchísimo conmigo», me contó. «No debía mezclar lo que yo comía con lo que comías tú». Al día siguiente, las enfermeras me suministraron líquidos vía intravenosa porque me había deshidratado.

Mi historia clínica no ofrece una imagen coherente de por qué no comía ni bebía. Un psicólogo escribió: «Es evidente que sus síntomas son una expresión de la patología de la relación entre su madre y su padre». Otro observó: «Rachel intenta mirar en su interior para comprender y resolver sus intensos sentimientos relacionados con su mundo exterior», pero se enfrenta a un «proceso de pensamiento excesivamente complicado», que la conduce a una «actitud de autocondena (es decir, el problema debo de ser yo)». A pesar de que esa descripción podría aplicarse a casi cualquier persona, los médicos llegaron a la conclusión de que yo sufría de «una anorexia nerviosa poco común».

La anorexia se ha descrito con frecuencia como un «trastorno de lectura», provocado por el consumo acrítico de textos que presentan la delgadez como el ideal femenino. En esa época yo apenas estaba empezando a leer. Jamás había oído hablar de la anorexia. Cuando mi madre me transmitió el diagnóstico, a mí me sonó como si estuviera hablando de una especie de dinosaurio. La académica japonesa Takayo Mukai, exanoréxica, describe una sensación similar de desorientación cuando se topó con la palabra en la década de 1980, antes de que la anorexia se conociera bien en Japón. «Esa palabra de ocho letras no era más que un sobre vacío, sin sello ni dirección».

Mi padre y Linda acudieron a la biblioteca local y leyeron el único libro que encontraron sobre ese tema: *La jaula dorada*, de Hilda Bruch, publicado en 1978. Bruch, una psicóloga conocida como «Lady Anorexia», empezó a escribir sobre este trastorno en los sesenta, cuando era una enfermedad poco conocida. Tenía la hipótesis de que la novedad era un elemento esencial de la enfermedad, que describía como la «búsqueda ciega de un sentido de identidad y autonomía». Predijo (incorrectamente) que, una vez que se alcanzara una masa crítica de chicas anoréxicas, la incidencia de la enfermedad podría reducirse, puesto que ya no parecería especial. «La enfermedad solía ser el logro de una chica aislada que sentía que había encontrado su propio camino hacia la salvación», escribió. «Cada una de ellas era, en cierta manera, una inventora original en un camino equivocado hacia la independencia».

Mi madre también leyó sobre la enfermedad, mayormente desde la perspectiva psicoanalítica dominante en la época, e interiorizó un mensaje común: la culpa era de la madre. «Soy yo quien ha causado todo el dolor y la lesión original», escribió en un diario encuadernado en espiral que solía llevar en su bolsa. Convirtió esta constatación en una acusación contra su propio carácter. «Debo asumir que tengo tendencia a ser mala y a hacer daño», escribió. «Lo que hago a veces a mis hijos es mezquino, aunque creo que me esfuerzo mucho por protegerlos». Ni mi hermana ni yo recordamos que hiciera nada que se acercara a la maldad, pero ella se creyó lo que esos libros le decían sobre sí misma. En unas notas para una conversación con mis médicos, se recordaba a sí misma que debía ser «humilde» y no «pretender entender lo que está pasando».

La palabra *anorexia* me parecía tan poderosa que no me atrevía a pronunciarla. Estaba aprendiendo los sonidos de las letras y para mí las palabras eran entidades tangibles que de alguna manera encarnaban su significado. No decía los nombres de ningún alimento porque hacerlo era como el equivalente de comer. «Si esos términos se usaban en su presencia», escribió un psicólogo, «se tapaba los oídos». Me negaba a decir *eight* (ocho), porque ese número suena igual que *ate* (comí). Me ofendí cuando una de las enfermeras, frustrada por mi testarudez, declaró que yo era «un hueso duro de roer». Mi madre era más sensible a mis preocupaciones y cuando le pregunté por el estado de mi compañera de habitación en el hospital, una chica que tenía diabetes, evitó la palabra *azúcar.* «Es como lo opuesto de lo que tú tienes», explicó.

Me asignaron a un psicólogo joven, Thomas Koepke, que tenía una voz suave y cálida. Yo respondía a sus preguntas con el menor número de palabras posible. Tenía el vago temor de que, incluso cuando permanecía en silencio, mis pensamientos estaban siendo transcritos e impresos desde el fondo de mi cabeza, como páginas saliendo de una impresora. En una evaluación que hoy me hace sentir cohibida respecto de la profesión que elegí, otro psicólogo escribió: «Rachel se manejaba de un modo que parecía ser muy consciente de su capacidad para controlar la entrevista».

Koepke dijo a mis padres que los médicos de su equipo no tenían constancia de que se hubiera diagnosticado anorexia a ningún niño de tan solo seis años. Pese a ello, me trasladaron de la habitación que compartía con la niña diabética al quinto piso del hospital, que, por lo que pude ver, estaba dividida racialmente. Al final del pasillo había niños negros con anemia falciforme. En el centro, donde me colocaron a mí, había un pequeño grupo de niñas blancas, todas mayores que yo. A causa de la desnutrición, algunos de sus rostros y brazos estaban cubiertos de lanugo, ese vello suave y plumoso que recubre la piel de los recién nacidos. Todas las mañanas nos pesaban con las batas de hospital puestas y de espaldas a la báscula.

Las niñas hablaban con frecuencia de sus «privilegios». Si acabábamos una comida, que nos traían a la cama en una charola, y las enfermeras no nos encontraban migajas grandes sobre las piernas, podíamos llamar a nuestros padres. Si terminábamos dos comidas en el día, nuestros padres podían venir a visitarnos al hospital durante una hora. Pero abstenerse de comer tenía consecuencias graves: si nos saltábamos dos comidas, nos mandaban a la cama. Para ir al baño, teníamos que avisar a una enfermera, quien registraba nuestra «producción». Perdimos la libertad de ver televisión o de ir a la sala de juegos, donde jugaban niños con otras enfermedades. La amenaza de una sonda de alimentación —como castigo por perder demasiado peso— rondaba cada comida. Yo no sabía que esa sonda consistía en un tubo que me meterían por las fosas nasales. Imaginaba que era un tubo enorme, como un tobogán cubierto, y que yo viviría en su interior.

En la unidad de anorexia me asignaron a una nueva compañera de habitación, Carrie, una niña de doce años con cabello pajizo. Le pregunté tantas veces «¿Crees que soy rara?» que finalmente respondió: «Si me lo preguntas una vez más, te diré que sí». Carrie conocía a todas las enfermeras de nuestro piso y se había hecho amiga de otros pacientes. Yo las consideraba a ella y a su amiga Hava, que vivía en la habitación contigua, como mentoras. Hava tenía doce años y era hermosa, con rasgos afilados y un cabello largo y castaño que no se cepillaba. Había algo agreste y salvaje en ella que me recordaba a las heroínas de los libros sobre la colonización del lejano oeste. Llevaba un detallado diario sobre su estancia en el hospital impregnado del lenguaje terapéutico que ella misma estaba empezando a entender. Era una estudiante precoz de su entorno, que se puso lírica después de conocerme: «Por el amor de Dios, esa niña tiene apenas seis años. ¡Mírenla!», escribió. «Permitan que confíe en un adulto y que libere esas conductas infantiles que lleva escondidas en ese cuerpo tenso y rígido», continuó. «Apuesto a que solo está esperando que alguien le tienda la mano para aferrarse a ella».

Puede que Hava también estuviera indebidamente influida por el espíritu del Yom Kipur. Iba a una escuela judía y, según apuntó en su diario, estaba aterrorizada ante la posibilidad de no estar «escrita en el libro de la vida», el registro que lleva Dios de aquellos que merecen vivir un año más. Se culpaba de «no alcanzar un estado de santa perfección».

Había otras similitudes entre nosotros: los padres de Hava también estaban atravesando un divorcio prolongado y hostil y también hacían bromas sobre amigos de la familia que eran obesos. «Siempre se burlaban de los Ornstein y los llamaban los Oinkstein», escribió Hava. Además, Hava también tenía una amiga como Elizabeth, una chica a la que no solo admiraba, sino que quería convertirse en ella. Escribió en su diario que, cuando jugaba en la casa de su amiga, le gustaba imaginar que vivía allí y que jamás volvería a la suya. Tenía una letra tan parecida a la mía que hace poco, mientras leía ciertos pasajes de su diario, me desorienté un momento y supuse que estaba leyendo mis propias palabras.

Cuando conocí a Hava, ella llevaba casi cinco meses en el hospital. Su madre, Gail, visitó el aula de Hava, que estaba en sexto de primaria, e intentó explicar la prolongada ausencia de su hija. «Aunque Hava es muy delgada», contó al grupo, «cree que es muy gorda».

Hava, que pesaba treinta y dos kilos, parecía discrepar de que la explicación de su madre mejorara su estatus social. En su diario, hacía una lista de «lo que me gustaría que me gustara de mí misma», en la que incluía «mi personalidad», «mi inteligencia, mis calificaciones» y «mis sentimientos». Tenía sueños en los que «suplicaba a mis compañeros y de pronto ellos me brindaban una aceptación y una comprensión completas», escribió.

En la sala de juegos, donde todos competían por el único juego PacMan, Hava se hizo amiga de una niña de trece años que estaba embarazada de gemelos. Cuando Hava se quejó sobre las estrictas normas de alimentación en la unidad de anorexia, la madre de la chica embarazada mencionó de refilón que se podían quemar calorías mediante el ejercicio. «Fue ella quien me hizo decidir que esa noche haría saltos de tijera», escribió Hava.

Yo me sentía intimidada por la amistad entre Hava y Carrie, que se solidificaba en torno a objetivos comunes. «Carrie y yo nos comparamos los huesos, la piel, el color y la delgadez», escribió Hava. «Si Carrie no estuviera aquí, no sé qué sería de mí». Parecían pasar juntas por ciclos de pérdida y ganancia de peso. Cuando estaban en la fase ascendente, las enfermeras las dejaban visitar la unidad de partos, donde observaban a los recién nacidos. Algunos de los bebés tenían «agujas y todo clavado, así que me sentí muy agradecida», escribió. «Ojalá fuera más fácil comer sin sentir culpa». Cuando las enfermeras no estaban vigilando, Hava y Carrie recorrían los pasillos hasta que a Hava le costaba respirar; también se ofrecían como voluntarias para repartir las charolas de comida a los otros pacientes. «Ese era mi ejercicio del día», escribió.

Yo no sabía que había una relación entre el ejercicio y el peso corporal, pero empecé a hacer saltos de tijera con Carrie y Hava por las noches. Me negaba a sentarme para no convertirme en un «costal de papas», expresión que me enseñaron ellas. Las enfermeras pasaban por todas las habitaciones de la unidad de anorexia con un carrito de novelas juveniles. Después de mi llegada, empezaron a incluir libros para lectores más jóvenes, como Los Osos Berenstain, la colección de Clifford, y los libros de Mr. Men y Little Miss, entre ellos *Mr. Strong*, que se trataba de un hombre que desayunaba ocho huevos cocidos, detalle que a mí me parecía monstruoso.

Aprendí a leer de pie en mi habitación de hospital. Cuando las enfermeras entraban en nuestro cuarto, ponía a prueba mi nueva habilidad uniendo las cinco o seis letras de sus etiquetas de identificación.

Las chicas mayores parecían considerarme una especie de mascota, una anoréxica en ciernes. Mis ideas sobre la comida y el cuerpo eran aún más mágicas que las de ellas. Estaba dispuesta a comerme una dona, pero rechazaba un tazón pequeño de Cheerios, porque una O grande parecía preferible a trescientas o más oes diminutas. Cuando Hava y Carrie me dejaban verlas jugar a que iban de pesca, quería saber (pero me daba vergüenza preguntar) qué clase de pez tenían que pescar. ¿Se referían a un pez que estuviera en el océano? ¿O a un pescado cocinado en un plato? No entendía que el pez del océano se convertía en el pescado cocinado en el plato y, si se referían a este último, no quería saber nada del juego.

No podía seguir el ritmo de Hava y Carrie, que hablaban de su peso no solo en kilos, sino también en gramos. Aunque la anorexia tiene fama de ser una enfermedad de la lectura, tal vez está igualmente relacionada con las matemáticas. Mukai, la académica japonesa, recordaba que cuando era anoréxica entró en un mundo «"digitalizado", en el que todo se entendía en términos de metros, centímetros, kilogramos, calorías, tiempos, y cosas así». «Ya no compartía la cultura», escribió, «ni la realidad social, ni siquiera el lenguaje con nadie. Vivía en una realidad cerrada donde las cosas tenían sentido para mí, pero solo para mí».

Yo no era lo bastante sofisticada como para hacer los cálculos que esa enfermedad requería, pero me atraía la manera en que Hava y Carrie habían adoptado un nuevo sistema de valores, un modo ajeno de interpretar sus sensaciones físicas y establecer lo que estas valían. Cada vez que llegaba una paciente nueva a la unidad, Hava apuntaba en su diario la altura y el peso de la niña. «Debo esperar que se me pase el impulso de comer y experimentar la euforia del logro», escribió. «Esa sensación es maravillosa». Daba la impresión de que estaba disciplinando a su cuerpo para un propósito elevado que jamás mencionaba.

En su ensayo de 1995 «La anoréxica ascética», la antropóloga Nonja Peters, que era anoréxica, propone que la enfermedad se despliega en fases diferenciadas: al principio, la anoréxica se ve impulsada por las mismas fuerzas culturales que inspiran a muchas mujeres a hacer dieta. Ese proceso puede desencadenarse a partir de un comentario trivial. Mukai decidió hacer dieta después de preguntarle a su madre si cuando creciera sería tan gorda como su abuela. «Sí, puede ser», respondió su madre. Mukai se obsesionó con ese comentario, a pesar de que se había dado cuenta de que su madre «se estaba riendo, estaba bromeando, y yo lo sabía». En su diario, Hava mencionó el momento crucial en que una amiga describió su talla como «mediana». Los padres de Hava le insistieron en que no hiciera caso a sus amigas, pero Hava escribió: «Si piensan que soy gorda es que soy gorda».

A medida que pasa el tiempo, una decisión impulsiva cobra su propio peso y se vuelve cada vez más difícil de revertir. «Una vez que se toma el camino del ascetismo, la conducta ascética produce motivaciones ascéticas, y no al revés», escribe Peters.

Varios eruditos han estudiado los paralelismos entre la anorexia nerviosa y la *anorexia mirabilis,* un trastorno de la Edad Media en virtud del cual jóvenes mujeres religiosas pasaban hambre como manera de liberar el espíritu del cuerpo y compartir el sufrimiento de Cristo. Se decía que su pérdida de apetito era un milagro. Sus cuerpos se convertían en unos símbolos tan poderosos de fe y pureza que les costaba volver a comer, incluso cuando sus vidas corrían peligro.

El historiador Rudolph Bell ha bautizado este trastorno como «anorexia sagrada», tras llegar a la conclusión de que esas mujeres tenían una enfermedad. Pero el argumento opuesto también parece cierto: la anorexia puede sentirse como una práctica espiritual, una manera distorsionada de dar con un yo más noble. El filósofo francés René Girard sostiene que las raíces de la anorexia no están «en el deseo de ser un santo, sino de ser considerado como tal». «Hay una gran ironía en el hecho de que el proceso moderno de erradicar la religión produzca innumerables caricaturas de ella», escribió. Una vez que se ha fijado el rumbo, es muy difícil cambiar los términos del compromiso. En un diario que yo llevaba en segundo de primaria, apunté: «Tuve una cosa que era una *fermedá* que se *yama anexorea*» y luego expliqué que «tuve *anexorea* porque quería ser alguien mejor que yo».

Pasé doce días sin ver a mis padres. Mi madre sí vino una vez a dejarme una piyama, después de que la vieja se hubiera manchado de sangre cuando la vía intravenosa se me cayó del brazo. Oí la voz de mi madre y, aunque me tenían prohibido levantarme de la cama, salí corriendo de mi habitación y corrí por el pasillo hacia ella. Las dos estábamos llorando, pero cuando me acerqué a unos metros de ella, las enfermeras me detuvieron.

Tres veces al día una enfermera se quedaba sentada a mi lado durante treinta minutos mientras yo miraba mi comida sin comer más que unos bocados. Cada charola de comida contenía trescientas calorías. Cuando se llevaban la charola, la enfermera me vigilaba durante cuarenta y cinco minutos más, para asegurarse de que no vomitara. Yo ni siquiera sabía que era físicamente posible vomitar a propósito.

Después de casi dos semanas, ya me acababa el desayuno y luego la comida. Me gustaba lo que me servían, macarrones con queso, y terminaba el plato sin darme cuenta. «En cierta manera, espero con ganas las comidas, porque a veces me distraigo y empiezo a disfrutarlas», escribió Hava en su diario. Tal vez yo estaba atrapada por el mismo placer accidental. La enfermera que vigilaba mis comidas me felicitó y me contó que me había ganado un privilegio: podía llamar a mis padres. Recuerdo haberme acercado al teléfono que estaba al lado de la cama y haber marcado el número de mi madre. Una vez que oí su voz, me sentí tan aliviada que no pude hablar. Solo me reí.

Cuando mis padres me visitaron, descubrieron con consternación que yo había adquirido un repertorio de conductas anoréxicas. Además de hacer saltos de tijera, me negaba a sentarme o a acostarme hasta las nueve de la noche, la hora de ir a la cama. Mi hermana, a quien con el tiempo también le permitieron visitarme, comprendió el atractivo que tenían mis nuevas amigas. «Yo estaba un poco obsesionada con Carrie», me contó años más tarde. «Era muy guapa y simpática y recuerdo que tenía un cabello bonito y liso. Esas chicas te cuidaban», añadió.

A mis padres les molestaba que yo hubiera caído bajo el influjo de chicas mayores y versadas en la enfermedad. «Hasta ese momento, había sido un proceso mental puro, algo interior y tuyo», me dijo mi madrastra. «No leías revistas ni tenías una imagen de cuál era el aspecto que debía tener una persona delgada ideal». Mi madre dijo: «Creo que ni siquiera entendías el concepto de "delgada". Me parece que tú, simplemente, no querías que tu estómago sobresaliera, como pasa con los estómagos de todos los niños».

Mi padre fue el único que rechazó el diagnóstico. «Desde que eras muy pequeña decías "tú no me mandas"», afirmó. «Ese era el comportamiento que traías a la mesa». En una lista de «actitudes alimentarias» que le pidieron a mi padre que completara, una de las preguntas era si «mi hija adolescente piensa en quemar calorías cuando hace ejercicio». Mi padre tachó la palabra *adolescente* y escribió al margen: «Antes no lo sabía, ahora sí».

Una vez que mis padres empezaron a visitarme, fue como si se rompiera el hechizo. Mis objetivos se realinearon. Para seguir viéndolos, comencé a comer todo lo que me traían en las charolas. Los dejaban visitarme separadamente cada día, media hora cada uno, siempre que yo cumpliera con las comidas.

El alféizar de mi habitación se llenó de muñequitos de *Pee-Wee's Playhouse*, un programa que mi hermana y yo veíamos cada fin de semana. Mi padre me traía un personaje nuevo casi cada vez que me visitaba: Chairry, el sillón; Reba, la cartera; la señorita Yvonne, a quien Pee-Wee llamaba la «mujer más hermosa de Títerelandia». A esas alturas, y gracias a Carrie y Hava, yo ya entendía que la televisión era para «un costal de papas», y ya no me permitía ese capricho. Pero durante las visitas de mi padre sí me sentaba a mirar cuando él se instalaba en mi cama del hospital, con un muñequito en cada mano, y, con una voz aguda y nasal, imitaba a los personajes del programa.

Tenía que llegar a casi veintitrés kilos para que me dieran de alta; cuatro más de los que pesaba cuando me ingresaron. Por la noche iba a la enfermería y pedía cajitas de trigo rallado escarchado. Cuando me hurgaba la nariz, me volvía a meter los mocos para no perder más peso. «Rachel empezó a ingerir 900 calorías el duodécimo día de hospitalización, y fue aumentando gradualmente su consumo hasta el punto de que no tenía problemas para consumir más de 1 800 calorías al día», escribió Koepke.

Mi hermana me dijo que la última vez que me visitó en el hospital «te habían engordado a tal punto que parecía que tenías la sudadera metida por dentro: era solo tu cuerpo, pero por alguna razón parecía material extra». Carrie también había aumentado de peso lo suficiente y estaba preparándose para volver a su casa. La recuperación de Hava tuvo más altibajos. «Me siento tan loca y rara después de comer... pero nadie lo entendería si ni yo misma puedo explicarlo», escribió. «Ojalá alguien pudiera ayudarme y hacerme cambiar de opinión sobre todo».

Me dieron el alta el 9 de noviembre de 1988, seis semanas después de mi llegada. Koepke parecía pesimista sobre mis perspectivas de recuperación. «Dada la intensa hostilidad (entre mis padres) y la gravedad de la enfermedad, somos extremadamente cautos en cuanto al pronóstico», escribió. Él y su equipo sugirieron que un hospital psiquiátrico sería el «lugar adecuado para Rachel». Pero, según escribió, mis padres decidieron aplazar «esta recomendación por el momento». A mi madre la sugerencia la alarmó. «Temía que una vez que entraras en el sistema de los hospitales psiquiátricos, sería muy difícil sacarte», me dijo.

Volví a la escuela el día después de que me dieron de alta. Le pregunté a mi madre si podía decirles a mis compañeros que me habían ingresado por neumonía, pero ella no me dejó mentir. El primer día de regreso a clases, mi madre entró en el aula conmigo y, mientras los otros niños se sentaban en círculo sobre la alfombra, les explicamos que yo había estado en un hospital. «No fue una plática larga», dijo mi madre. «Nadie insinuó que fueras diferente o que tuvieras una enfermedad mental. Creo que los niños probablemente lo entendieron como una enfermedad física. Y, en efecto, necesitabas alimentarte».

Temerosa de convertirme en una «holgazana», me negaba a sentarme a mi escritorio o sobre la alfombra cuando teníamos que formarnos en círculo. La señora Calfin me permitía quedarme de pie. «La forma en que te quedabas de pie era con uno de los brazos al costado y el otro sujetándote el codo», me contó Elizabeth, que actualmente es consejera matrimonial. A veces los alumnos me pedían que me hiciera a un lado cuando les tapaba la vista del pizarrón, y recuerdo haber pensado que en realidad no estaba en la línea de visión de ellos, sino que solo querían llamar la atención sobre mi inusual comportamiento. Pero jamás se burlaron de mí, por lo que recuerdo y, después de un mes, empecé a sentarme como todos los otros niños. «En cierta forma, volviste a integrarte», dijo la señora Calfin y añadió, «yo solo quería que sintieras que habías vuelto a ser parte de esta comunidad». Esa primavera, un psicólogo escribió que mis síntomas habían remitido. La anorexia, concluyó, era un «mecanismo de afrontamiento para lidiar con las presiones que ha sentido».

Elizabeth y yo empezamos a jugar al mancala nuevamente. No tardamos en volver a considerarnos las mejores amigas la una de la otra. Era habitual que me invitara a dormir en su casa y organizamos un club de fans de New Kids on the Block en su clóset. Por algún motivo, en mi recuerdo Hava se fusiona con Elizabeth: ambas usaban camisones de seda, eran delgadas y frágiles y mi madre las describía como «etéreas». «Quiero ser Elizabeth», escribí en mi diario. «Quiero tener una casa más grande. Quiero gustarles a todos».

Cuando estaba en quinto, mi madre me dijo que había visto a una chica que se parecía a Carrie, con pantalones de camuflaje, escarbando en un bote de basura en el centro de Birmingham, donde vivíamos. No he conseguido localizar el apellido de Carrie —nuestros médicos tampoco lo recuerdan—, de modo que no he podido confirmar si esa persona era ella. Tampoco supe nada de Hava durante varios años, hasta que apareció en un artículo del *Detroit News* sobre cómo identificar las primeras señales de trastorno mental en la adolescencia. Una fotografía la mostraba delante de un lago, con el cabello hasta la cintura. Seguía siendo hermosa, pero se veía un poco deteriorada. El artículo contaba que había pasado la adolescencia y los primeros años de la adultez entrando y saliendo de hospitales psiquiátricos. Había tenido que dejar el bachillerato. Consideraba que su trastorno alimentario era el hecho definitivo de su vida.

* * * * *

Hace unos años, fui a Suecia para investigar sobre una enfermedad conocida como «síndrome de resignación». Cientos de niños de antiguos Estados soviéticos y de la desaparecida Yugoslavia a los que se había negado asilo en Suecia se acostaban en sus camas, rechazaban la comida y dejaban de hablar. Poco a poco, parecían ir perdiendo la capacidad de moverse. A muchos había que alimentarlos con sondas. Con el tiempo, algunos pasaban a un estado semejante al coma. Un niño me contó que durante los meses que pasó en la cama se sentía como si estuviera en una caja de cristal de paredes frágiles y en lo profundo del océano. Si hablaba o se movía, causaría una vibración que resquebrajaría el cristal. «El agua entraría y me mataría», dijo.

Algunos psiquiatras sugirieron que ese trastorno era una reacción tanto al estrés de los procedimientos migratorios como a los traumas de los países de los que sus familias habían huido. Pero no entendían por qué esa enfermedad se producía solo en Suecia y en ninguno de los Estados nórdicos vecinos, donde se habían instalado refugiados de los mismos países. Al entrevistar a las familias, descubrí que muchos de los niños diagnosticados de síndrome de resignación conocían a alguien que también padecía ese trastorno. En algunos artículos aparecidos en la prensa sueca hubo acusaciones de que los niños estaban simulando, en especial después de que Suecia estableciera el síndrome de resignación como motivo para conceder la residencia. Pero cuando me encontré con los niños me convencí de que no fingían. Tardaban semanas, a veces meses, en salir de un estado casi catatónico, incluso después de que se había informado a sus familias de que podían permanecer en Suecia. Lo que se había iniciado como una protesta parecía haber adquirido un impulso propio. Los niños se habían convertido en mártires, un papel que al principio parecía liberador, pero que estaba empezando a destruirlos.

Mis conversaciones en Suecia con familias y médicos me hicieron reconsiderar mis primeras experiencias con la anorexia. Había algo en esos niños que no hablaban y ayunaban que me resultaba familiar. Para un niño, que es solipsista por naturaleza, hay límites a las maneras en que la desesperación puede comunicarse. La cultura moldea los guiones que siguen las expresiones de angustia. Tanto en la anorexia como en el síndrome de resignación, los niños encarnan la ira y una sensación de indefensión rechazando la comida, uno de los pocos métodos de protesta de que disponen. Los expertos les dicen a esos niños que están comportándose de una manera reconocible y que tiene una etiqueta. Entonces los niños hacen ajustes, conscientes e inconscientes, para adaptarse al modo en que han sido clasificados. Con el tiempo, un patrón voluntario de comportamiento se vuelve cada vez más involuntario y arraigado.

El filósofo Ian Hacking utiliza el término *efecto bucle* para referirse a la manera en que la gente queda atrapada en profecías de autocumplimiento sobre la enfermedad. Un diagnóstico nuevo puede cambiar «el espacio de posibilidades para la personalidad», escribe. «Nos hacemos a nuestra propia imagen científica de las maneras de persona que es posible ser». En un ensayo sobre los niños diagnosticados de síndrome de resignación en Suecia, Hacking se refiere a la apuesta de Pascal: para evitar la posibilidad del infierno eterno, debemos comportarnos como si Dios fuera real, incluso aunque carezcamos de pruebas de su existencia. Con el tiempo, podemos internalizar la fe que hemos simulado y nuestra creencia se volverá sincera. Hacking sugiere que en ciertas enfermedades tiene lugar un proceso similar. Encontramos una forma de expresar nuestra angustia a través de la imitación, hasta que, finalmente, «"aprendemos" o, mejor dicho, "adquirimos" un nuevo estado psíquico».

A los seis años, todavía me parecía posible convertirme en otra persona por pura voluntad. Si hubiera permanecido más tiempo en el hospital o hubiera regresado a una escuela menos acogedora, tal vez habría seguido los pasos de Hava. «Las etiquetas no están tan mal», escribió en su diario. «Al menos te dan un título por el que responder... ¡¡¡y una identidad!!!».

Mi madrastra, la persona más práctica de la familia, me ha dicho que en una época dudaba de que yo llegara a la vida adulta. Es cierto que poseo algunos rasgos que me predisponen a ayunar sin motivo, como una sensación vaga de que el autocontrol es moralmente bueno. Pero también me pregunto si realmente tuve anorexia alguna vez. Tal vez mi limitada exposición al ideal de la delgadez impidió que la deseara con suficiente intensidad. Parafraseando a la historiadora Joan Jacobs Brumberg, que ha escrito elocuentemente sobre la génesis de los trastornos de la alimentación, a mí me «reclutaron» para la anorexia, pero esa enfermedad jamás se convirtió en una «carrera». No me suministró el lenguaje con el que llegué a comprenderme a mí misma.

Esa sensación de haberme escapado de milagro me ha vuelto atenta a las ventanas de las fases tempranas de una enfermedad, en las que la afección es absorbente e incapacitante pero aún no ha reformulado la identidad y la vida social de una persona. Las enfermedades mentales suelen verse como fuerzas crónicas e incontenibles que se apoderan de nuestras vidas, pero yo me pregunto hasta qué punto los relatos que contamos sobre ellas, especialmente al principio, pueden moldear su curso. Esas historias pueden liberar a las personas, pero también dejarlas atrapadas.

Los psiquiatras utilizan el término *insight* —una palabra mágica, casi fundamental en esta disciplina— para evaluar la veracidad de los relatos de las personas sobre lo que les ocurre en la mente. En un influyente trabajo de investigación de 1934 publicado en *The British Journal of Medical Psychology*, el psiquiatra Aubrey Lewis definió el *insight* como la «actitud correcta frente a un cambio mórbido en uno mismo». Un paciente con la «actitud correcta» reconoce, por ejemplo, que los espíritus de los muertos no le hablan de repente, sino que esas voces son síntomas que la medicación puede acallar. El *insight* se evalúa cada vez que se hospitaliza a un paciente psiquiátrico, y cobra gran importancia en las decisiones sobre si hay que tratarlo contra su voluntad. Pero este concepto ignora en gran medida cómo la «actitud correcta» depende de la cultura, la raza, la etnia y la fe. Los estudios demuestran que a las personas de color se les califica como «carentes de *insight*» con más frecuencia que a los blancos, quizá porque los médicos no están familiarizados con su modo de expresar la angustia o porque esos pacientes tienen menos motivos para confiar en lo que dicen sus médicos. En términos más crudos, el *insight* mide el grado en que el o la paciente está de acuerdo con la interpretación de su médico.

Hace cincuenta años, en el apogeo de la era psicoanalítica, el *insight* describía una suerte de epifanía: los deseos y conflictos inconscientes se volvían conscientes. Se decía de una paciente que poseía *insight* si podía reconocer, digamos, su odio reprimido por su padre y la manera en que esa emoción prohibida había formado su personalidad. Sin embargo, con el tiempo se hizo evidente que alcanzar un *insight* sobre los conflictos interpersonales, si bien era intelectualmente gratificante, no proporcionaba una cura.

Las explicaciones biomédicas de la enfermedad, que empezaron a volverse dominantes en los ochenta y noventa, acabaron con la necesidad de esa clase de *insight*. La «actitud correcta» pasó a descansar en un nuevo conjunto de conocimientos: los pacientes tenían *insight* si entendían que sus trastornos provenían de enfermedades del cerebro. El enfoque biomédico resolvió el problema moral de que se culpara a los pacientes y a sus familias y ha sido celebrado por su potencial para reducir el estigma. En 1999, el primer informe referido a salud mental del director general de Salud Pública, afirmaba que el estigma surgía de «la errónea separación entre mente y cuerpo propuesta por primera vez por Descartes». En una conferencia de prensa, el director anunció que no había «ninguna justificación científica para distinguir entre las enfermedades mentales y otras clases de enfermedad».

Es posible, pero el marco biomédico no parece haber reducido el estigma en los hechos. Los estudios demuestran que las personas que ven la enfermedad mental como algo biológico o genético son menos propensas a culpar de los trastornos mentales a la debilidad de carácter o a reaccionar de forma punitiva, pero son más propensas a ver la enfermedad de una persona como algo fuera de su control, alienante y peligroso. La enfermedad llega a parecer inflexible, un relámpago que no se puede reconducir. En sus memorias *The Center Cannot Hold* («El centro no aguanta»), Elyn Saks, profesora de Derecho, Psicología y Psiquiatría en la Universidad del Sur de California, escribe que cuando le diagnosticaron esquizofrenia se sintió como si le «dijeran que lo que fuera que estaba mal dentro de mi cabeza era permanente y, según todos los indicios, incurable. Una y otra vez me topaba con palabras como *debilitante, desconcertante, crónica, catastrófica, devastadora* y *pérdida*. Para el resto de mi vida. El resto *de mi vida*».

Hava poseía un *insight* excelente: en su diario se refería con frecuencia a sus «desequilibrios químicos»; mientras que yo, a los seis años, prácticamente carecía de él. Cuando empecé a comer de nuevo, lo sentí como una decisión tomada al azar. Pero tal vez esa decisión fue posible porque las explicaciones de los médicos significaban poco para mí. Yo no estaba sujeta a ningún relato en particular sobre el papel de mi enfermedad en mi vida. Hay relatos que nos salvan y relatos que nos atrapan y en medio de una enfermedad puede ser muy difícil saber cuál es cuál.

Es notable lo poco que saben los psiquiatras sobre por qué algunas personas con enfermedades mentales se recuperan y otras con el mismo diagnóstico pasan a tener una «carrera» de enfermedad. Para responder esa pregunta, creo, hace falta prestar más atención a la distancia entre los modelos psiquiátricos que explican la enfermedad y los relatos a través de los cuales las personas encuentran sentido por sí mismas. Incluso si las cuestiones de interpretación son secundarias a encontrar un tratamiento médico eficaz, esos relatos alteran la vida de la gente, a veces de forma impredecible, y pesan mucho sobre el sentido del yo de una persona, así como en su deseo de que la traten o no.

* * * * *

Siempre me ha atraído el género de los estudios de casos y al mismo tiempo me irrita la imagen que presentan de un mundo cerrado, limitado a una persona y a una explicación. Me pregunto si los que escribimos sobre enfermedades mentales seguimos con demasiada frecuencia el ejemplo de la psiquiatría. Las historias de enfermedades psiquiátricas son muchas veces profundamente individuales; la patología surge del interior y también se sobrelleva de ese modo. Pero esas historias omiten dónde y cómo viven esas personas y las maneras en que su identidad se convierte en un reflejo de cómo las ven los demás. Nuestras enfermedades no solo están contenidas en nuestro cráneo, sino que también están hechas y sostenidas por nuestras relaciones y comunidades. Aunque un modelo puramente psiquiátrico de la mente puede ser esencial para la sobrevivencia de personas con enfermedades mentales, el título de este libro, *(Somos) extraños para nosotros mismos* —una frase que procede del diario de Hava— es un recordatorio de que este marco puede también distanciarnos de las numerosas escalas de comprensión que hacen falta, especialmente en periodos de enfermedad o crisis, para mantener un sentido continuo del yo.

En un ensayo titulado *El yo oculto*, William James escribe que «el ideal de toda ciencia es un sistema cerrado y completo de verdad». Los académicos, sostiene, alcanzan este objetivo omitiendo en gran medida lo que él llama «los residuos no clasificados», aquellos síntomas y experiencias que no se «revisten exclusivamente de esta forma ideal». Este libro trata de personas cuyas luchas con enfermedades mentales tienen lugar fuera de ese «sistema cerrado y completo de verdad». Sus vidas se desarrollan en épocas y culturas diferentes, pero también comparten un escenario: las regiones psíquicas profundas, las fronteras exteriores de la experiencia humana, donde el lenguaje tiende a fallar. Escogí a sujetos que han intentado superar una sensación de incomunicabilidad a través de la escritura y este libro se nutre no solo de conversaciones con ellos, sino también de sus diarios, cartas, memorias inéditas, poemas, plegarias. Han chocado con los límites de los modos psiquiátricos de comprenderse a sí mismos y buscan una explicación con la escala adecuada —química, existencial, cultural, económica, política— para entender un yo en el mundo. Pero estas explicaciones diferentes no se excluyen mutuamente; a veces, todas pueden ser ciertas.

En ocasiones, contemplé la posibilidad de dedicar el libro entero a cada una de las vidas sobre las que escribí en él, pero quería enfatizar la diversidad de experiencias de la enfermedad mental, el hecho de que cuando las preguntas se examinan desde ángulos diferentes, las respuestas cambian continuamente. Este libro comienza con la historia de un hombre que se debate entre las explicaciones del trastorno mental que eran dominantes en el siglo xx, la psicodinámica y la bioquímica. El resto de los capítulos van más allá de esos dos marcos preponderantes: una persona trata de entender quién es en relación con su gurú y sus dioses, otra se enfrenta a la historia racista de su país y al modo en que ha moldeado su mente, una tercera está tan definida por conceptos psiquiátricos que no sabe cómo explicar su sufrimiento en sus propios términos. En este sentido, este libro trata de relatos faltantes, de las facetas de identidad que nuestras teorías de la mente no consiguen plasmar. Es imposible retroceder en el tiempo y descubrir qué sentimientos básicos existían antes de que se contara un relato —cuando aún no se había dado un nombre y un recipiente a la angustia, la soledad y la desorientación de una persona—, pero siento que lo que hago es buscar la brecha entre las experiencias de las personas y los relatos que organizan su sufrimiento y que a veces definen el curso de sus vidas.

Al crear un lenguaje compartido, la psiquiatría contemporánea puede aliviar la soledad de las personas, pero es posible que no estemos teniendo en cuenta el impacto de sus explicaciones, que no son neutrales, sino que alteran las clases de relatos sobre el yo que se consideran *insight* y la manera en que entendemos nuestro potencial. Ray Osheroff, el sujeto del primer capítulo, intenta dar sentido a dos modelos contradictorios de la mente, ninguno de los cuales ha hecho legible su sufrimiento. «¿Soy realmente esto?», se pregunta Ray. «¿No soy esto? ¿Qué soy?».

Cuando yo era adolescente, mi madre, profesora de inglés de una escuela, me propuso que escribiéramos juntas un libro, una serie de capítulos alternos sobre mi experiencia como la anoréxica diagnosticada más joven del país (por lo que sabíamos). Descarté la idea, que me parecía vergonzosa. Mi madre se sorprendió cuando le informé, dos décadas después, de que acababa de escribir sobre ese mismo episodio. También a mí me sorprende el dominio intelectual que esta experiencia ha venido ejerciendo sobre mí. Tengo la extraña sensación de un abismo que se abre cuando pienso en la vida que llevo ahora y en lo fácilmente que podría haber seguido otro camino, como le sucedió a Hava, a cuya historia vuelvo en el epílogo. La brecha entre las zonas profundas psíquicas y un entorno que podríamos llamar normal es permeable, un hecho que encuentro a la vez inquietante y prometedor. Resulta asombroso darse cuenta de por cuán poco evitamos, u omitimos, tener una vida completamente diferente.

RAY

«¿Soy realmente esto? ¿No soy esto?
¿Qué soy?»

En 1979, Raphael «Ray» Osheroff caminaba ocho horas al día. Recorría los pasillos del Chestnut Lodge, uno de los hospitales más selectos del país, respirando agitadamente y con los labios fruncidos. «¿Cuántos kilómetros vas a andar hoy, Ray?», le preguntaba una enfermera. Ray calculaba que caminaba unos ochenta kilómetros al día, en tenis. Otra enfermera dejó registrado que Ray chocaba frecuentemente con la gente, pero «ni siquiera parece darse cuenta de que tuvo un contacto físico».

Durante esas caminatas, Ray, que tenía bigote y el cabello negro y tupido, rememoraba las fastuosas vacaciones que había disfrutado con su esposa. Ambos eran médicos en el norte de Virginia y cenaban fuera con tanta frecuencia que cuando entraban en sus restaurantes favoritos los reconocían de inmediato. Según el propio Ray, eran la pareja de médicos más popular de la zona de Washington. El movimiento de sus piernas se había convertido en un «mecanismo de autohipnosis a través del cual me centraba en la vida que una vez tuve», según escribió en unas memorias inéditas. Los pies de Ray se llenaron de tantas ampollas que los cuidadores del Lodge lo llevaron a un podólogo. Tenía los dedos de los pies negros de piel muerta.

En sus notas médicas, el psiquiatra de Ray, Manuel Ross, escribió que Ray sufría de «un tipo de melancolía, no duelo», en referencia al artículo de Freud de 1917 «Duelo y melancolía». En su ensayo, Freud proponía que la melancolía surge cuando un paciente está de luto por algo o alguien, pero «no puede ver con claridad qué es lo que se ha perdido». Ray, un nefrólogo de cuarenta y un años, había fundado una clínica de diálisis que en su día fue próspera, pero el negocio había decaído y él había quedado obsesionado por los pasos en falso que había dado. Ross llegó a la conclusión de que el arrepentimiento obsesivo de Ray era una forma de mantenerse cerca de una pérdida que era incapaz de nombrar: la idea de una vida paralela en la que «podría haber sido un gran hombre». Ray cavilaba sobre los detalles de su caída porque seguía en estado de negación, aferrándose a una versión idealizada de sí mismo.

Ray llamaba con frecuencia desde un teléfono que estaba en el pasillo del Lodge a su colega Robert Greenspan, que dirigía la compañía de Ray en su ausencia, para compartir sus pesares con él. A veces Greenspan oía en el fondo a otros pacientes que gritaban en «tonos algo inusuales», como un joven que deambulaba por los pasillos repitiendo «Hiperespacio, hiperespacio, hiperespacio». Greenspan llamó a una trabajadora social del hospital para preguntar por qué Ray parecía estar deteriorándose. La trabajadora social le explicó que Ray «empeoraría y eso formaba parte de la terapia. Había que reestructurar su personalidad. Tenía que haber algo de derribo y reconstrucción».

Cuando Ray llevaba medio año en el Lodge, su madre, Julia, lo visitó por primera vez y quedó alarmada por su aspecto. Le había crecido el cabello hasta los hombros. Utilizaba el cinturón de su bata para sujetarse los pantalones, porque había perdido dieciocho kilos. En otros tiempos había sido un lector prodigioso, pero lo había abandonado por completo. También era músico —estaba en una banda de jazz y tocaba el banjo, la trompeta, el clarinete, el piano, la batería y el trombón— y, aunque había metido algunas partituras en la maleta que llevó al Lodge, casi nunca las miraba. Cuando una enfermera lo llamó doctor Osheroff, él la corrigió: «*Señor* Osheroff».

Julia pidió a los psiquiatras del Lodge que administraran antidepresivos a su hijo. Pero en aquella época, el uso de antidepresivos era todavía tan novedoso que la premisa de esta forma de tratamiento —curarse sin saber qué había pasado— parecía contraintuitiva, incluso vulgar. Los fármacos «pueden producir cierto alivio sintomático», reconocía Ross, el psiquiatra de Ray, «pero no va a ser nada sólido a partir de lo cual él pueda decir: "Eh, soy un hombre mejor. Puedo tolerar los sentimientos"». Ross llegó a la conclusión de que Ray, simplemente, buscaba un fármaco que le consiguiera un «regreso a su estado anterior», logro que, según Ross, siempre había sido ilusorio.

En otra época, el Lodge tenía la atmósfera de una plantación sureña. Su edificio principal, una mansión de ladrillo visto, había sido anteriormente el hotel Woodlawn, el espacio turístico más lujoso de Rockville, Maryland, en el que se alojaban huéspedes adinerados de Washington D. C., que se encuentra a treinta kilómetros de distancia. El edificio se había diseñado en el estilo ecléctico francés y tenía una mansarda de tejas, seis chimeneas y unas ochenta ventanas de marco blanco. Alrededor del edificio había búngalos coloniales diseminados en cuarenta hectáreas de terreno a la sombra de árboles de casi veinte metros de altura.

El Lodge fue fundado en 1910 por un médico llamado Ernest Bullard y, dos décadas más tarde, su hijo Dexter se hizo cargo del negocio familiar y lo transformó en una institución en la que los médicos creían que por fin estaban descubriendo los misterios de la mente. Dexter había crecido en el primer piso del hospital, jugando al cróquet y al beisbol con los pacientes. «Conocía a los psicóticos como personas mucho antes de saber cuáles eran las implicaciones de la palabra *paciente*», dijo. La idea de que a los pacientes no se les pudiera tratar con empatía «jamás formó parte de la experiencia, sencillamente». Le resultaba frustrante verlos «etiquetados y colocados en un anaquel».

Después de leer a Freud en la biblioteca de su padre, Dexter decidió que en el Chestnut Lodge se podía llevar a cabo algo que ningún otro hospital estadounidense había hecho: psicoanalizar a cada paciente, por muy alejados que estuvieran de la realidad (siempre que pudieran pagar la cuota de ingreso). En el Lodge no dejarían «piedra terapéutica por mover», escribió. Su objetivo era crear una institución que reflejara la ética del oficio del analista. «Aún no sabemos lo suficiente como para poder decir por qué los pacientes siguen enfermos», le dijo a un colega en 1954. «Hasta que lo sepamos, no tenemos derecho a llamarlos crónicos».

En el Lodge, el objetivo de todas las conversaciones y actividades era la *comprensión*: «No hay ninguna otra palabra utilizada en el hospital que esté más cargada de significado emocional ni que sea más escurridiza en sus implicaciones cognitivas», escribieron el psiquiatra Alfred Stanton y el sociólogo Morris Schwartz en *The Mental Hospital* («El hospital psiquiátrico»), un estudio sobre el Lodge realizado en 1954. La esperanza de «mejorar» —adquiriendo un *insight* sobre la dinámica interpersonal— se convirtió en una especie de espiritualidad. Según estos autores, «lo que ocurría en el hospital era una especie de evaluación colectiva en la que la neurosis o la enfermedad eran el Mal y el Bien supremo era la salud mental».

En otros hospitales a los pacientes les administraban barbitúricos, un fármaco sedante, así como terapia electroconvulsiva y lobotomías. Pero Dexter creía que «la farmacología no tiene cabida en la psiquiatría». En una conferencia de la sociedad médica, cuando un colega de Dexter informó de que había lobotomizado a una paciente y la había curado en diez días, Dexter, que se oponía a la idea de un tratamiento que ni siquiera requería conocerse a sí mismo, gritó: «¡No puede decir eso!».

La «reina del Chestnut Lodge», como la llamaban, era Frieda Fromm-Reichmann, una de las fundadoras del Instituto Psicoanalítico de Frankfurt, que vivía en una casita que le habían construido especialmente en el terreno de la institución. A veces llevaba a sus pacientes a almorzar a un hostal rural o a una galería de arte o a un concierto. Imitaba sus posturas, para entender mejor su perspectiva. Las frases «lo sabemos» y «estoy aquí» —pronunciadas en el momento adecuado y en un tono sensible— «pueden reemplazar la desoladora experiencia que tiene el paciente de "nadie lo sabe excepto yo"», escribió.

Fromm-Reichmann describe la soledad como «uno de los fenómenos psicológicos peor conceptualizados, que ni siquiera aparece mencionado en la mayoría de los manuales de psiquiatría», así como un estado en el cual «el hecho de que hubiera gente en el pasado de uno ha quedado más o menos olvidado y la posibilidad de que pueda haber relaciones interpersonales en el futuro está fuera del ámbito de las expectativas». La soledad es una amenaza tan grande, escribió, que los psiquiatras evitan hablar de ella, porque temen quedar también contaminados. Es una experiencia casi imposible de comunicar, una especie de «existencia desnuda».

A Fromm-Reichmann y a otras analistas del Lodge las describían como «madres sustitutas»; los terapeutas más jóvenes competían por su atención, en una suerte de lo que llamaban rivalidad entre hermanos. Los médicos, todos los cuales se habían sometido ellos mismos a análisis, sentían que se habían incorporado a la familia Bullard. Según las palabras de un psiquiatra, formaban «parte de una familia disfuncional». Cuando los pacientes caminaban por el pasillo hacia sus citas, otros les gritaban: «¡Que tengas una buena hora!». Alan Stone, expresidente de la Asociación Psiquiátrica Estadounidense, describió el Lodge como «el hospital más ilustrado de América del Norte». «Era como el Valhalla», me dijo, «la residencia de los dioses».

En esa época, la fe en el potencial de la psicología y la psiquiatría parecía no tener límites. Las ciencias psicológicas proporcionaban un nuevo marco para entender la sociedad. «El mundo estaba enfermo y los males que padecía se debían principalmente a la perversión del hombre, a su incapacidad para vivir en paz consigo mismo», declaró el primer director de la Organización Mundial de la Salud, que era psiquiatra. Después de la guerra, el presidente Truman envió un mensaje de salutación a la reunión de 1948 de la Asociación Estadounidense de Psiquiatría: «La condición esencial para la paz, que ocupa un lugar primordial en la mente y el corazón de todos nosotros, debe ser la cordura». La guerra no era solo cuestión de poder o recursos, sino que surgía de la inseguridad, las neurosis y otras heridas mentales. El psicólogo Abraham Maslow declaró: «Los psicólogos, en el sentido más amplio, salvarán al mundo; o, de lo contrario, no lo salvará nadie».

El Chestnut Lodge encarnaba la promesa utópica de la psiquiatría, pero el relato que esa institución hacía sobre sí misma no pudo sobrevivir a las exigencias de un paciente como Ray. En 1982, Ray demandó al Chestnut Lodge por no haber conseguido que mejorara y durante el juicio tuvo lugar una colisión entre las dos explicaciones dominantes de los trastornos mentales del siglo XX. El psiquiatra Peter Kramer, autor del libro de referencia *Escuchando al Prozac*, comparó la importancia del pleito con el caso *Roe vs. Wade*. Como publicó el *Psychiatric Times*, el juicio generó un «duelo entre dos formas de conocimiento».

Antes de ingresar en el Lodge, Ray era esa clase de médico carismático y sobrecargado de trabajo que cada vez más se asocia con el sueño americano. Había abierto tres clínicas de diálisis en el norte de Virginia y se sentía al alcance de algo «muy novedoso para mí, algo que jamás había tenido antes: una clara y nítida perspectiva de éxito», escribió en sus memorias. Le encantaba el teléfono, que representaba nuevas

consultas, más negocio, la sensación de que era vital y deseado. En la sala de espera de su consultorio, instaló butacas afel-
padas como las de los teatros. Se hacía amigo de sus pacientes,
a quienes les compraba aparatos de aire acondicionado, les
pagaba la renta o les financiaba los funerales. A un paciente
que acababa de inmigrar le compró su propio taxi.

Sin embargo, sus «energías parecían estar tan dedicadas y
centradas en mi formación y mi carrera», escribió en sus memorias, que descuidaba a su esposa y a sus dos hijos pequeños.
Hasta que, finalmente, solicitó el divorcio. Superó el trance rápido y se enamoró de una glamurosa y ambiciosa estudiante
de Medicina que se llamaba Joy. A veces llevaba a Joy a reuniones de negocios y se tomaban de la mano por debajo de la
mesa. En 1974, se casaron. «La vida era un cohete», escribió.

Pero, después de la boda, perdió ese impulso. Dejó que su
exesposa se mudara a Luxemburgo con sus hijos durante un
año, aunque se arrepintió de la decisión enseguida. Su propio
padre, que había administrado una charcutería en el Bronx,
había sido un progenitor negligente y ausente —que luego murió joven— y a Ray le preocupaba estar volviendo a generar
esa misma sensación de abandono en sus propios hijos. Ya no
podía «consolarse con el pensamiento místico de que era posible pasar página», escribió en sus memorias, convirtiéndose
en el «buen padre que yo había perdido».

El pensamiento de Ray se volvió circular. Según Dotty,
su secretaria, para tener una conversación, «dábamos toda la
vuelta a la manzana, una y otra vez». Era tan repetitivo que
empezó a aburrir a la gente. No podía estarse quieto el tiempo
suficiente para comer. «Daba unos bocados y luego se levantaba, se iba al baño de hombres y salía», dijo Dotty.

Menos de dos años después de la boda, Joy dio a luz a un
bebé, pero Ray se había distanciado tanto —daba la impresión
de que lo único que le importaba era el pasado—, que se com-
portaba como si el niño no fuera suyo. Se sentía cada vez más
incapaz de manejar el estrés que le causaban sus competidores

en el negocio de las diálisis y vendió una parte de sus acciones a una empresa de diálisis más grande. Aunque conservó un cargo directivo, con treinta y cinco personas bajo su supervisión, volvió a convencerse de que había tomado una decisión equivocada. Según escribió, después de finalizar la venta «salí, me senté en mi coche y me di cuenta de que me había convertido en un trozo de madera». El aire le parecía pesado, como una especie de gas nocivo.

Ese año, encontró en una parafarmacia el libro *From Sad to Glad* («De triste a alegre»), escrito en 1974 por Nathan Kline, uno de los psiquiatras más destacados de Estados Unidos. En el libro, que Ray leyó inmediatamente, Kline atribuye la depresión a una clase de «desajuste en las mareas bioquímicas que van y vienen dentro del cuerpo». A Kline no le interesaba averiguar por qué sus pacientes habían enfermado. «No intenten desenterrar razones», les decía. El lema que figuraba en la portada del libro decía: «Depresión: ¡usted puede vencerla sin análisis!».

Kline se había hecho famoso estudiando la iproniazida, un fármaco contra la tuberculosis que tenía el inesperado efecto secundario de hacer que los pacientes se sintieran demasiado bien. Se volvían incautos, realizaban esfuerzos excesivos. En un sanatorio de Long Island, los pacientes que tomaban el medicamento se sentían tan alegres que bailaban por los pasillos. En una fotografía de Associated Press de 1953 se ve a un semicírculo de pacientes ataviadas con faldas largas y estampadas, aparentemente aturdidas pero contentas, sonriendo y aplaudiendo. Posteriormente, una mujer le dijo a su psiquiatra que solo había experimentado la felicidad una vez, cuando tuvo una conversión religiosa mientras se recuperaba de la tuberculosis. «No me animé a decirle que tal vez esa experiencia extática no se la había mandado el Señor», declaró el psiquiatra a *The New York Times*, «sino que quizá era una reacción bioquímica a la medicación».

Kline probó la iproniazida con sus pacientes y descubrió que se volvían más competentes y animados. Se la administró a una joven casada, quien, según informó Kline, empezó a «ocuparse de su casa con eficacia y a hacer un trabajo de posgrado a tiempo completo». Cuando recetó las píldoras a una enfermera, «hasta su aspecto físico cambió. Reemplazó el ceño fruncido y la boca estirada por un aspecto relajado y sonriente, que por cierto la hacía parecer veinte años más joven». A otro paciente, un artista que había sido incapaz de pintar durante más de un año, la iproniazida lo sacó del estancamiento: «Produjo una profusión de pinturas al óleo, acuarelas y bocetos que sumaban más de cien piezas», escribió Kline.

Unos años antes, un laboratorio de Francia había desarrollado el antipsicótico clorpromazina y por primera vez muchos psiquiatras se enfrentaban a la posibilidad de que la gente no tuviera que entender sus conflictos infantiles para curarse. Pero esa opinión seguía siendo impopular. Kline comentaba que sus colegas lo llevaban a un costado para advertirle de que, al afirmar que un fármaco podía aliviar la depresión, corría el riesgo de terminar humillado. «Había un amplio y firme consenso de opinión teórica que sostenía que tal fármaco sencillamente no podía existir», declaró. El neurocientífico Solomon Snyder ha escrito que, en aquella época, a los psiquiatras que se dedicaban a la investigación biológica se les «consideraba un tanto peculiares, quizá aquejados de conflictos emocionales que los hacían evitar el enfrentamiento con los "sentimientos reales"».

Pero Kline proponía un nuevo relato sobre qué clase de sentimientos eran «reales». Uno de los epígrafes de su libro era una cita de Epicteto: «Puesto que no has nacido para estar deprimido y ser infeliz». Cuando Kline probó la iproniazida él mismo, descubrió que ese fármaco producía una especie exclusivamente estadounidense de trascendencia: podía trabajar más duro, más rápido y durante más tiempo.

Inspirado por *From Sad to Glad*, Ray se trasladó a Nueva York para ver a Kline en su consultorio, una casa adosada situada en la calle Sesenta y nueve de Manhattan. Le prometió a Joy que, después de tomar los medicamentos de Kline, sería «un hombre nuevo». En la sala de espera de Kline, los pacientes contaban historias de curaciones milagrosas. Le tenían una devoción tal que «creían que era Dios», según recordaba un colega. Se decía que en el consultorio privado de Kline había más depresivos que en el de cualquier otro médico de Nueva York, pero él les dedicaba poco tiempo y la mayor parte del trabajo estaba a cargo de asistentes. En un artículo publicado en las *Proceedings of the American Philosophical Society*, Kline se jactaba de que ya era posible que los psiquiatras atendieran a cuatro pacientes en una hora. «Los químicos producen sus efectos, igual que ocurre en cualquier otra rama de la medicina, sin que el psiquiatra tenga que estar necesariamente presente», escribió.

La visita de Ray a Kline duró diez minutos. Kline le recetó una dosis baja de doxepina, un antidepresivo desarrollado poco después de la iproniazida. Ray probó la medicación unas semanas, pero como no parecía mejorar su estado de ánimo, dejó de tomarla, y tachó a la clínica de Kline de «operación de libros de cocina».

Ray sentía que se había construido cuidadosamente una buena vida —como la que jamás había imaginado que podría alcanzar, pero que en otro nivel se sentía secretamente con derecho a ella— y que, con una serie de decisiones impulsivas, la había tirado por la borda. «Daba la impresión de que lo único que podía hacer era hablar, hablar y hablar de mis pérdidas», escribió.

De pronto la comida empezó a saber a podrido, como si estuviera empapada en agua de mar. El sexo también había dejado de ser placentero. Solo podía «participar mecánicamente» sin ninguna «sensación de disfrute o transportación», escribió en sus memorias.

Ray y Greenspan, su colega, tenían la costumbre de visitar tiendas de música juntos después del trabajo, donde probaban distintos instrumentos. Bonnie, la esposa de Greenspan, me contó que Ray «no solo tocaba las notas de la canción, sino que tocaba maravillosamente, y ninguna otra cosa que hacía en la vida poseía ese matiz». Pero hasta la música fue perdiendo poco a poco su atractivo.

Ray empezó a amenazar con suicidarse. Cansados de su impotencia, Greenspan y Joy le dieron un ultimátum: si no ingresaba en un hospital, Joy solicitaría el divorcio y Greenspan abandonaría la consulta. Ray accedió a regañadientes y se decidió por el Chestnut Lodge, que en ese momento estaba a cargo de Dexter Jr., nieto del fundador. Ray había leído sobre ese hospital en la exitosa novela autobiográfica de 1964 de Joanne Greenberg *I Never Promised You a Rose Garden* («Nunca te prometí un jardín de rosas»), donde narra la historia de su tratamiento a cargo de Fromm-Reichmann y es una especie de oda al poder del *insight* psicoanalítico. «Los síntomas y la enfermedad y los secretos tienen muchas razones para existir», escribió Greenberg, a quien habían diagnosticado esquizofrenia. «Si no fuera así, podríamos administrarle una buena dosis de tal o cual medicamento». Pero, continuaba, «esos síntomas están construidos a partir de numerosas necesidades, sirven a numerosos propósitos, y por eso librarse de ellos causa tanto sufrimiento».

Ray solicitó una excedencia en su empresa e ingresó en el Lodge el 2 de enero de 1979, época del año en la que, tras la soledad y la alegría forzada de las fiestas, tienen lugar muchos ingresos psiquiátricos. Era un día húmedo y nublado. Su padrastro lo llevó por una carretera bordeada de rocas blancas, pasando por campos salpicados de enanos de jardín. En el estacionamiento había unos carteles de madera tallada que indicaban el lugar de los vehículos de cada psiquiatra y que, según observó Ray, producían «un efecto en su conjunto de una hilera de cruces. Casi como un cementerio». El exterior del edificio era señorial, pero en el interior el suelo era de linóleo y las ventanas tenían barrotes de hierro. Las luces del techo estaban cubiertas con jaulas de alambre. En una voz alta y frenética, Ray le dijo a su padre: «No quiero quedarme en este lugar». Pero el padrastro le contestó que no podía permitirle volver a su casa.

El compañero de habitación de Ray, que estaba bajo tratamiento por perversiones sexuales, le dijo que había tenido suerte: Manuel Ross, el psicoanalista al que habían asignado a Ray, era considerado uno de los mejores del Lodge. Ross, que era enjuto, de bigote entrecano y tenía un pico de viuda en el nacimiento del cabello, llevaba dieciséis años trabajando en el Lodge.

Durante las primeras semanas de terapia, Ross trató de convencer a Ray de que su vida no había terminado, pero Ray no hacía más que «retraerse y volverse más distante, más repetitivo», según les comentó Ross a sus colegas después. Con la esperanza de mejorar su *insight*, Ross interrumpía a Ray cada vez que este empezaba a autocompadecerse. «¡Basta de esas tonterías!», le decía. Cuando Ray describía su vida como una tragedia, Ross respondía: «Nada de esto es trágico. No eres lo bastante heroico para ser trágico».

En el transcurso de una sesión de análisis en la que Ray empezó a darse cuenta de que los problemas de su vida eran obra suya, se hundió «en un dolor absoluto por la idea de que no habían sido fuerzas externas, sino algo de su propio interior», contó Ross. «Y, con una voz muy adusta, exclamó: "Estoy acostado en mi cama a medio camino entre Eros y Thanatos y tratando de decidir si quiero vivir o morir"».

Aunque la filosofía del Lodge era que todos los pacientes merecían comprensión, los historiales médicos de Ray sugieren que no caía bien a sus médicos. En una junta de personal que tuvo lugar unos meses después de su llegada, una psicóloga llamada Rebecca Rieger declaró que estar un rato con Ray (quien había descrito la manera en que había sido criado como «la caricatura de una familia inmigrante judía») la dejó con un fuerte dolor de cabeza. «El tiempo que pasé con ese paciente me dejó más agotada de lo que he estado, creo, con ningún otro», relató. Ray estaba tan agitado que, para administrarle una prueba Rorschach, tuvo que caminar a su lado mientras él se paseaba de un lado a otro.

«Es como diez pacientes en uno», se quejó una trabajadora social.

Rieger se preguntaba si Ray sufría de algún «posible delirio», porque «no paraba de hablar del cerebro, como si tuviera la idea de que había algo mal en su cerebro en un sentido físico».

Robert Gruber, el director de admisiones, dijo que Ray había ingresado en el Lodge solo porque había sido presionado por su esposa, a quien el propio Gruber había visto una vez y le había caído bien. «Si hay algo de sensatez en ella, es probable que no mantenga» la relación, aseguró Gruber durante esa reunión. «Supongo que lo que intento poner de manifiesto es su capacidad destructiva, que tal vez sea lo mismo que haga con nosotros: destruir nuestra disponibilidad hacía él igual que ha destruido la que ella tenía hacia él».

Ross se mostró de acuerdo. «Trata a las mujeres como si fueran contenedores para su ansiedad y estuvieran allí para consentirlo y acariciarle la mano cada vez que siente dolor», manifestó. «Y también lo hace conmigo, saben: "Usted no sabe el dolor que siento. ¿Cómo puede hacerme una cosa así?"». Ross explicó que ya había advertido a Ray: «Con tu historial de destructividad, tarde o temprano vas a intentar destruir el tratamiento que yo te aplico». No obstante, confiaba en que si Ray «sigue en tratamiento durante cinco o diez años, tal vez obtenga un buen resultado».

«De cinco a diez años es más o menos correcto», coincidió otro psiquiatra.

El director clínico del hospital dijo que esperaba que los miembros del personal no trataran a Ray con desdén. «Al oír hablar a las personas que están hoy aquí tuve la sensación de que piensan que en cierta manera él es una especie de mala persona que habla como si se creyera muy importante y que en realidad no es ni importante ni nada de eso y que al diablo con él». Para él, dijo, Ray era como «un niño pequeñito y muy sincero».

«A mí me cae muy bien y me agrada trabajar con él», clarificó Ross. «Es una persona completamente creativa. Tal vez tan creativa que ni siquiera... que ni siquiera se le puede encasillar en un solo diagnóstico. Pero es una situación confusa, porque, por ejemplo, él dice: "Tiene que decirme qué debo hacer". Y yo respondo: "Tu tarea principal es quedarte sentado y no hacer absolutamente nada. Quédate aquí sentado y no hagas nada. Permite que seamos nosotros los que nos ocupemos de ti. No te muevas en absoluto"».

Algunos años antes de que Ray ingresara en el hospital, Dexter Bullard III, bisnieto del fundador del Lodge, se ahorcó en casa de sus padres. Estaba en el último año del bachillerato y habría sido el siguiente en la línea de sucesión para hacerse cargo del negocio familiar. En esa época, estaba consultando a un psicoanalista. Dexter Jr. comentó en una ocasión que «si hubiera mandado a mi hijo a un psiquiatra moderno, en lugar de a un analista que no creía en los medicamentos, tal vez todavía estaría vivo», según recordaba Ann Louise Silver, psiquiatra del Lodge.

Los médicos del Lodge se dividían en dos bandos: Dexter Jr. formaba parte del contingente que estaba dispuesto a aceptar la medicación, pero Ross y otros miembros del personal deseaban preservar la visión original del hospital. Ross creía que, si Ray hacía más esfuerzos para entenderse a sí mismo, podía empezar a recuperarse. Pero en el transcurso de más de medio año en el Lodge, las pérdidas de Ray se volvieron cada vez más concretas. Joy había dejado de regresarle las llamadas varios meses antes y había iniciado los trámites del divorcio.

Su exesposa, que seguía en Europa con sus hijos, había solicitado al juez que restringiera sus derechos de visita. Según su contrato, si Ray se ausentaba de la clínica de diálisis durante más de un año, nombrarían a un nuevo director. Dado el ritmo de mejoría, era improbable que cumpliera el plazo.

En terapia, Ray se sentía como si «me estuvieran sosteniendo un espejo delante... un espejo para que yo mirara y viera lo que era», y la imagen lo dejaba consternado. Le preguntó a Ross: «¿Envejeceré alguna vez rodeado de mis hijos?». Según lo que Ray escribió en sus memorias, Ross le contestó: «¿Tú, un patriarca? Qué absurdo. Completamente absurdo. ¿Tú, un patriarca? Ja, ja, ja».

Desilusionada con el Lodge, la madre de Ray decidió trasladarlo a Silver Hill, un hospital de New Canaan, Connecticut, que había adoptado el uso de antidepresivos. El 1 de agosto de 1979, ella y su esposo llevaron a Ray al aeropuerto, acompañados de dos cuidadores del Lodge. Una vez en el aeropuerto, la madre de Ray empezó a llorar en silencio, tapándose la boca con un pañuelo. Según los cuidadores, Ray siguió hablando sobre sus pérdidas en el aeropuerto y en el avión, incluso cuando su padrastro le pidió que esperaran hasta que aterrizaran, porque no se le podía oír por encima del ruido del motor.

Silver Hill estaba en un terreno «muy cuidado y elegante» rodeado de ondulantes colinas, escribió Ray en sus memorias. Los pacientes residían en cabañas de paredes de madera blanca, senderos de losa y enrejados cubiertos de glicinas. Según un artículo publicado en 1964 en *Trends in Psychiatry*, el hospital estaba poblado por ejecutivos de empresas, cirujanos, artistas y «unos cuantos estudiantes universitarios de buena familia con un pobre rendimiento académico y llenos de culpa», a los que se animaba a «encontrar temas de conversación no patológicos». Pero, añadía el artículo, «lo cierto es que, aquí o allá, uno ve otras cosas: una mujer hermosa cuya belleza está arruinada por un parpadeo como un tic, un joven alto y apuesto que estalla en carcajadas ruidosas y sin sentido».

La nueva psiquiatra de Ray en Silver Hill, Joan Narad, le recetó inmediatamente dos fármacos: clorpromazina, para calmar sus nervios e insomnio, y amitriptilina, un antidepresivo descubierto en 1960. La impresión que le quedó de él, según relató, fue la de «una persona vulnerable que deseaba desesperadamente una relación con sus hijos».

La primera noche de Ray en Silver Hill, le dio su anillo de bodas a una enfermera. «Ya no lo necesito», dijo. Se describía como «un sintecho que solo tiene una madre». A la mañana siguiente, llamó a su mamá y le dijo: «Este hospital y un montón de pastillas no van a cambiar las cosas». Sentía que estaba «flotando en el espacio sin rumbo fijo». A veces, perdía el equilibrio y tenía que agarrarse a muebles y paredes.

El séptimo día, les dijo a las enfermeras que deseaba cambiarse de nombre y desaparecer en alguna parte. El octavo día, anunció: «Me doy uno o dos años más de vida. Espero morir rápido de una trombosis coronaria mientras duermo».

Una mañana, después de tres semanas, se despertó, se sentó en un sillón y bebió una humeante taza de café. Leyó el periódico. A continuación, llamó a la auxiliar psiquiátrica para que fuera a verlo a su habitación. «Me está pasando algo», le dijo. «Algo ha cambiado». Sentía una «tristeza terrible», una emoción que, según se daba cuenta, antes le era inaccesible. No había visto a sus hijos en casi un año y se puso a llorar por primera vez en varios meses. Pensaba que ya había pasado por la pena de la separación de sus hijos, pero en ese momento entendía que lo que había experimentado no era una cosa viva como la pena, sino algo que estaba «más allá del sentimiento». De hecho, era «la ausencia total de sentimiento», escribió.

El primer informe extenso sobre la reacción de un paciente a los antidepresivos fue escrito en 1956 por el psiquiatra suizo Roland Kuhn:

Desde hace tres días, es como si la paciente hubiera sufrido una transformación. Toda su inquietud y nerviosismo han desaparecido. Ayer, ella misma observó que había estado hecha un verdadero desastre, que jamás se había comportado de una manera tan estúpida en toda su vida. No sabía cuál había sido la causa de su conducta, pero se alegraba de estar mejor.

Kuhn era el rival de Nathan Kline en la carrera por el desarrollo de los antidepresivos. A mediados de la década de 1950, Kuhn, que trabajaba en un hospital público de una remota aldea suiza, empezó a experimentar con un compuesto conocido como G22R55 (más tarde conocido como imipramina). Lo administró a alguno de sus pacientes que tenían esquizofrenia, pero, en lugar de tranquilizarlos, como él esperaba, los ponía nerviosos y excitados. Uno de ellos se escapó del hospital de noche, todavía en piyama, y se fue en bicicleta a la aldea, mientras cantaba a todo pulmón.

Kuhn llegó a la conclusión de que ese fármaco inducía un estado de euforia, por lo que lo probó con pacientes deprimidos. Seis días más tarde, notó que sus pacientes desarrollaban intereses nuevos «mientras que antes estaban continuamente atormentados por la misma idea fija». Cuando les preguntaba por sus preocupaciones, le contestaban: «No pienso más en eso» o «ese pensamiento ya no me entra en la cabeza». Kuhn tenía la impresión de que esa droga «restaura completamente [...] algo que tiene una importancia fundamental: la capacidad de experimentar».

Kuhn formaba parte de la escuela fenomenológica de psiquiatría, un movimiento inspirado por filósofos como Martin Heidegger y Edmund Husserl, cuyo objetivo era estudiar la experiencia de la enfermedad mental en sus propios términos, sin la interferencia de teorías preexistentes. En lugar de centrarse en los signos característicos de la enfermedad mental como las alucinaciones o la fatiga, esos psiquiatras ponían el foco en esas experiencias escurridizas que no pueden nombrarse fácilmente, la manera en que la enfermedad cambia la noción del tiempo y el espacio (por ejemplo, la capacidad de confiar en que una banqueta es sólida y no se disolverá en el aire). Su proyecto consistía en describir, más que en explicar. Kuhn definía el método como «dejar que las cosas hablen por sí mismas». «Solo cuando eso ocurre», escribió, puede entablarse «una relación verdadera entre el paciente y el médico, una relación entre dos seres humanos».

Kuhn veía con escepticismo los métodos con que otros psiquiatras medían las experiencias mentales, a través de cuestionarios y limitando la vida mental a una serie de síntomas. Criticaba a Nathan Kline que tratara el cerebro como si fuera «una máquina que simplemente va más rápido o más despacio». Un psiquiatra, escribió Kuhn, debe entender que no está «tratando con un objeto autocontenido y rígido, sino con un individuo implicado en un movimiento y cambio constantes». A veces, decía Kuhn, después de tomar la medicación sus pacientes se daban cuenta de que estaban enfermos desde mucho antes de lo que creían y empezaban a reevaluar lo que habían sido todo ese tiempo.

Pero esa perspectiva no logró imponerse. Nicholas Weiss, autor de uno de los pocos artículos en inglés sobre Kuhn, me dijo que «hubo un momento, en los comienzos de la psicofarmacología, en que se intentó crear una perspectiva amplia —estudiar el mundo vivido del individuo sufriente y el modo en que la psicofarmacología lo modificaba—, pero la medicina dominante en Estados Unidos erradicó ese enfoque. Y la erradicación de esa perspectiva se presentó como un avance científico». Los médicos abandonaron el estudio de los aspectos menos mensurables de la experiencia humana, una vida paralela para la propia psiquiatría.

Cuando Ray empezó a tomar antidepresivos, recuperó su sentido del humor, su generosidad y su pasión por la literatura y la música. Una enfermera escribió que «había un aspecto cálido y sensible en su temperamento, en especial hacia sus hijos». Narad, su psiquiatra, dijo: «Empezó a emerger un ser humano nuevo».

La poeta Jane Kenyon describe una metamorfosis similar. Después de años de sentir que «un pedazo de carne quemada / lleva mi ropa, habla / con mi voz», su médico le propuso que tomara un antidepresivo. «Con el asombro / y la amargura de una persona indultada / por un delito que no cometió / vuelvo al matrimonio y a los amigos», escribió. «¿Qué me lastimó tan terriblemente / toda mi vida hasta este momento?».

Ray empezó a frecuentar a otra paciente, una mujer de su edad. Sentía que él y la mujer eran personajes de *Elisa*, una película de 1962 sobre una tierna relación entre dos adolescentes en una escuela para enfermos mentales. Uno tiene miedo de que lo toquen, la otra solo habla en rima. Con un pase de un día del hospital, Ray fue en autobús al centro de New Canaan, compró una botella de champán y golpeó a la puerta de la mujer. Pasaron la noche juntos. «El acto de hacer el amor», escribió, «no fue tanto sexual o biológico, sino un acto de desafío, el gesto de tender la mano, de aferrarse y de recuperar nuestra humanidad».

Empezó a pasar horas leyendo en la biblioteca de psiquiatría del hospital y lo conmovió el libro *A Season in Hell*, unas memorias escritas por Percy Knauth, excorresponsal de *The New York Times* aquejado por pensamientos suicidas hasta que tomó antidepresivos. «En menos de una semana empezó a producirse el milagro», escribe Knauth. «Ya no hay temores, ni preocupaciones, ni sentimientos de culpa. Miré por la ventana un gris día de noviembre y pensé que jamás había visto un mundo más hermoso. ¡Por primera vez en más de un año me sentía bien!». Luego añade: «Hay poca duda de que sufría de un desequilibrio de norepinefrina», lo que, en esa época, era una teoría sobre la fuente de la depresión, aunque hoy en día ese enfoque está mayormente desestimado.

La teoría del desequilibrio químico fue descrita por primera vez en 1965 por Joseph Schildkraut, un científico del Instituto Nacional de Salud Mental, en el que se convirtió en el artículo más citado de *The American Journal of Psychiatry*. Tras revisar estudios sobre antidepresivos y ensayos clínicos tanto con animales como con seres humanos, Schildkraut propuso que los fármacos aumentaban la disponibilidad de la dopamina, la norepinefrina y la serotonina —neurotransmisores que tienen una función en la regulación del estado de ánimo— en sitios receptores del cerebro. Él razonaba hacia atrás: si los antidepresivos funcionaban con esos neurotransmisores, entonces la depresión podría estar causada por su deficiencia. Presentó la teoría como una hipótesis; «en el mejor de los casos, una simplificación excesiva y reduccionista de un estado biológico muy complejo», escribió.

Sin embargo, la teoría dio lugar a una nueva manera de hablar del yo: las fluctuaciones en los elementos químicos del cerebro estaban en la raíz de los estados de ánimo de las personas. Ese marco redefinía qué constituía el autoconocimiento. «Este nuevo estilo de pensamiento», escribió el sociólogo británico Nikolas Rose, «no solo establece qué cuenta como explicación, sino también qué es lo que hay que explicar. El profundo espacio psicológico que se abrió en el siglo xx se ha aplanado». Luego añadía: «Esto representa un desplazamiento en la ontología humana, es decir, en la clase de personas que consideramos que somos».

Lo que le había faltado a Ray en el Chestnut Lodge era *insight*, pero, en Silver Hill, donde predominaba un modelo distinto de enfermedad, se convirtió en un estudiante entusiasta de su estado. Empezó a redactar unas memorias de su enfermedad. En una página del manuscrito, hizo una ilustración anotada del piso que había ocupado en el Lodge. «La trayectoria de mis paseos está delineada por las flechas», explicaba. Para documentarse, leía bibliografía médica sobre la depresión, enfermedad que ya veía como «exquisitamente curable». Se sentía aliviado por la idea de que los últimos dos años de su vida podían explicarse con una palabra.

Después de un mes en Silver Hill, Ray reconsideró su plan de abandonar su empresa de diálisis. «De algún modo, había una alteración en mi química que me proporcionaba la voluntad de luchar», escribió en sus memorias. Una noche, se levantó de la cama a las 2:30 de la mañana, dio vueltas por la habitación y luego se puso un traje y corbata. A un auxiliar le preguntó: «¿Me veo como un médico?».

Llamó a su colega Robert Greenspan, quien había duplicado su salario en ausencia de Ray, para comunicarle la noticia: estaba listo para volver a trabajar. Ya no quería vender la empresa. Según contó luego, en el teléfono Ray oyó «un silencio raro, extraño y vacilante».

* * * * *

A Ray lo dieron de alta de Silver Hill después de tres meses de tratamiento. Hacía casi un año que no vivía fuera de los confines de un hospital psiquiátrico. Regresó a una casa vacía. Joy ya se había ido con el hijo de ambos y se había llevado la mayor parte de los muebles. Sus otros hijos seguían en Europa.

Ray se presentó en su clínica de diálisis sin previo aviso. Los pacientes lo abrazaban y le daban la mano; algunas de las enfermeras lo besaron. Pero los empleados más recientes, contratados por Greenspan en ausencia de Ray, guardaban las distancias. Había corrido el rumor de que había estado ingresado en un hospital psiquiátrico. En la sala de descanso, la jefa de enfermeras describió a Ray como un «lunático» e «incompetente». Una secretaria observó que Ray hacía preguntas rudimentarias sobre el funcionamiento de una máquina de diálisis. «La gente venía y me decía: "¿Viste lo que hizo? ¿Viste lo que hizo?"», contó Greenspan. «Yo respondía: "Ponlo por escrito"».

A Greenspan le disgustaba que Ray no hubiera comple-
tado el tratamiento en el Lodge. Suponía que en Silver Hill
no habían hecho más que un «parchado». Renunció y abrió
un consultorio en el mismo edificio en abierta competencia
con el de Ray. Muchos de los pacientes y empleados de Ray
también migraron a esas nuevas oficinas. Los rumores sobre la enfermedad de Ray —así como su ruptura con Greenspan— se extendieron por toda la comunidad médica y dejó
de recibir consultas. A veces, no tenía pacientes suficientes
para llenar un día de trabajo. Separado de sus hijos y casi sin
trabajar, Ray sentía que había perdido «los símbolos que me
identificaban como una persona que existía en el mundo».

En 1980, año en que le dieron el alta en Silver Hill, Ray leyó
entero el *Manual diagnóstico y estadístico de los trastornos mentales*, cuya tercera edición acababa de publicarse. Las primeras
dos ediciones habían sido unos panfletos delgados que no se
tomaban muy en serio. Los diagnósticos eran poco fiables y
variables, dependiendo del médico y el contexto. Pero para
la nueva versión la Asociación Estadounidense de Psiquiatría designó un comité cuya función era producir un manual
más objetivo y universal limpiándolo de explicaciones psicoa-
nalíticas, como la idea de que la depresión es una «reacción
excesiva» a un «conflicto interno». Ahora que los medicamentos habían demostrado su eficacia —el litio servía para las
manías, la clorpromazina para la esquizofrenia y la imipramina y otros fármacos para la depresión—, las experiencias
que daban lugar a algunos de esos trastornos parecían menos
relevantes. Las enfermedades mentales se redefinieron según
lo que podía verse desde el exterior, una lista de síntomas conductuales. Melvin Sabshin, director médico de la Asociación
Estadounidense de Psiquiatría, declaró que el nuevo *DSM*
(siglas con que se conoce mundialmente este manual y que
corresponden a su nombre original en inglés) representaba un
triunfo de la «ciencia sobre la ideología».

El lenguaje clínico del *DSM-III* aliviaba la sensación de aislamiento de Ray; su desesperación había sido una enfermedad, compartida por millones de personas. Esa nueva manera de pensar en la depresión le dio tanta energía que organizó entrevistas con los principales psiquiatras biólogos con el objeto de documentarse para sus memorias, a las que tituló *A Symbolic Death* («Una muerte simbólica»), con el subtítulo de «La historia no revelada de uno de los escándalos más vergonzosos de la historia de la psiquiatría en Estados Unidos (Me sucedió a mí)».

Pero a Ray le preocupaba mucho la idea de que carecía incluso de la «prestidigitación literaria necesaria para evocar compasión». «¿Quién quiere leer un relato de Horatio Alger al revés?», se preguntaba. En muchas partes de sus memorias aparecen arengas destinadas a darse ánimo a sí mismo. «Debes contar esta historia», se recordaba. «Habrá otros que la escuchen y entre tú, que eres el narrador, y esos otros —los que escuchan— se establecerá un vínculo, un sentido de comunidad, que volverá a hacerte sentir que avanzas al mismo ritmo que la raza humana».

Ray envió un borrador de sus memorias al psiquiatra Gerald Klerman, quien acababa de renunciar como director de la Administración de Alcoholismo, Drogadicción y Salud Mental del gobierno federal. Klerman había formulado comentarios despectivos sobre lo que él definía como un «calvinismo farmacológico», la creencia de que «si un fármaco te hace sentir bien, es o bien moralmente incorrecto de algún modo, o vas a pagar con dependencia, daños hepáticos, cambios cromosómicos o alguna otra manera de retribución teológica secular». Según Ray, Klerman le dijo que su manuscrito era «fascinante y convincente».

Envalentonado por la aprobación de Klerman, Ray decidió demandar al Chestnut Lodge por negligencia y mala praxis y empezó a buscar expertos que testificaran en su favor. Envió parte de las memorias por correspondencia a Frank Ayd, que había dirigido el primer ensayo clínico de amitriptilina, el antidepresivo que estaba tomando Ray. Ayd había descrito la aparición de la psicofarmacología como «una bendición para la humanidad», una de las «épicas más importantes y dramáticas de la propia historia de la medicina». En su libro *Recognizing the Depressed Patient* («Reconociendo al paciente depresivo»), publicado en 1961, que se convirtió en un *bestseller*, escribió que «una comprensión intelectual de los aspectos psicológicos de la enfermedad no representa ninguna ventaja».

Cuando conoció a Ray, Ayd se sintió seguro de que estaba «tratando con un individuo sincero y honesto cuya depresión estaba remitiendo» y accedió a declarar en calidad de experto en una demanda legal. Poco después Ray interpuso la demanda, en la que argumentaba que, debido a que en el Lodge no lo habían tratado para la depresión, había perdido su consulta clínica, su reputación en la comunidad médica y la custodia de sus hijos. Andy Seewald, amigo de Ray, me contó que Ray se comparaba frecuentemente con Ahab, el personaje de *Moby Dick*. «El Lodge era su ballena blanca», me dijo. «Estaba buscando lo que le había quitado la hombría».

Ninguna demanda por mala praxis psiquiátrica contó con tantos testigos expertos destacados como la de Ray, según Alan Stone, expresidente de la Asociación Estadounidense de Psiquiatría. El caso se convirtió en un «nido organizador» en torno al cual los principales psiquiatras biológicos «defendieron sus propios intereses», me dijo.

Además de Klerman y Ayd, Ray reclutó a Bernard Carroll, un profesor de psiquiatría en Duke que había inventado un test (que ya no se utiliza) para diagnosticar la depresión midiendo la función de la glándula suprarrenal. También convenció de que testificara a Donald Klein, un psiquiatra que había formado parte del comité que escribió el *DSM-III*. Klein que creía que los psiquiatras del Lodge, igual que muchos otros de sus colegas, no habían estado a la altura de las exigencias de la ciencia. «Si el diagnóstico y tratamiento de pacientes no es una ciencia aplicada, ¿entonces qué es?», preguntó en una conferencia. «¿Una forma artística? ¿Una construcción filosófica? ¿Un ballet?».

Durante una audiencia ante un panel de arbitraje, que determinaría si el caso podía pasar a juicio, los testigos expertos de Ray intentaron definir el nuevo ámbito reclamado por la psiquiatría biológica.

—Los psiquiatras nos hemos convertido en... yo a veces me refiero a nosotros como «intranautas médicos» —dijo Ayd.

—¿Intra qué? —inquirió un abogado del Lodge.

—Intra-nautas —respondió Ayd—. Exploramos los espacios interiores del hombre.

—De modo que todavía están en una fase exploratoria, ¿verdad?

—Estoy seguro de que seguiremos explorando durante los próximos cien años —replicó Ayd—. Llevamos haciéndolo desde hace unos dos mil.

—Doctor, por favor, responda sí o no —instó otro abogado del Lodge—. ¿No es correcto que uno de los beneficios de la psicoterapia es hacer que las personas se miren a sí mismas?

—Hacer que una persona se mire a sí misma cuando no está en condición de hacerlo —repuso Ayd— puede ser muy peligroso.

En el transcurso de la audiencia, que duró dos semanas, el Lodge presentó el intento de Ray de medicalizar su depresión como una abdicación de responsabilidad. En un informe escrito, Thomas Gutheil, uno de los expertos del Lodge y profesor de Psiquiatría en Harvard, observó que el lenguaje de la demanda, gran parte de la cual había redactado el propio Ray, ejemplificaba las dificultades de Ray con la «"externalización", es decir, la tendencia a culpar de los problemas de uno a los demás». La conclusión de Gutheil era que la insistencia de

Ray «en la naturaleza biológica de su problema no solo es desproporcionada, sino que a mí me parece otro intento de apartar el problema de sí mismo: no soy yo, es mi biología». Los expertos del Lodge atribuían la recuperación de Ray en Silver Hill, al menos en parte, a su vinculación romántica con otra paciente, lo que le había proporcionado un impulso de autoestima.

«Ese comentario es denigrante», respondió Ray cuando testificó, «y no hace más que poner de manifiesto una incredulidad completa en la legitimidad de la sintomatología y la enfermedad [...] No voy a negar que he tenido dificultades para vivir», continuó. «Me he mirado a mí mismo y me he examinado desde el punto de vista de un hombre que ahora sabe mucho de psiquiatría. ¿Soy un narcisista? ¿Realmente soy esto? ¿No soy esto? ¿Qué soy?».

Los abogados del Lodge intentaron desestimar la descripción que hacía Ray de la depresión, argumentando que había exhibido momentos de placer en el Lodge, como cuando tocaba el piano.

«El golpeteo puramente mecánico de ritmos de *ragtime* en el piano viejo y destartalado del pabellón era casi un acto de nerviosismo, más que el acto creativo y placentero de hacer música», respondió Ray. «Que yo jugara al ping-pong, o que comiera una porción de pizza, o que sonriera, o que quizá hiciera un chiste o que mirara con ojos saltones a una chica atractiva no significaba que fuera capaz de sostener sentimientos verdaderamente placenteros». A continuación, añadió: «Me decía a mí mismo: "estoy viviendo, pero no estoy vivo"».

El testimonio de Manuel Ross duró más de ocho horas. Había leído un borrador de las memorias de Ray y rechazaba la posibilidad de que este se hubiera curado gracias a los antidepresivos. No era un hombre recuperado, puesto que seguía aferrándose al pasado. «Eso es lo que yo llamo melancolía según se utiliza en el artículo de 1913», explicó, refiriéndose a «Duelo y melancolía», de Freud.

Declaró también que había tenido la esperanza de que Ray desarrollara un *insight* en el Lodge. «Ese es el verdadero apoyo», señaló, «si uno entiende lo que pasa en su propia vida». Quería que Ray dejara de sentir la necesidad de ser un médico estrella, el más rico y más poderoso de su disciplina, y que aceptara una vida en la que era uno de los «mortales comunes y corrientes que trabajan en el área de la medicina».

El abogado de Ray, Philip Hirschkop, uno de los abogados de derechos civiles más prestigiosos del país, le preguntó a Ross:

—Usted, como analista, ¿a veces tiene que observarse a sí mismo para estar seguro de que no está actuando con alguien siguiendo sus propios sentimientos?

—Sí, claro —contestó Ross—. Sí, claro. —Se quitó los lentes y apoyó una de las patillas entre los labios.

—¿Puede ser que usted, que lleva diecinueve años en el mismo puesto sin ningún ascenso más allá del aumento de salario, sienta un poco de resentimiento hacia este hombre que gana tanto dinero y que ahora está aquí como su paciente? —preguntó Hirschkop.

—Es posible, por supuesto —respondió Ross—. Hay que tenerlo en cuenta, sin ninguna duda. Creo que ese es el tipo de trabajo psicológico que uno hace sobre sí mismo. ¿Siento envidia de esto? ¿O estoy calificando una actitud como presuntuosa solo por envidia y rencor? Pero no me parece que yo estuviera haciendo eso.

—¿Usted inferiría, honestamente, que alguien que se ha encerrado en el mismo trabajo durante diecinueve años podría tal vez carecer de ambición?

—No, señor Hirschkop —dijo Ross—. Me gusta el trabajo que hago. Me estimula constantemente.

El 23 de diciembre de 1983, el panel de arbitraje llegó a la conclusión de que en el Chestnut Lodge se había violado la norma del deber de cuidado y el caso podía pasar a juicio. Joel Paris, profesor de Psiquiatría en la Universidad McGill, escribió que «el resultado del caso Osheroff se discutió en todos los departamentos académicos de psiquiatría de Norteamérica». Según *The New York Times*, el caso hizo tambalear «la creencia convencional, sostenida por algunos médicos, de que la depresión crónica no es una enfermedad, sino solo un defecto de carácter». Para el *Philadephia Inquirer*, el caso podría «determinar en gran medida el modo en que se practicaría la psiquiatría en Estados Unidos».

Pero, en 1987, poco antes de que el caso fuera a juicio, el Chestnut Lodge ofreció un acuerdo por 350 000 dólares. Para entonces, Ray salía con una compañera del bachillerato, Mauricette, que era viuda de un psicoanalista. A ella no le gustaba la manera en que el caso de Ray enfrentaba a las dos escuelas de psiquiatría entre sí. «Es demasiado simplista», me dijo. «Una escuela no reemplaza a la otra». Ray decidió aceptar el acuerdo y darle vuelta a la página.

Los psiquiatras más destacados del país siguieron tratando el caso como el ajuste de cuentas definitivo del psicoanálisis. En un artículo publicado en 1990 en *The American Journal of Psychiatry*, Gerald Klerman, uno de los testigos expertos de Ray, escribió que los psiquiatras tenían la obligación de informar a los pacientes de su diagnóstico y de explicar las decisiones sobre sus tratamientos citando estudios aleatorios. Según Klerman, ese deber funcionaría como el equivalente médico de una «regla Miranda», la ley que exige a la policía a leer al sospechoso una lista de sus derechos de modo que pueda tomar una decisión fundamentada sobre si hablar o no.

Klerman era un defensor de lo que entonces consistía en un incipiente movimiento a favor de una medicina basada en pruebas, un modelo que requería que las decisiones clínicas se basaran en ensayos aleatorios. Ese concepto se había esbozado por primera vez en 1972 en el libro *Eficacia y eficiencia (Effectiveness and Efficiency)* del epidemiólogo escocés Archibald Cochrane, quien sostenía, según se cita en un manual, que «no se podía decir nada sobre ningún tratamiento hasta que se hubiera efectuado un estudio científico sobre un paciente aleatorio». En menos de una década, los estudios clínicos aleatorios se convirtieron en la forma más fiable de conocimiento médico, sustituyendo a la autoridad de los estudios de casos individuales. Cuando *The New York Times* le pidió al director del Centro de Medicina Basada en la Evidencia de Oxford, Inglaterra, que explicara cómo este nuevo enfoque podía transformar el arte de la medicina, él respondió: «El arte mata».

Joan Narad, la médica de Ray en Silver Hill, me contó que le angustiaban las conclusiones que se extraían de la historia de Ray. «Ese caso se utilizó para aumentar la polarización», dijo. Ray, en sus memorias, escribió que «a pesar de que sigue floreciendo una "industria artesanal" dedicada a comentar el significado del mundialmente famoso caso Osheroff, ninguno de sus eruditos ha intentado entrevistar a la principal fuente viva: ¡yo!».

La Asociación Estadounidense de Psiquiatría celebró un panel sobre el caso de Ray en su convención anual de 1989 y el propio Ray acudió a verlo acompañado de Sam, su hijo mayor, con quien se había reunido. Narad también asistió y le enseñó a Sam algunas páginas de la historia clínica de Ray, en las que este había expresado su anhelo de ver a sus hijos. «Le dije: "solo quiero que sepas que tu padre trató de ponerse en contacto contigo; te quería y estaba desesperado por verte"», relató Narad.

Pero Sam y Joe, su hermano menor, no perdonaban a su padre. Creían que se había aferrado a explicaciones equivocadas sobre por qué su vida había descarrilado. «Mi padre tenía un lado gregario, amable y brillante, pero jamás se enfrentaba a sus problemas», me contó Joe. «Seguía repitiendo la misma historia». Según Joe lo veía, su padre habría estado menos deprimido si hubiera sido capaz de cumplir su sueño infantil de convertirse en músico, en lugar de estudiar medicina, el oficio que el padre de Ray había escogido para su hijo. Sam y Joe querían dedicarse al teatro y les resultaba irónico que su padre los instara a escoger una profesión más respetable, como las finanzas o el derecho. «Tenemos a este tipo que solo quería tocar música —eso era lo único que quería hacer— y que tiene dos hijos que lo único que quieren hacer es obras de teatro. Perpetuó el patrón que aprendió de niño».

Después del caso de Ray, en el Lodge empezaron a recetar medicación a casi todos sus pacientes. «Tuvimos que conformarnos», me explicó Richard Waugaman, uno de los psiquiatras de la institución. «No siempre tenía que ver con que si ayudaría al paciente o no. Sino con que nos evitaría otra demanda».

Los médicos del Lodge se sentían escarmentados por un estudio prolongado en el tiempo que se había publicado en 1984 en los *Archives of General Psychiatry* y en el que se había hecho el seguimiento de más de cuatrocientos pacientes que se habían tratado en ese hospital entre 1950 y 1975. Apenas un tercio de los pacientes esquizofrénicos se habían recuperado o mejorado, más o menos el mismo porcentaje de pacientes que en esa misma época presentaban una recuperación con cualquier otro sistema de tratamiento. Lo que distinguía a los que llevaban una vida productiva de los que seguían enfermos no parecía tener relación con nada de lo que había pasado en el Lodge. En un simposio al que asistieron quinientos médicos, Thomas McClashan, psiquiatra del Lodge y coautor del estudio, anunció: «Ya tenemos los datos. El experimento fracasó».

Durante años, la atención de los pacientes del Lodge se financió a través de seguros médicos privados —también había algunos, a los que se conocía como «gallinas de los huevos de oro», que pagaban de su propio bolsillo—, pero, a principios de los noventa, la asistencia médica administrada terminó dominando la industria de los seguros. Con el objeto de reducir los costos, las empresas aseguradoras exigían a los médicos que sometieran a revisión sus planes de tratamiento y que presentaran pruebas de que los pacientes realizaban avances mensurables. Las largas y elegantes narraciones de los esfuerzos de los pacientes por recuperarse se reemplazaron por listas de control de síntomas. La asistencia en salud mental debía tratarse como una mercancía, más que como una colaboración. En el Lodge, los psiquiatras seguían celebrando reuniones prolongadas en las que analizaban a cada paciente, pero, según me contó Kalyna Bullard, la nuera de Dexter Jr., que trabajaba como asesora letrada del hospital, «ya no les pagaban por ello».

La relación médico-paciente, que en el Lodge se veía como un vínculo mágico —una cura para la soledad—, se modificó con el lenguaje de la cultura empresarial. Los psiquiatras se convirtieron en «proveedores» y los pacientes eran «consumidores» cuyos padecimientos se resumían con diagnósticos del *DSM*. «La locura ha pasado a ser un producto industrializado que debe gestionarse de manera eficaz y racional y a tiempo», escribió el antropólogo Alistair Donald en un ensayo titulado «The Wal-Marting of American Psychiatry» («El supermercadismo de la psiquiatría estadounidense»). «El paciente real ha sido reemplazado por descripciones de conductas y, por lo tanto, se ha vuelto desconocido».

A medida que los analistas más veteranos se jubilaban, el Lodge fue contratando a una nueva generación de médicos y trabajadores sociales que mostraban más entusiasmo por la medicación. Pero Karen Bartholomew, exdirectora de trabajo social en ese hospital, me comentó lo frustrante que era cuando los miembros del personal desestimaban la psiquiatría de épocas anteriores y decían que «ahora estamos mucho mejor». Era cada vez más habitual que los pacientes se presentaran en el Lodge «bajo el efecto de cinco o seis fármacos diferentes y ¿quién sabe qué funciona en ese punto?», me dijo, y luego añadió: «Solo espero que aparezca la próxima oportunidad, porque esto tampoco está dando resultado, al menos en este país».

En 1995, cuando murió Dexter Bullard Jr., ningún miembro de la generación siguiente de los Bullard quiso hacerse cargo. El hospital se vendió a una organización de asistencia comunitaria sin fines de lucro, que no en poco tiempo lo llevó a la quiebra. Ann-Louise Silver, psiquiatra del Lodge, cree que el suicidio del hijo de Bullard y los cambios que generó —el giro hacia los medicamentos, el vacío de liderazgo— «condujeron a la muerte del hospital». Mientras Dexter Jr. estaba «de luto por su hijo», según me contó ella, «muchos de nosotros estábamos de luto por el antiguo Lodge». A finales de los noventa, los edificios del Lodge se caían a pedazos. Silver me comentó que cuando una paciente suya estaba en el tercer piso del hospital le cayó miel en la cara. Había colmenas en el techo.

Para el 27 de abril de 2001, el último día del hospital, solo quedaban ocho pacientes. Algunos de los miembros del personal se ofrecieron a renunciar a cobrar sus salarios para mantener abierto el Lodge un poco más. También consideraron la posibilidad de comprar una propiedad del siglo XVIII y fundar un nuevo hospital que se llamaría Rosegarden Lodge, en homenaje a *I Never Promised You a Rose Garden*. «No somos tan distintos de otros psiquiatras», señaló en esa época Robert Kurtz, psiquiatra del Lodge, en unas declaraciones para el *Psychiatric News*. «Somos más bien empedernidos y testarudos e idealistas. Sencillamente, no nos damos por vencidos». Pero el plan nunca llegó a materializarse. «Un gran faro escorado finalmente se estrelló contra la marea», escribió Silver.

El psicoanalista de Ray, Manuel Ross, trabajó en el Lodge hasta que cerró. Christopher Keats, director de psicoterapia del Lodge a finales de los noventa, me contó que Ross «se mantuvo fiel a sí mismo y siguió trabajando de la misma manera en que lo había hecho siempre». Cuando llamé a Ross, se negó a hablar del caso de Ray: «Jamás lo he discutido, ni siquiera en privado», dijo. «Creo que es un principio cardinal de la psiquiatría e incluso del sacerdocio: no hay que revelar nada».

El Lodge, como muchos otros manicomios del país, terminó abandonado. Un periódico local describía la propiedad como un punto de encuentro de «cazafantasmas», atraídos por «relatos de actividad paranormal y otros hechizos». Luego, en el verano de 2009 y por razones que jamás se establecieron, el edificio principal del Lodge ardió hasta los cimientos.

*   *   *   *   *

En 2013, encontré un artículo en el *Psychiatric Times* titulado «Un obituario tardío», una breve conmemoración de la vida de Ray. Había muerto un año antes de la redacción de la esquela y su fallecimiento había pasado desapercibido. El autor no había podido encontrar ninguna información personal más allá de la página de Facebook de Ray: su imagen de perfil consistía en la portada de un libro de psicología de 1986 titulado *Finding Our Fathers: How a Man's Life Is Shaped by His Relationship with His Father* («Encontrando a nuestros padres: cómo la relación con su padre determina la vida de un hombre»).

Yo había visto algunas sucintas referencias al caso de Ray en textos de psiquiatría (en uno de ellos, se describía a Ray como un hombre que, antes de su depresión, poseía «todo lo que una persona podía desear en el mundo») y me preguntaba cómo se explicaba él mismo el hecho de que su vida y legado se definieran por el enfrentamiento de dos teorías opuestas sobre su mente. Me puse en contacto con Philip Hirschkop, exabogado de Ray, quien me invitó a su casa de Lorton, Virginia, para leer más de una docena de cajas de archivos de Ray que guardaba en su garaje. Entre los expedientes judiciales y las historias clínicas, había varios borradores de las memorias inéditas de Ray. Las había revisado durante más de treinta años. La prosa alternaba entre lo ampuloso y la autodegradación. «Me he convertido en una figura histórica», escribía. «Soy el hombre del que todos saben, pero que nadie conoce».

Después de llegar a un acuerdo judicial, Ray se había mudado a Scarsdale, Nueva York, junto a Mauricette, pero, pocos años más tarde, sintió que la relación carecía de «contenido» y volvió a divorciarse. En una versión de sus memorias, modificó su definición de la depresión: «No es una enfermedad, no es un trastorno: es un estado de desconexión». Había empezado de nuevo a visitar a un psicoanalista, a quien se refería como el «buen padre» (mientras que Ross había sido el malo, escribió). Creía que si en el Lodge lo hubieran tratado con medicación quizá nunca habría necesitado una terapia, pero ahora, según sus palabras, había «perdido el marco sobre el que construir lo que fuera».

Tras el fracaso de su matrimonio con Mauricette, se mudó a Cranford, Nueva Jersey, para vivir con otra excompañera de bachillerato, Paula, a pesar de que la consideraba cansina e insulsa. Trabajó en una clínica de nefrología cerca de Cranford durante un año, pero, al igual que los médicos del Lodge, se sentía limitado por los dictados de la asistencia sanitaria administrada: su supervisor lo regañaba cuando pasaba más de veinte minutos con un paciente. Después de un año, no se le renovó el contrato y empezó «a flotar en puestos de categoría inicial», como lo describió en una carta. «¿Pueden imaginarse cómo sería estar avergonzado de que sus hijos los vieran así, al punto de querer huir de ellos?», escribió.

Joe y Sam, los dos hijos mayores de Ray, se hicieron actores. Cada vez que Ray los visitaba, los abrumaba con historias reiterativas de cómo en el Chestnut Lodge le habían descarrilado la vida. También les entregaba nuevos borradores de sus memorias. «El libro, el libro», contó Joe. «Eso era lo único de lo que quería hablar». Cuando nació el primer hijo de Sam, Ray se presentó con una versión revisada de sus memorias y parecía más interesado en hablar de su escritura que en conocer a su nieto. Según comentó Sam, su padre le dijo: «Estas memorias van a deslumbrar a la gente. Harán una película con ellas». Tanto Sam como Joe dejaron de regresarle las llamadas a su padre. El hijo menor de Ray ya se había distanciado.

Las memorias crecieron hasta llegar a tener quinientas páginas. Las primeras versiones eran matizadas y vibrantes. Pero después de tres décadas de revisiones, había algo opresivo y deshonesto en la escritura, un relato de venganza. Tal vez la única mejora era la descripción que hacía Ray de su propio padre, que había estado ausente en los primeros borradores. Ahora se revelaba que quizá su padre había abusado de él. Su muerte se convirtió en la escena fundamental. En el último encuentro que había tenido lugar entre ambos, el padre de Ray lo reprendía por no sacar la basura. «De pronto me doy cuenta de la ira que siento hacia él y, ya sin miedo físico a su rabia, la idea de golpearlo entra fugazmente en mi conciencia», escribió Ray. «Ese pensamiento prohibido, aunque rápidamente reprimido, me horroriza». Ray huyó por la puerta sin decir adiós. Ese mismo día, su padre, que tenía cuarenta y cinco años, sufrió un infarto y murió. Ray tuvo que identificar su cadáver en la morgue.

«Entonces, ¿cuál es el resultado de esta historia?», se preguntaba Ray. «¿Cómo puedo definirme a mí mismo? ¿Quién es Ray Osheroff ahora?». Había tomado medicamentos psiquiátricos durante tres décadas, pero seguía sintiéndose desarraigado y solo. «Hay un doloroso abismo entre lo que es y lo que debería haber sido», escribió. Él era un «hombre sin remedio». Dos relatos diferentes sobre su enfermedad, el psicoanalítico y el neurobiológico, le habían fallado. Ahora tenía la esperanza de hallar la salvación en un nuevo relato, las memorias que estaba escribiendo. Sentía que, si conseguía enmarcarlo correctamente o encontrar las palabras adecuadas, podría «llegar por fin a la orilla de la tierra de la curación», escribió. «Habrá una hermenéutica en tu tragedia personal. Tal vez puedas reconstruir finalmente un nuevo legado para ti. ¡Date prisa! ¡La hora se acerca!».

A principios de la década del 2000, Ray consiguió un trabajo haciendo pruebas electrodiagnósticas a pacientes que habían sufrido accidentes automovilísticos. Analizaba la actividad eléctrica producida por los músculos y nervios de la gente para determinar si habían sufrido lesiones. Puede que hubiera empezado ese trabajo con buenas intenciones, pero pronto se vio ejerciéndolo para clínicas que explotaban las pólizas de seguros automovilísticos sin culpa que cubrían los gastos médicos. Era posible que algunos de esos pacientes no hubieran sufrido accidentes de ninguna clase. En una conversación con un nuevo terapeuta que grabó, se quejaba de que «estoy haciendo un trabajo falso. Genero informes falsos de falsos accidentes». Se sentía «un hombre hueco, un simulacro». Después de un día de trabajo, no soportaba pasar el tiempo con Paula, cuya idea del placer, según decía él, era ir a una cena donde servían comida china kósher. «No puedo volver a casa y encontrarme con ella. "¿Qué te pasa, mi vida? ¿Quieres ver la televisión conmigo?". Necesito diluir esa experiencia».

Cuando Paula y yo hablamos por teléfono, ella alabó la destreza médica de Ray, me contó lo impresionados que estaban sus amigos con el hecho de que él tuviera dos certificados de especialidad, uno para medicina interna y otro para nefrología, y repitió cuatro veces una historia sobre un hombre con cáncer que le había escrito una carta a Ray en la que le agradecía haberse sentado al lado de su cama. Pero su descripción del trabajo de Ray era imprecisa. «Hacía alguna clase de pruebas», me dijo. «Cuando los médicos no podían hacerlas ellos, lo llamaban y le decían: "Escuché que eres muy hábil con estas pruebas; ¿puedes venir a mi consultorio en el Bronx?"».

A principios del 2012, Ray le contó a su amigo Andy Seewald que unos investigadores federales le habían congelado la cuenta bancaria. La Fiscalía General de Estados Unidos estaba preparando acusaciones de asociación ilícita contra unas tres docenas de personas por un plan para estafar a las compañías de seguros médicos y Ray sospechaba que no tardarían en imputarlo. Poco antes lo habían demandado en un caso relacionado por facturar a las compañías de seguros automovilísticos por «tratamientos ilusorios o médicamente inútiles», rezaba la acusación. Según Seewald, Ray le comentó que «voy a morir de vergüenza».

Ray invitó a su hijo de en medio, Joe, a quien no había visto en más de diez años, a cenar con él en un restaurante italiano de la zona de los teatros de Manhattan. Cuando Joe entró en el restaurante, oyó que alguien gritaba su nombre. «Miré en esa dirección y vi a mi padre en una mesa redonda con al menos ocho o nueve personas, todos rusos, tomando fotos», contó Joe. «Decían cosas como "¡Jamás pensábamos que seríamos testigos del día en que el doctor Osheroff se reuniera con su hijo!"». Ray se puso de pie y dio un discurso. «Todos sacaron sus celulares para grabar a mi papá», dijo Joe, «y, al final del discurso, me pasó un ejemplar viejo y destartalado de un libro de mierda que se llama *Finding Our Fathers* y estaba llorando». El libro, escrito por un psicólogo de Harvard, describe cómo los «asuntos pendientes» de un hombre con su padre contaminan sus relaciones.

Todos empezaron a comer. «Y mi padre se sentó a mi lado y volvió a contarme la historia del Chestnut Lodge, como si yo jamás la hubiera oído», dijo Joe. «Me quedé paralizado. Acababa de aprovecharse de mí». Incluso al mismo tiempo que intentaba reparar la relación, el esfuerzo de Ray por lograr una conexión emocional con su hijo quedaba superado por el relato que se sentía obligado a seguir compartiendo.

Menos de un mes más tarde, Seewald notó que Ray, que tenía setenta y tres años, parecía más fatigado que lo habitual. «Se la pasaba diciendo: "Tengo una espantosa sensación de deterioro. Cuando me miro en el espejo, me siento deteriorado"». Dos días más tarde, Joe no llegó a atender una llamada que le hizo su padre mientras estaba en una obra en Manhattan. Una vez terminada la función, escuchó el mensaje de voz que le había dejado el chofer que llevaba a Ray a clínicas de toda la ciudad para que pudiera realizar los análisis electrodiagnósticos: Ray había muerto.

En el funeral, Sam y Joe notaron que el relato de la muerte de su padre no dejaba de modificarse. Algunos decían que se había caído sobre el escritorio de su despacho y que se había roto la mandíbula. Otros, que había sufrido un infarto. En el *Star-Ledger* de Nueva Jersey se publicó que había «fallecido mientras dormía». Paula me contó que había muerto en una cama que había instalado en su despacho para las noches nevadas en las que no pudiera volver a su casa. «Esa noche se suponía que regresaría, pero estaba muy, muy cansado», dijo.

Después del funeral, Sam y Joe se quedaron despiertos hasta tarde, tratando de clasificar esos relatos diferentes, y desarrollaron su propia teoría. Suponían que Ray iba a testificar sobre las conductas delictivas de sus colegas. «Estoy bastante seguro de que a mi papá lo asesinaron», me aseguró Sam la primera vez que él y yo hablamos. Joe dijo: «Iba a desenmascarar a esos tipos y creo que el agente que estaba a su cargo se libró de él. Su legado fue convertirse en un delincuente descartable».

Ninguna de las otras personas con las que hablé cree que Ray fuera asesinado, aunque por un breve lapso Seewald contempló la posibilidad de un suicidio. El certificado de defunción de Ray dice «cardiopatía hipertensiva». En el mes previo, había estado ingresado por episodios de mareos.

Un psicoanalista podría afirmar que Joe y Sam habían matado a su padre, del mismo modo en que Ray, en sus memorias, había asesinado simbólicamente a su padre al negarle la cortesía de despedirse. Poco antes de su muerte, Ray había leído el ensayo de Freud sobre Dostoievski, uno de sus autores favoritos. En «Dostoievski y el parricidio», escribe Freud, cuando un hijo descubre que han asesinado a su padre, «es indiferente quién haya cometido realmente el crimen; para la psicología, lo único que importa es quién lo ha deseado en su fuero interno y quién ha acogido gustoso su realización».

Las memorias de Ray quedaron incompletas y sus páginas están dispersas en las oficinas de los diferentes mecanógrafos que habían ayudado a reunir el material. En las últimas versiones, su autor había tratado de encontrar una teoría abarcadora que explicara por qué la vida que había deseado había llegado a su fin con cuarenta años de adelanto. Una de las hipótesis era que él era un hombre que sufría de un desequilibrio químico. Otra, que era un niño privado de un modelo paternal: «Subyacente a todo esto», escribió, «¿no se encuentra el tema del hijo en busca de su padre? No la pérdida de una empresa. La pérdida del padre». Una tercera teoría era que padecía de una especie de soledad crónica, aflicción que caracterizaba, citando a Fromm-Reichmann, como «una experiencia tan intensa e incomunicable que los psiquiatras solo deben describirla en términos de las defensas que la gente le opone». Pero también presentía que cualquier relato que resolviera sus problemas de una manera demasiado completa sería falso, una evasión de lo desconocido. «Al final de la vida, después de haberlo perdido todo», escribió, «tal vez yo no sea más que una crujiente hoja de otoño que se aleja impulsada por un fuerte viento de octubre».

BAPU

«¿Esta dificultad a la que me enfrento
es la lección de la entrega total?»

No se consultó a ningún astrólogo antes de que Bapu se casara. Su familia mencionaba esa omisión en voz baja. Todas las hermanas de Bapu habían intercambiado horóscopos con sus prometidos, para determinar su compatibilidad. Pero Bapu era una novia menos atractiva. Había tenido polio de pequeña y cojeaba al caminar. En una fotografía que se hizo circular entre los pretendientes en 1960, aparecía con el cabello negro recogido en una trenza y sentada en una silla de madera, leyendo un libro y con el zapato ortopédico fuera de la vista. No estaba en condiciones de discriminar.

Su familia era brahmán, la casta social más elevada de la India, considerada espiritualmente más pura que el resto de la población. El padre de Bapu, un empresario y eminente crítico musical, le había comprado una majestuosa casa colonial en un barrio exclusivo de Chennai, en el sur de la India, con la esperanza de que esa propiedad la hiciera más deseable para los posibles candidatos. La casa, que tenía ventanales, una pared de azulejos rojos, una galería larga y un patio cerrado, estaba situada en un terreno de casi cuatro mil metros cuadrados, rodeado de palmeras, anémonas y mangos. Antes de adquirirla, el padre de Bapu consultó a un sacerdote versado en *vastu sastra* (la «ciencia de la arquitectura»), quien le advirtió de que esa propiedad no era adecuada para una familia. Pero el padre ignoró el consejo y le puso a la casa el nombre de Amrita, néctar de la inmortalidad.

Bapu accedió a casarse con un pretendiente llamado Raja-mani, que era directivo de una agencia de publicidad, tenía una contextura musculosa, una mandíbula cincelada y hoyuelos en el mentón. Bapu y Rajamani se mudaron a Amrita, pero era una vivienda demasiado grande para una pareja y no tardó en convertirse en una base para primos, hermanos y amigos que estudiaban o trabajaban en Chennai. El hermano de Rajamani se instaló con su familia y se quedó casi una década. En esa nueva jerarquía doméstica, Bapu ocupaba el escalón más bajo. Cada mañana, se despertaba a las cinco, tomaba un baño frío y colocaba incienso en los rincones de la casa. Con harina de arroz dibujaba un kolam, un diagrama geométrico, al otro lado del umbral, para invitar a pasar a lo sagrado. Cuando menstrua-ba se recluía en un rincón de la casa y tenía prohibido cocinar, rezar o tocar a los hombres. En los otros días del mes, cocinaba lo que decían su esposo o sus parientes políticos. Shyam, su sobrino, quien vivió allí, contó: «Jamás se demoraba. Jamás se saltaba una comida».

Bapu sentía que sus parientes políticos eran insensibles y prejuiciosos. Se burlaban de ella por su pierna mala y la llama-ban *nondi*, una palabra tamil que significa «tome». Cuando dio a luz por primera vez y tuvo una hija a la que llamó Bhargavi, su cuñada le trajo una bebida de leche malteada que se llamaba Horlicks, que en la India se comercializaba bajo el eslogan de «el gran alimento nutritivo para la familia» y que se suponía que ayudaba a la lactancia. Pero, en lugar de prepararla con agua hirviendo, utilizaba agua de la llave, desaire que mortificó a Bapu durante años.

A Bapu le irritaba la preocupación de sus parientes po-líticos por el dinero; era como un «escorpión» que «siempre me picaba», según se quejó en su diario, escrito en tamil. Su esposo, Rajamani, procedía de una estirpe de sacerdotes astró-logos cuyas necesidades materiales se encargaba de satisfacer la comunidad del templo donde trabajaban, pero recientemente su familia había ingresado en la clase media urbana. Rajamani llevaba unos detallados libros de contabilidad donde registraba todos los gastos domésticos. «¡Cuánto cuesta! ¡Cuánto cuesta! ¡Puf!», escribió Bapu. Rajamani construyó una casa más pequeña en la propiedad y trasladó allí a su familia para poder rentar la primera casa y complementar así sus ingresos. A esas alturas Bapu había dado a luz a Karthik, el hermano de Bhargavi, después de dos abortos espontáneos. Como era la más adinerada de la pareja, Bapu era consciente de los escasos ámbitos en los que tenía poder. «Mi esposo me considera su enemiga si no obtiene mi cuerpo o mi dinero», escribió.

Algunas familias brahmanes ricas de Chennai tenían la costumbre de que, cada primavera, cuando los árboles de mango maduraban, la mujer de más edad —la esposa o la suegra— repartía los frutos a parientes y amigos, un complejo drama social que daba lugar a días de chismes. A Bapu le asqueaba que los mangos fueran «lo único que mi suegra considera una salvación en la vida», escribió.

Empezó a llevar a sus hijos a un áshram de Chennai para escuchar conferencias sobre la Bhagavad-gītā, el texto en sánscrito que se desarrolla como un diálogo entre un príncipe y Krishna, el dios hindú de la ternura y la compasión. Se sentaban en el suelo junto con alrededor de sesenta personas reunidas en torno a un sacerdote llamado Sri Anjam Madhavan Nambudiri, que celebraba recitaciones de textos sagrados en toda la India. Nambudiri se vestía con túnicas color azafrán y llevaba una guirnalda de flores en el cuello; tenía el cabello negro y su barba, larga y tupida, era blanca. Era un sanniasin, un asceta que ha renunciado a sus posesiones y al mundo material celebrando su propio funeral. A los sanniasines se les considera el apogeo de la espiritualidad hindú y se dice de ellos que poseen un *insight* total. No buscan el *insight* en los mecanismos de su propia mente, sino en la naturaleza de la existencia, su lugar en el cosmos.

Bapu empezó a pasar varias horas al día en la sala de oración, el único espacio de la casa que podía reclamar como propio. El recinto se parecía a un armario pequeño y medía un metro veinte por un metro veinte. Compró ídolos nuevos, flores, campanillas e inciensos para colocar allí, aunque en su familia se consideraba que la sala de oración era dominio del hombre. Bapu se sentía elegida —«Las misericordiosas manos del Señor tomaron las mías», escribió en su diario— para llevar una existencia más libre. Quería «sumergirme en el océano de la devoción, perdiendo la noción del tiempo». No deseaba seguir manteniendo lo que ella llamaba «una vida sin sentido». Estaba consternada por el dinero que se había gastado en su boda y por la idea de que cualquier cosa fuera su propiedad. «¡Esta mente es tuya!», le escribió a Krishna. «¡Esta habla es tuya! ¡Este cuerpo es tuyo! ¡Todo es tuyo!».

Bhargavi sentía celos de los dioses por consumir tanta atención de su madre. A veces ella y Karthik, que era dos años menor, se quedaban en silencio en la sala de oración, solo para estar cerca de su madre. «A ella no le molestaba; solo nos pedía que nos sentáramos», dijo Karthik. «Y luego nos aburríamos y nos escapábamos. Era una sala oscura y no podíamos entenderla».

Bapu quedó prendada de Mirabai, la poeta del siglo XVI que escribía en la tradición de la poesía bhakti, un género de verso que empezó a circular en el sur de la India en el siglo VI y que ha mantenido su popularidad hasta el día de hoy. Según la leyenda, Mirabai se negó a consumar su matrimonio. Renunció a su esposo y a su familia política porque creía que su verdadero esposo era Krishna. Como otras poetisas bhakti, exhibía una especie de locura conocida como «intoxicación de dios». Finalmente, huyó de la casa de sus parientes políticos y se puso a vagabundear sola por el país. «Para mí», escribió Mirabai, «hasta esta vergüenza parece dulce».

«¿Yo soy Mirabai?», se preguntó Bapu en su diario.

Empezó a componer canciones sobre Krishna para sus hijos, en las que lo describía como un apuesto vaquero cuya presencia hechizaba a todo el mundo. Las letras estaban escritas en tamil medieval, una variante de ese lenguaje que no había estudiado anteriormente. Exhibía un vocabulario amplio y extraía significados secundarios de palabras que su familia no entendía sin consultar un diccionario. «Era un misterio», escribió Prema, la cuñada de Bapu. «Le salía sin ninguna formación».

Cuando terminó dos libros de versos, su familia sugirió que los enviara a un especialista en tamil medieval. El académico la invitó a su despacho. «Leyó más o menos la mitad de los poemas e hizo unos cálculos», me contó su sobrino Shyam, que estuvo presente en la reunión. «Evaluó la métrica y la estructura y dijo: "Cumple con todas las normas. Es una obra divina"». Bapu asimiló la noticia con calma. La escritura, según explicó, no le había requerido esfuerzo alguno.

En 1970 una imprenta local publicó sus libros y los distribuyó en los templos cercanos. «Como el puro río Ganges, que estas canciones purifiquen a todos los corazones», escribió Nambudiri, el sanniasin a cuyas conferencias ella asistía, en el prefacio de uno de los libros. En el barrio donde vivía corrió el rumor de que Bapu tenía un don divino. «Muchas señoras del barrio venían a rezar con ella», dijo Shyam. «Suponían que era una guía, una maestra religiosa, a pesar de que ella misma jamás asumía ese papel».

Bapu empezó a vestirse con sencillos saris de algodón y dejó de adornarse el cabello con flores. «No gastaré dinero en cosas como polvos, perfumes y saris de seda», escribió. «Una debería desprenderse de las cosas que le dan placer». En una ocasión, cuando el conductor de un rickshaw le contó que su hijo estaba enfermo, Bapu regresó a su casa, abrió el clóset y le llevó un puñado de sus joyas de boda, la mayoría de las cuales eran de oro de veinticuatro quilates.

Sentía que había alcanzado una comprensión nueva de la «igualdad de todas las criaturas», más allá de las castas, y consideraba que el énfasis de sus parientes políticos en los rituales era hueco. Las personas que leían los textos sagrados y «luego pierden el tiempo haciendo pasteles y galletas jamás podrán hallarse a sí mismas», escribió. Eran «estudiantes de ciencia que leen libros sin hacer ningún trabajo de laboratorio».

En unas cartas largas y angustiosas escritas en 1970, Bapu pidió a Nambudiri, a quien a esas alturas llamaba su gurú, que le diera permiso de seguir un camino espiritual. Estaba dispuesta a financiar una nueva boda para su esposo para que él pudiera encontrar una esposa más adecuada. «Si, en lugar de arruinarle la felicidad de su vida, él encuentra una buena mujer y se casa, yo viviré menos como una carga», escribió.

Aunque Nambudiri aprobaba lo que él llamaba unos «propósitos nobles», le aconsejó que no abandonara a su familia. Si rezaba aunque solo fuera cinco minutos al día, le dijo, era suficiente. «No puedo aceptar que con eso baste», respondió ella. «Por favor, perdóneme por escribirle con esta franqueza». Le contó que deseaba seguir los pasos de los poetas devocionales como Mirabai. «Si el deber fuera más importante que alabar el nombre de Dios», escribió, esos poetas «no habrían aparecido en esta Tierra».

El 9 de junio de 1970, a las ocho de la mañana, Bapu informó a su cuñado de que se iba al monasterio de Kanchi, uno de los lugares más sagrados del sur de la India, a unos ochenta kilómetros de distancia. Dejó galletas recién hechas y chocolate para sus hijos. «Sean listos», les escribió en una carta. «Muchos besos».

Se había puesto aretes de perlas, un collar de oro y dos pulseras también de oro, y tomó seiscientas rupias. En la sala de oración dejó una pila de cartas. «Nosotros dos no podemos vivir siquiera un minuto en esa casa siempre que haya en tu mente dudas y repulsión sobre mí», le había escrito a Rajamani. En otra carta, observó que cuando un esposo se enoja «es la esposa quien sufre educadamente». Si la familia preguntaba sobre su desaparición, escribió, «di que hui con la mente agitada».

Rajamani, en cambio, presentó una denuncia en la policía: buscaba a una mujer de un metro sesenta, que «cojeaba de la pierna derecha» y que «tiene la costumbre de visitar los lugares sagrados», escribió.

El encargado del monasterio de Kanchi, Sri Chandrasekharendra Saraswati, era considerado por muchos brahmanes tamiles el máximo líder espiritual del hinduismo. El dalái lama lo describió como «mi hermano mayor en la religión». Saraswati, que en 1907, a la edad de trece años, se había convertido en un asceta, recibía a cientos de devotos cada semana. Se decía que, cuando alguien acudía a él con un problema, Saraswati podía intuir su historia personal y adivinar un remedio. Bapu había estado en su monasterio muchas veces, y Saraswati había bendecido a los hijos de ella cuando nacieron.

Bapu habló con él veinte minutos. «No puedo cumplir con mi deber», le dijo. «No puedo desprenderme de mi devoción. Por mi causa, en mi familia están todos alterados». No dejó constancia de la totalidad de la respuesta, solo indicó que él le aseguró que «todas tus preocupaciones, dudas, devoción y karma son una ofrenda al Señor».

Unas dos semanas más tarde, Bhargavi, que en ese entonces tenía cinco años, estaba sentada en la galería cuando una camioneta de la policía cruzó las puertas de la propiedad. En la India los agentes pueden detener a una persona que esté «vagando suelta» y de la que «tienen razones para creer que padece de algún trastorno mental», según una ordenanza derivada de la ley colonial británica. No queda claro si Bapu había llamado la atención comportándose de alguna manera anormal o si simplemente la arrestaron porque se había ido de su casa sin permiso del esposo y él quería que regresara. Los agentes bajaron a Bapu de la camioneta con una tela blanda envuelta alrededor del cuerpo como si fuera una camisa de fuerza. «Recuerdo que la gente le gritaba y la insultaba», dijo Bhargavi. Bapu tenía el cabello enmarañado y el sari sucio y roto. Cuando por fin un agente la desató, entró en silencio en la casa.

Bhargavi esperaba que su madre volviera a ocuparse de las tareas del hogar, pero en cambio parecía fuera de lugar, como si la casa ya no le perteneciera. Se quedaba en los pasillos sin entrar en las habitaciones. Daba la impresión de que había traspuesto alguna clase de umbral, más allá del cual las tareas domésticas, tales como preparar y alistar la comida de su esposo o hacerle las trenzas a Bhargavi ya no tenían sentido. «Parecía estar en un plano diferente, en un nivel diferente de la existencia», comentó Shyam. Cuando la gente le hablaba, no siempre respondía.

No tardó en volver a irse de la casa. La noche de su desaparición, informaron a la familia por teléfono de que había estado en un accidente de tren. Shyam se dirigió en coche hasta el lugar del accidente, a una hora y quince minutos al sur de Chennai. El tren había sufrido un choque en la parte trasera. Había familias gritando y lamentándose. Sacaban a los pasajeros en camillas, ensangrentados e inconscientes. Shyam recorrió el exterior del tren, desde un lado a otro, buscando a Bapu. La encontró en el antepenúltimo compartimento, sentada e inmóvil, rodeada de maletas y bolsas que habían caído al suelo. Estaba leyendo la Bhagavad-gītā. Shyam la describió como *sāttvika*, una palabra en sánscrito que significa «equilibrada y armoniosa». «No estaba nerviosa», dijo. «Estaba totalmente ajena a lo que la rodeaba». Le había pagado diez rupias a un chico para que notificara a su familia del accidente. Pero en ese momento parecía no tener prisa alguna por salir de allí.

Dos de las hermanas mayores de Bapu estaban casadas con médicos y pensaban que Bapu debía consultar a un psiquiatra. «Decían cosas como "¡Eh, chicos, actualícense!"», me contó Bhargavi años más tarde. «"Hoy en día la psiquiatría es una gran ciencia. ¡Aprovéchenla!"».

El esposo de Bapu la llevó a una clínica psiquiátrica de Chennai dirigida por un psiquiatra llamado Peter Fernandez, quien procedía de una familia católica y formaba parte de la primera generación de psiquiatras indios que se habían educado y formado en su país. «Leíamos solo los libros occidentales; británicos, alemanes y estadounidenses», me explicó Fernandez. «No teníamos autores indios. En esa época no había ningún psiquiatra indio capaz de escribir un libro».

El médico contó que de solo mirar a Bapu supo que era esquizofrénica. «Los esquizofrénicos no tienen *insight*», dijo. «Ella no sabe quién es».

Algunos psiquiatras europeos aseguraban que podían diagnosticar la esquizofrenia por intuición; percibían un aura de extrañeza, como si el paciente viniera de otro mundo; un principio diagnóstico que se hizo conocido como la «doctrina del abismo». «Cuando nos enfrentamos a esas personas, sentimos una grieta que no puede describirse», escribió el filósofo y psiquiatra Karl Jaspers en 1913. «Nos sentimos asombrados y estremecidos ante la presencia de secretos extraños».

Es frecuente que la primera fase de la esquizofrenia se vea marcada por lo que el neurólogo alemán Klaus Conrad llamaba la *apofanía*, la revelación de que se ha develado un nuevo campo de la existencia. Los pacientes sienten que el mundo palpita con un significado cósmico y que están cerca de resolver el enigma de la vida. El psicólogo Louis Sass escribe que los pacientes en ese estado tienen la sensación de «una visión cristalina, de una penetración profunda en la esencia de las cosas».

Bhargavi era vagamente consciente de que a su madre le habían diagnosticado esquizofrenia, pero en su familia no se hablaba de ello. Esa etiqueta le hacía sentir que las experiencias de su madre eran extrañas e imposibles de comprender. Las explicaciones psiquiátricas, importadas de occidente, generaban en Bhargavi una sensación de lejanía; no sabía cómo llorar la ausencia de su madre. Sus familiares tampoco estaban seguros de cómo hablar de la razón de que Bapu pareciera habitar una realidad diferente de la de ellos. Cada vez que su madre atravesaba uno de sus *estados*, como los llamaban, la familia guardaba silencio. Era como si tuvieran un «bloqueo perceptivo», según decía Bhargavi.

En las ochocientas páginas de sus diarios, Bapu tampoco mencionó jamás el diagnóstico. Describía a Krishna como un esposo sustituto cuyo cuerpo a veces parecía tan próximo al suyo que podía oler la pasta de sándalo de su piel y sentir la fuerza de sus brazos. Él le rodeaba el cuello con sus manos blandas y apoyaba la cabeza en su hombro, infundiéndole una sensación de amor incondicional. «¿Quién, en el "mundo científico"», estas últimas palabras escritas en inglés, «creería todo esto?».

Cuando Bhargavi tenía diez años, se enteró de que habían llevado a su madre al manicomio estatal de Chennai, el Hospital Psiquiátrico Kilpauk. La institución se asemejaba a un barracón militar, con casi dos mil camas y un muro de concreto que rodeaba el terreno. Bhargavi fue a visitarla y lo primero que la impresionó fue el olor a orina y luego el hedor de la lejía. Su madre estaba en una celda pequeña con una puerta de rejas de hierro. La habían encadenado a los barrotes. Bhargavi no sabía por qué su madre se encontraba en ese lugar. «Pero estoy segura de que estaba en esa posición: en una jaula, abierta de brazos y piernas», me contó. «Me he pasado cuarenta años desmayándome cuando entro en hospitales porque tienen el mismo olor».

Sarada Menon, directora del Hospital Psiquiátrico Kilpauk en esa época, me dijo que no recordaba a Bapu, pero que su historia —una paciente que asegura que se comunica directamente con Krishna— le resultaba familiar. «En la esquizofrenia, demasiada religión no es algo bueno», me explicó. «A mis pacientes les digo: "No se metan en filosofía. Estudien cuestiones prácticas. Es mejor que dejar vagar los pensamientos"».

Fundado en 1794, el Hospital Psiquiátrico Kilpauk era uno de los numerosos manicomios instaurados por el gobierno colonial británico, un proyecto presentado como prueba del compromiso británico de llevar la ciencia y la razón al continente. Cuando dignatarios extranjeros visitaban la India, las esposas de los oficiales británicos a veces organizaban conciertos y bailes en los manicomios. Jal Dhunjibhoy, uno de los primeros indios en acceder al cargo de director de un hospital psiquiátrico, en 1925, escribió que la higiene mental era parte de un «programa de construcción de la nación», para asegurar «el avance hacia la civilización».

Pero había médicos, tanto occidentales como indios, a quienes les preocupaba la posibilidad de que ese avance entrañara riesgos psíquicos y sugerían que las personas expuestas a la civilización occidental tenían más probabilidades de padecer trastornos mentales. En 1939, el antropólogo y psicoanalista George Devereux sostuvo (con pruebas insuficientes) que la ausencia de esquizofrenia en las sociedades «primitivas» era «un punto en el que coinciden todos los estudiosos de sociedad comparada y de antropología». La esquizofrenia, declaró, podía surgir a partir de un «proceso de aculturación impuesto de manera más bien brusca». Por esta razón, se afirmaba que los parsis —una comunidad zoroastriana de la India que, en la primera mitad del siglo xx, emulaba el modo de vida británico— tenían tasas de esquizofrenia desproporcionadamente elevadas. En una carta publicada en 1928 en el *British Medical Journal*, un médico escocés escribió: «Si debemos aconsejar a los parsis en contra de algo, sería contra su aceptación demasiado amplia de la civilización occidental», que estaba «destrozando la mente de estos jóvenes». En una publicación bengalí, otro médico advirtió de que «en la India, la civilización europea es la razón principal detrás de esta *citta vikriti*», un término sánscrito que significa «demencia».

La India creó una sociedad psicoanalítica antes que incluso hubiera una en Francia, lo que era motivo de orgullo para Sigmund Freud, que tenía en su escritorio una estatuilla de marfil del dios hindú Visnú, enviada por el fundador de la sociedad india. «Me trae a la mente el progreso del psicoanálisis, las orgullosas conquistas que ha hecho en países extranjeros», escribió en una carta. Pero el psicoanálisis de Freud resultó ser mayormente incompatible con una cultura en la que el misticismo es con frecuencia un elemento esencial en la vida de la gente. Bapu no trataba de alcanzar una comprensión de su propia psiquis; quería trascender los límites personales porque sentía que por fin estaba captando la locura y la soledad de su visión previa del mundo.

Romain Rolland, un amigo de Freud que escribió las biografías de dos místicos hindúes, le urgió que examinara lo que él llamaba el «sentimiento oceánico», el «hecho simple y directo de la sensación de lo "eterno"», un concepto que había tomado de sus estudios sobre las religiones orientales. La respuesta de Freud fue que «ahora, con tu orientación, intentaré penetrar en la jungla india de la que hasta este momento me habían apartado una incierta combinación de amor helénico por la proporción, sobriedad judía y timidez filistea». Pero describía el misticismo de un modo somero y beligerante, como una regresión infantil. Según escribe el psicoanalista indio Sudhir Kakar, las ciencias psicológicas occidentales no lograron entender que «la búsqueda mística no está al margen de los aspectos cotidianos de la vida, sino que la impregna y le da forma en sus capas más profundas», expresando el «núcleo depresivo que se encuentra en la base de la vida humana y que está más allá del lenguaje». En los estados místicos, afirma Kakar, «la realidad de estar total y terriblemente solo se niega momentáneamente».

N. C. Surya, que dirigió el Instituto de Salud Mental para Toda la India de Bangalore en la década de 1960, advirtió a sus colegas de que estaban adoptando teorías occidentales como si fueran verdades universales. «Acabaremos siendo caricaturas ineficaces de la teoría y la práctica psiquiátrica de Occidente, o reduciremos a nuestros pacientes vivos a un conjunto de jergas extranjeras llenas de prestigio», escribió.

No aceptaba que la visión occidental de la salud mental fuera «la norma estadística». Según ese punto de vista, una persona sana es «como cualquier otro fulano o mengano del barrio». Sin embargo, se suponía que las culturas sanadoras indias elevarían el ser a un ideal superior —desprendido, espontáneo, carente de ego—, en lugar de limitarse a restaurar a la persona a una línea de base llamada normalidad.

Surya se sentía como un extranjero en su profesión, «completamente fuera de sintonía, puesto que aplicaba sistemas de valores totalmente distintos, ajenos tanto a mí como al paciente», escribió. Tenía el que quizá fuera el puesto psiquiátrico más prestigioso de la India, pero se había desilusionado. A los cincuenta y dos años de edad, en el apogeo de su carrera, abandonó la disciplina e ingresó en un áshram. El áshram estaba dedicado al místico Sri Aurobindo, quien dijo, refiriéndose a Freud, «no se puede descubrir el significado del loto analizando los secretos del lodo en que crece».

Un fármaco indio dio lugar al descubrimiento que transformó la psiquiatría, hecho que por lo general se omite en la historia de esta disciplina. El psiquiatra Nathan Kline, autor de *From Sad to Glad* y la persona que ayudó a presentar los antidepresivos al público estadounidense, había leído en 1953 un artículo en *The New York Times* sobre el leño colubrino *(Rauvolfia serpentina)*, una planta utilizada por los curanderos indios durante cientos de años. «Los medicamentos ayurvédicos, fáciles de encontrar en la India, podrían merecer una investigación a fondo en algunas instituciones occidentales para los que padecen trastornos mentales», informaba el *Times*. Un año más tarde, Kline y sus colegas decidieron administrar un extracto de la planta *Rauvolfia serpentina*, llamado reserpina, a pacientes del hospital estatal Rockland de Nueva York. Para describir los efectos relajantes de la reserpina en una paciente, Kline escribió que «no se curó de pronto de sus delirios, pero el terror había desaparecido», y dijo también que, en la sala donde los pacientes habían tomado reserpina, el vidriero del hospital notó que había menos ventanas rotas que reemplazar. Finalmente, el comisionado de salud mental de Nueva York recomendó que se administrara reserpina a casi todos los pacientes hospitalizados del estado. «Tuve la peculiar distinción de "descubrir" un fármaco que tenía dos mil años de antigüedad», escribió Kline, y añadió que los médicos británicos habían desechado la reserpina al considerarla «apenas otro aspecto curioso del exótico oriente».

Después de ver cómo la reserpina podía «mover hacia abajo el péndulo emocional», a Kline se le ocurrió que tenía que existir otro fármaco que pudiera «moverlo hacia arriba», hipótesis que inspiró sus experimentos con la iproniazida, la medicación para la tuberculosis. Kline recibió un Premio Lasker, uno de los galardones más importantes de medicina, por sus primeros trabajos con la reserpina, que «reforzaron en gran medida los argumentos a favor de los fármacos como tratamiento para los desórdenes mentales», según decía la mención del premio. El neurocientífico estadounidense Solomon Snyder describió la reserpina como la «piedra angular de la psicofarmacología». Pero en la India la reserpina no se estudiaba ampliamente. Dhunjibhoy, el director que pensaba que la psiquiatría podía hacer progresar la nación, había conducido experimentos con reserpina en su propio hospital, pero aparentemente consideraba que esa droga local no merecía un estudio científico. Al parecer, lo entusiasmaban más las nuevas técnicas occidentales.

Cuando Bapu llegó al Hospital Psiquiátrico Kilpauk, a la mayoría de los pacientes esquizofrénicos allí ingresados se les prescribía el antipsicótico clorpromazina. En los anuncios de la época se presentaba ese fármaco como una fuerza civilizadora que domaba el salvajismo del paciente. Para dramatizar el estado anterior a la medicación, se mostraban imágenes de bastones de combate, bastones comunes y estatuas de fertilidad. La trifluoperazina, otro de los primeros antipsicóticos, se anunciaba en el *India Medical Journal* en 1969 con la frase «los hace cooperativos y comunicativos». El anuncio mostraba a una mujer extendiendo las palmas hacia fuera y gritando, con un brillo blanco y fantasmal en los ojos y en la boca.

Tan pronto la dieron de alta en el hospital, Bapu se negó a tomar la clorpromazina que le habían recetado. La comprensión que ella tenía de su devoción se basaba en un relato celebrado por sus compañeros de culto y por la literatura que leía, y el hecho de que se lo sustituyeran por la fuerza por un relato nuevo relacionado con una enfermedad mental la hacía sentirse disminuida. La nueva explicación parecía una afrenta, lo que no significa que su reputación anterior estuviera libre de estigmas. La psiquiatría no es el único marco que posee una especie de doble filo y que ofrece un relato que puede salvar a una persona, pero que también, bajo condiciones diferentes, puede hacer que esa persona se sienta solitaria y enferma con un mal intratable. Yo me pregunto por el carácter de la angustia de Bapu antes de que se le clasificara como misticismo o enfermedad mental, así como me cuestiono qué sentimientos básicos había en mí antes de que los llamaran anorexia. En cada caso, la experiencia original no pudo captarse o entenderse en sus propios términos y poco a poco fue convirtiéndose en algo que no era una creación totalmente nuestra.

En los meses posteriores a su hospitalización, Bapu se desentendió tanto de sus tareas domésticas que su suegra se mudó a su casa para organizar las actividades que Bapu descuidaba. «Me regaña delante de todos», se quejaba Bapu. «La preocupación me domina antes del amanecer. ¿Cuántas acusaciones recibiré hoy?». Sus parientes políticos la llamaban loca rutinariamente y proferían sus insultos a un volumen tan alto que a Bapu la ponía nerviosa la idea de que los oyeran los conductores de rickshaw que estaban en el puesto delante de su casa. A Krishna le escribió que: «¡Estás volviéndome loca ante los ojos del mundo!».

Bapu no era la única mujer de su familia que desafiaba las expectativas de cómo debía comportarse la esposa de un brahmán. Su madre, Chellammal, también llevaba una vida independiente. Cuando el esposo de Chellammal murió de un infarto, no mucho después de haber adquirido la casa de Bapu, Chellammal aprovechó su libertad y se hizo cargo de la empresa de su esposo, una próspera compañía de cosméticos. «En una época en la que solo los hombres avanzaban en los negocios, apareció una dama que puso su empresa en el mapa», informó el periódico nacional *The Hindu*. Chellammal viajaba mucho por Asia, promocionando el producto capilar de su marca. Un artículo sobre ella en la revista femenina india *Femina* observaba que «uno automáticamente supondría que una mujer de su edad y sus orígenes pasaría el tiempo en *pooja* (rituales de devoción), acariciando a sus nietos». Pero, en cambio, «ella está completamente sola en esa casa de numerosas habitaciones con sus propias pisadas y el susurro de los árboles como toda compañía».

A Bapu le preocupaba que los demás la vieran «a la luz de mi madre». En el barrio se rumoreaba que las mujeres de su familia no podían sentar cabeza. Pero Chellammal no estaba de acuerdo con el modo de escapar que había escogido su hija. Le suplicó a Nambudiri, el gurú de Bapu, que la persuadiera de quedarse en el hogar. «Sé que mi hija es una chica sencilla cuya única ambición en la vida es realizarse», le escribió en una carta. «Pero el método que sigue no es el correcto».

La familia probó un nuevo arreglo: Bapu podía llevar una vida independiente, pero en su casa. Regresó a Amrita, la vivienda que su padre le había comprado. El resto de la familia se instaló en la casa más pequeña, a pocos pasos de distancia. A esas alturas había inquilinos ocupando el primer piso, por lo que Bapu se confinó en el segundo, que no tenía muebles, con excepción de una mesa de acero, una cocina y dos sillas. Dormía en el suelo, sin colchón ni sábanas. Su esposo y sus parientes políticos ordenaron a sus hijos que no la visitaran. Ni siquiera podían pronunciar su nombre.

Los niños dividieron sus alianzas en la familia. Karthik se puso del lado de su madre. «Yo era el alborotador, el niño fastidioso que apoyaba a la adulta equivocada en la casa», me contó. «Mi anhelo de estar con ella era lo que me hacía seguir adelante. ¿Cuándo volverá? Esa era mi pregunta del millón de dólares todo el tiempo».

Bhargavi se mantuvo leal a su padre y se ocupaba de las tareas del hogar. Parecía tener una relación con la gravedad diferente de la de los otros niños; sus pies eran tan ligeros que no hacía ningún ruido cuando entraba en una habitación. Pasaba su tiempo libre a solas, dibujando criaturas macabras con miembros rotos y ojos fuera de lugar. Cuando venían amigos de la familia de visita, se avergonzaba de ser una «niña sin madre». A veces se escondía detrás de la pared. «El hecho de que mi mamá me había abandonado me hacía pensar que yo no tenía derecho de existir», dijo. Proyectaba un aura de «no estoy aquí, así que, ¿por qué me miras?».

Bapu cocinaba una cena frugal cada noche, esperando que sus hijos la acompañaran. A Karthik le dijeron que la comida que preparaba su madre podía estar envenenada, pero aun así él se escabullía para comer con ella. Una noche, cuando Bapu llevaba unos tres meses viviendo en la casa, Karthik vino a visitarla. La puerta principal estaba abierta. Bapu no estaba en el interior. «Lo supimos», dijo. «Sí, el pájaro ha volado». En una carta a su madre, Bapu escribió: «De repente el Señor me otorgó un momento decisivo y me convocó a un camino solitario».

Las huidas de Bapu se volvieron una rutina. «Cada vez que se iba, se armaba un alboroto», contó Bhargavi. Su familia interrogaba a los choferes de rickshaw que estaban delante de la casa para averiguar en qué dirección había escapado. Karthik se preguntaba si esa preocupación era sincera. «Si ella hubiera regresado y reclamado el lugar en la casa que le correspondía por derecho, algunos de sus parientes políticos tal vez habrían tenido que buscarse un sitio nuevo para vivir», dijo. «La casa estaba a su nombre y muchos querían quedarse con la propiedad».

Pronto quedó claro que el destino de Bapu era casi siempre la estación central de Chennai, la principal estación ferroviaria. Su sobrino Shyam estudiaba los horarios de los trenes para averiguar cuáles se dirigían a templos dedicados a deidades que Bapu había descrito en las historias que les contaba a sus hijos. Luego viajaba hasta esos templos, recorría las salas y los campamentos que los rodeaban, mostrándole la foto de Bapu a los fieles. «Me fascinaban las historias detectivescas de Perry Mason y asumí el papel de un investigador», me dijo Shyam. «Trataba de mantenerme objetivo y siempre estaba buscando pistas».

En 1973, Karthik se enteró a través de un amigo de la familia de que habían visto a su madre en el monasterio de Kanchi, el templo que había visitado antes de que la policía la detuviera. Karthik, que tenía diez años de edad, convenció a Chellammal, su abuela, de que lo mandara allí. Viajó en un coche conducido por un trabajador de la fábrica de cosméticos de Chellammal. Cuando llegaron, Karthik recorrió en busca de su madre un patio cubierto de hierba con fuentes de agua para que los devotos se lavaran las piernas antes de rezar.

Como no la vio, atravesó un área residencial con pequeñas ermitas con techo de paja donde los sanniasines viven y se encuentran con los fieles. Una persona con la cabeza afeitada, sentada debajo de un árbol, lo llamó por su nombre. Karthik se acercó y se dio cuenta de que la sanniasin era su madre. En lugar de un sari, tenía una túnica color azafrán que le envolvía un hombro y la cintura. Se había despojado de todas sus joyas. Karthik quedó impresionado por su aspecto. Pero, según dijo, «lo único que me importaba era que la había encontrado. Ese era el premio. Estaba desesperado por sentarme en su regazo».

Saraswati, el director del monasterio de Kanchi, enseñaba
que una mujer no necesita a ningún gurú, porque tienen a sus
esposos como guía: «Debe admirarlo como a su Dios y en esa
actitud debe entregarse a él, en cuerpo y alma», y elogiaba a las
mujeres que, siguiendo la tradición, se arrojaban sobre la pira
funeraria de sus esposos.

Bapu llevaba tres días esperando para hablar con el director. Karthik observó la conversación desde unos seis metros
de distancia. «Ella se mostraba muy intensa, aunque hablando
suave, como era su manera», dijo Karthik. «Tuvo una discusión vociferante con él. Le preguntó: "¿Por qué en tu tradición
los hombres pueden fugarse de la casa y dejar a sus familias y
vivir como mendigos y las mujeres no?"».

Según contó Karthik, el director «trataba de tranquilizarla
y calmarla. Le decía que su familia la echaba de menos, que debería hacer esas cosas de una manera equilibrada y que podía
alcanzar cualquier estado que buscara —Dios, desde luego, la
iba a bendecir—, pero tampoco hacía falta llegar a un extremo».
Al terminar la conversación, y siguiendo la costumbre, Bapu
juntó las palmas y se arrodilló a los pies del monje.

Pero el encuentro la había dejado insatisfecha. «Para el
alma que ha encontrado a dios no existen los géneros», escribió en su diario.

Cuando volvió a su casa, su familia quedó horrorizada
por la cabeza afeitada. Bhargavi dijo: «Todavía recuerdo a mi
tía gritando: "*Paithiyam!*"», la palabra tamil para «demente».

Bhargavi y Karthik tenían la sensación de que su casa estaba
infestada de apariciones. Los fenómenos extraños se convirtieron en una rutina: alguien divisó a una enorme criatura de
aspecto felino bajando de un árbol con la cabeza levantada
hacia arriba. Karthik vio chispas de luz que entraban en la
casa y rebotaban en las paredes, dejando manchas de hollín.
Bhargavi evitaba el tamarindo que estaba detrás de la casa
porque se decía que había un fantasma que capturaba a quie-

nes caminaban debajo de sus ramas. Ella misma vio a mujeres ataviadas con saris rojos que rondaban las habitaciones de la parte trasera de la casa.

La familia se preguntaba si el padre de Bapu debería haber hecho caso al sacerdote que le había advertido de que no adquiriera esa propiedad. Dos décadas más tarde, la exhortación de aquel sacerdote parecía haber adquirido una cualidad profética. Rajamani decidió invitar a tres monjes de Kerala, un estado de vegetación exuberante situado en la costa sudoeste de la India, a que la visitaran. Eran expertos en un modo de adivinación exclusivo de Kerala. Interrogaban a la familia, reuniendo información, y señalaban presagios positivos y negativos a medida que la gente hablaba: el tañido de una campana era bueno; el sonido de un búho o un cuervo era malo. Arrojaban unos pequeños caracoles sobre una tabla de signos y, basándose en dónde caían, proponían teorías sobre los infortunios de la casa.

Después de tres días, los sacerdotes llegaron a la conclusión de que la casa estaba habitada por un Brahma Rakshasa, el espíritu de un erudito brahmán que casi había alcanzado un estado de iluminación antes de morir, suicidándose, según sugerían los sacerdotes. Ahora su espíritu rondaba las inmediaciones del lugar de su muerte y se había apoderado de la mente de Bapu.

Bapu rechazó esa historia, así como había desestimado el relato sobre su vida impuesto por los psiquiatras. «Decir que esto se debe a un Brahma Rakshasa es una estupidez», escribió. «Es solo con las bendiciones de dios que las canciones y oraciones salen de mí fluyendo como agua».

Pero sus parientes políticos sí quedaron convencidos por esa explicación. N. Balakrishnan, su cuñado, me dijo que Bapu «era una señora pequeña, una señora débil, y el hombre que entró en ella debía de ser fuerte». Su esposa, Prema, añadió: «Creemos que debe de haber entrado en su alma y hacerle escribir esos poemas. Era su obra inconclusa».

Bapu adoptó nuevas estrategias para cubrir sus huellas. En lugar de dirigirse inmediatamente a la estación de tren, permanecía algunos días en Chennai, durmiendo en los templos locales o en los andenes ferroviarios. «No pido una cama», escribió. «No pido un hogar. No pido hijos cariñosos. ¡No deseo ni un hogar ni un país!».

Su destino favorito era Guruvayur, uno de los templos más famosos de Kerala. El santuario interior estaba rodeado de hileras de copas de latón con velas que se encendían todas las noches. En el exterior había elefantes y varios salones de techos rojos. El templo brindaba un lugar seguro para que las personas vulnerables y aisladas hallaran compañía, incluso una sensación de hermandad. En sus terrenos nadie les reprochaba la ferocidad de su devoción. Si rezaban de maneras extrañas o erráticas, contorsionándose en el pasaje principal del templo, la gente los esquivaba en silencio. Cada día los sacerdotes hacían ofrendas de comida recién preparada a los dioses y luego llevaban a los devotos las sobras, arroz y en ocasiones pudin dulce, en una taza hecha de hojas secas. La comida se llamaba *prasadam*, una palabra en sánscrito que significa «gracia».

Bapu dormía en una plataforma, una especie de banqueta elevada, que estaba justo delante del templo. Pasaba los días cantando canciones «que derretían el corazón» junto a otros devotos y rezando. «Es muy evidente que la distancia entre el Señor y esta individua disminuye constantemente», escribió. Un día que estaba charlando con otro devoto, sintió que Krishna la abrazaba. «Si menciono todo esto», escribió, «todos pensarán en mandarme directamente al hospital Kilpauk», el nosocomio psiquiátrico fundado por los británicos. «Pero sucedió de verdad. ¡No es una mentira!».

En su diario, se reprendía a sí misma por desear comida; su hambre era prueba de que su ego no podía controlarse del todo. Como la anoréxica que se vuelve adicta a la sensación que causa el hambre, Bapu sentía que había adquirido un mayor discernimiento, logro que expresaba tanto como superioridad como autoabnegación. En su próxima vida, escribió, deseaba ser un perro vagabundeando alrededor del templo de Guruvayur, o una vaca que jalara carruajes en el mismo lugar.

Los *Upanishads*, una colección de textos fundacionales del hinduismo, describen a la persona que ha alcanzado la trascendencia como alguien que ha perdido toda individualidad; es como un terrón de sal en agua, disolviéndose. Bapu sentía que podría llegar a un estado similar si lograba librarse del anhelo por sus hijos. «Del amor por un hijo no se salva nadie», escribió. «Eso solo lo sabe una madre». «¡Queridos míos!», añadía. «¿Es un error haberlos abandonado? ¡No me fui de su patio de juegos y vine por voluntad propia!». Era obra de los dioses, decía. «Pero la culpa es mía».

Cuando Chellammal se enteró de cómo vivía su hija —en ocasiones Bapu mandaba cartas—, consiguió que se mudara a una habitación pequeña del Elite Lodge, un hotel para peregrinos a corta distancia a pie del templo de Guruvayur. La habitación de Bapu estaba en el primer piso, debajo del hueco de una escalera. Apenas tenía espacio para acostarse en el suelo.

Bapu escribía en cualquier trozo de papel que encontrara: calendarios, el reverso de periódicos y fotos viejas, así como en varios cuadernos, cada uno de casi cuatrocientas páginas. Cuando reflexionaba sobre sus dudas, su caligrafía era simétrica, pero se volvía descuidada y salvaje cuando escribía sobre Krishna. A uno de los cuadernos le puso el título de «Mohana Ramayana», una referencia al poema épico en sánscrito *Ramayana*. *Mohana* significa «encantador» en tamil, pero en sánscrito significa «mentalmente confuso». Tal vez Bapu era consciente de cómo otra persona podría ver su proyecto: como la crónica de una mente inestable.

En sus diarios, Bapu se refiere a sí misma como una loca o lunática en más de una docena de ocasiones, pero solo a veces con desesperación. Veía su alienación de la sociedad como prueba de su *insight*. Había llegado a sentir su mundo interior como más sustancioso que la realidad a la que estaba atada su familia. Los santos a los que admiraba también habían roto sus lazos con sus familias y habían dedicado su vida a fenómenos que otros no podían ver ni tocar. Ramakrishna, un místico del siglo XIX, decía a sus devotos que la locura era una señal de devoción y que jamás debían burlarse de ella. «Un conocedor perfecto de Dios y un perfecto idiota presentan las mismas señales externas», escribió. El poeta hindú y santo del siglo XVIII Ramprasad prometía que «en el cielo hay una feria de lunáticos».

*   *   *   *   *

Un hombre con esquizofrenia llamado Thomas, con quien me escribí durante años, me dijo una vez que había intentado cultivar una suerte de «genio para el sinhogarismo». A principios de los 2000 vivió en las calles de Chicago. «Podía sobrevivir incluso en épocas de frío con un sentido casi salvaje de lo que tenía que hacer», me escribió. Suponía que, si meditaba lo suficiente, encontraría el modo de hacer que el sinhogarismo fuera empoderante. «Como lo que hacen los budistas», dijo. «Caminar meditando, sin hogar ni posesiones. Son capaces de llenar su vida de significado por fuera de las convenciones normales de propiedad». Pero tampoco podía desviar totalmente su atención de la realidad que padecía. «El hecho de no haber podido lograr eso conmigo mismo fue una de las cosas que me demostraron que tenía una enfermedad», escribió.

Los parámetros con los que Bapu evaluaba su propio estado de ánimo eran más opacos, porque se basaba en una tradición rica que proporcionaba propósito y estructura a su angustia. Estudiaba las vidas de los místicos y entendía que sus historias no tenían que ver con buscar a Dios y luego encontrarlo triunfalmente. A veces su convicción flaqueaba. Se lamentaban por haberlo dejado todo por una visión, una experiencia de unidad con lo divino, que nunca podían alcanzar. Mirabai, la santa favorita de Bapu, había dramatizado ese estado mental, explicando que estaba «privada de la visión de los seres amados», que era «un alma solitaria y perdida» que estaba «triste a cada momento del día».

Bapu había rechazado la idea de que su trayectoria pudiera explicarse como una enfermedad mental, pero los relatos que definían a Mirabai y otros santos también podían verse como autorrealizados y crónicos. Bapu decía que las piernas le dolían de tanto correr detrás de Krishna, persiguiéndolo constantemente. Se sentía como «una fruta que jamás madurará», un «saco hueco», un «árbol muerto», un «gusano desafortunado», una «casa abandonada». Pero también se preguntaba: «¿Esta dificultad a la que me enfrento es la lección de la entrega total?».

En algún momento de mediados de los setenta —Bapu no fechó esas entradas en su diario—, se le prohibió que participara de un festival religioso que estaba celebrando su gurú, Nambudiri, una recitación de siete días del *Bhagavata Purana*, un texto sagrado. Ella suponía que su gurú estaba «asqueado conmigo porque soy pobre». La primera vez que se habían visto, ella era una mujer elegante y acaudalada que vestía saris de seda y a quien llevaban a los templos en coches occidentales. Ocho años más tarde, buscaba comida hurgando en el montón de composta que estaba detrás del templo.

«Las promesas que me has hecho... ¿se han convertido en un engaño?», escribió a Krishna. «¿Por qué abandoné a todos mis parientes queridos y acudí a ti?».

La complejidad de los primeros poemas de Bapu dio paso a un estilo llano y quejoso. A veces cuesta distinguir si está dirigiendo sus preguntas a Krishna, su esposo o su gurú; su atención salta entre los tres hombres en torno a los cuales ha estructurado su vida. «¿Pensaste que yo era una mujer fea y vieja?», preguntaba. «¿Es por eso por lo que me has olvidado y abandonado?».

Una noche de 1978, Peter Fernandez, el psiquiatra que había atendido a Bapu en su clínica de Chennai, condujo unos seiscientos cincuenta kilómetros hasta Guruvayur. A petición de la madre de Bapu, se presentó acompañado de dos asistentes en el Elite Lodge y abrió la puerta de la habitación de Bapu. «Estaba fea», me dijo Fernandez. «Vivía como una bruja y tenía el aspecto de una bruja». Fernandez le dio a Bapu una inyección de Valium y la subió a su coche.

—¿Estaba asustada? —le pregunté.

—Nunca nos molestamos en fijarnos si los esquizofrénicos están asustados —respondió él—. El que estaba asustado era yo. Ella ni siquiera podía razonar —continuó—. Su pensamiento era ilógico. No puede ser una persona normal. —La llevó a una clínica privada de Chennai, donde la ingresaron contra su voluntad—. En mis cincuenta años de servicio, es uno de los peores casos de esquizofrenia que he visto —dijo.

La filósofa Miranda Fricke describe una especie de desigualdad llamada «injusticia epistémica», que consiste en un «perjuicio hecho a alguien específicamente en su calidad de conocedor». En el hospital no trataron a Bapu como una testigo creíble de sus propias experiencias, no solo por su condición de paciente, sino basándose en concepciones coloniales sobre la irracionalidad de las religiones indias. Cuando los pacientes se visitan con Fernandez, quien actualmente dirige un hospital diferente en el que residen cincuenta pacientes esquizofrénicos, suelen llevar amuletos en las muñecas o en el cuello. Pero como el propio Fernandez, un católico devoto, me contó, «les quito los amuletos cuando llegan», práctica que viene repitiendo desde hace décadas. En un cajón de su escritorio tiene una bolsa de plástico llena de los talismanes de sus pacientes, en su mayoría cilindros de plata que contienen un pedacito de papel u hoja de palma inscritos con versos que se supone que deben protegerlos. El hecho de que sus pacientes estén enfermos, me aseguró, es prueba de que esos hechizos no han funcionado.

Bapu permaneció en el hospital de Fernandez varias semanas. Se quedaba cerca de las ventanas y entonaba cánticos devocionales a alto volumen. Formada en la música carnática india, un género desarrollado alrededor del siglo xv, tenía una voz hermosa y melodiosa. Cuando el personal le pedía que guardara silencio —estaba molestando a otros pacientes, decían—, cantaba en voz más alta. Fernandez la describía como «una mujer muy insistente, muy complicada».

Karthik, que entonces tenía catorce años, la visitaba con frecuencia. Una vez, llegó justo cuando estaban sacando a su madre de su habitación en una camilla. Karthik la siguió y vio cómo la metían en una sala pequeña con una máquina que administraba descargas electroconvulsivas. La observó a través de la ventanita de la puerta.

En esa época, la terapia electroconvulsiva, o TEC, era el tratamiento habitual en la India para los pacientes psiquiátricos, independientemente de su diagnóstico. (En Estados Unidos y Europa era más común que se limitara a los que padecían depresión severa). Al parecer, ese procedimiento, que provoca una convulsión breve, estimula la liberación de hormonas por parte del hipotálamo y la glándula pituitaria, pero nunca se ha llegado a comprender del todo el efecto preciso que tiene sobre el cerebro. En aquel entonces, en la India había menos de dos mil psiquiatras para quinientos millones de personas y el TEC podía administrarse a docenas de pacientes en una hora, muchas veces sin anestesia ni relajantes musculares. Fernandez me comentó que a finales de los sesenta administraba terapia electroconvulsiva a unos cincuenta pacientes al día. «Yo tenía treinta y cinco años y estaba lleno de energía», me dijo. «Los chicos le sujetaban los brazos al paciente», continuó, luego apretó los dientes e imitó el sonido de la máquina. «Zic, zic», exclamó alegremente.

Karthik vio cómo dos asistentes metían un pedazo de madera en la boca de su madre, para impedirle que se mordiera la lengua, y le aplicaban una corriente eléctrica en la cabeza. Karthik oyó un zumbido amortiguado. El cuerpo de su madre se sacudió espasmódicamente. De inmediato, Karthik empezó a llorar.

Una vez que llevaron a Bapu de vuelta a su propia habitación, abrió los ojos y vio que su hijo estaba angustiado. Según contó Karthik, su madre le dijo: «No te preocupes. Estas cosas solo me harán más fuerte». Karthik llegó a la conclusión de que el procedimiento era «apenas un eco muy lejano, no un sonido al que ella estuviera prestando atención. Ya se había rendido y nada la tocaba físicamente».

Cuando le dieron el alta en la clínica, Bapu «se largó de la ciudad», dijo Karthik. «Nadie conocía su paradero». Karthik llamó al Elite Lodge para averiguar si Bapu había regresado a Guruvayur. Sus pertenencias seguían en su habitación, pero nadie la había visto y ella no había dejado ninguna dirección para que le enviaran la correspondencia. Karthik explicó que, durante mucho tiempo, su madre «se debatió entre estas dos fuerzas, la atracción de la familia y la atracción de lo divino, pero, a partir de ese momento, siguió un camino recto».

Karthik se había acostumbrado a que la gente informara de haber visto a su madre en sus templos favoritos, pero los meses pasaban sin noticias. Culpaba a su abuela por haber organizado lo que era, en esencia, el secuestro de su madre. «Eso lo precipitó todo», dijo. «Ella perdió la poca fe que le quedaba en su gente. Si hubiera tenido el más mínimo apoyo, su vida habría sido distinta». (El doctor Fernandez, que ahora tiene ochenta y nueve años, discrepa y afirma que, después de que él tratara a Bapu, «se volvió perfectamente normal. Cuando se fue, estaba muy feliz, la familia estaba muy feliz, la familia me lo agradeció», pero también reconoce que jamás hizo un seguimiento del caso).

Cuando ya había pasado un año desde la partida de Bapu, su familia dejó de mencionarla. A esas alturas, Bhargavi y Karthik estaban en el bachillerato. «Creo que ninguno de nosotros tenía las palabras para hablar de ello», dijo Bhargavi. «Estaba la culpa de que viviéramos en su casa mientras ella podía estar viviendo en la calle. ¿Quién la alimentaba? ¿Quién le daba ropa? ¿Alguien la violó? Esas preguntas jamás me han abandonado». En su tiempo libre, Bhargavi escribía poemas melancólicos: «Al parecer / la eternidad es finita / espera / sobre un recuerdo podrido».

Karthik dijo que, a medida que fue pasando el tiempo, «era casi como si ella no existiera». En una ocasión oyó que su padre y sus tíos decían que Bapu estaba muerta.

Empezó a usar la cámara de su padre para hacer fotos de sus primos así como de aves, plantas exóticas y serpientes. Para ahorrar dinero, pocas veces imprimía las fotos; en cambio, pagaba una rupia a un hombre para que las revelara y luego proyectaba las imágenes en la pared de noche. A veces hacía tomas a pesar de que no tenía rollo en la cámara. «No creo que tuviera muchos pensamientos salvo esa necesidad de hacer fotos compulsivamente», dijo Bhargavi. «Era el hecho central de su vida». Bhargavi suponía que la fotografía era el modo que tenía su hermano de mantener la distancia, de «vivir en el balcón, solo observando».

Bhargavi tenía su propia forma de distanciamiento. Después de graduarse del bachillerato, estudió filosofía en una universidad de Chennai. Lo que la atraía de esa disciplina era que «me aislaba de mis emociones y mi yo interior», explicó. Rechazó su «infancia embrujada», como la describió, volviéndose atea. «En mi casa llovían dioses, en cada recoveco y en cada rincón, y yo los odiaba». Se acercó a filósofos europeos como Habermas, Sartre y Camus. «Me enfrenté a mis problemas convirtiéndome en una racionalista completa», me dijo. «Lo que oigo, lo que huelo, lo que toco, son las únicas cosas ciertas».

*   *   *   *   *

Srirangam, una ciudad templo con alrededor de cincuenta santuarios, descansa sobre un islote formado por dos ríos en el sudeste de la India. Se cree que ese templo es el lugar natal de Andal, una mística y poeta del siglo IX sobre la que Bapu escribió un libro. La mayoría de las páginas del libro, que jamás se ha publicado, se han perdido. Solo quedan unas pocas frases: «Si pensamos en nuestra Andal», escribió Bapu, «¿no se derretirán como la nieve todas las enfermedades que importunan el cuerpo?».

Andal es célebre no solo por su devoción por Krishna, sino por su determinación de casarse realmente con él. «Tan grande es mi deseo / de unirme con el señor», escribió, «que la emoción me ahoga el aliento». Un día, Andal se vistió como una novia, entró en el templo de Srirangam y abrazó los pies del ídolo, Ranganatha, una encarnación del dios Visnú, del que Krishna es un avatar. Luego desapareció y jamás se le volvió a ver. La unión se celebró como la fusión definitiva entre un devoto con Dios.

«¿Yo soy Andal?», se preguntaba Bapu en su diario. «Oh, Señor, respóndeme de inmediato».

En 1982, una de las amigas más antiguas de Bapu y excompañera de clase vio a una mujer que se parecía a Bapu en la calle que daba al templo principal de Srirangam. Habían pasado más de cinco años desde la última vez que su familia había tenido noticias de ella. La compañera de clase observó que la mujer, que formaba parte de un grupo de personas que mendigaban comida, llevaba un sari roto y estaba demacrada. La compañera de clase siguió su camino, pero más tarde llamó a la madre de Bapu. Cuando Karthik supo del avistamiento, se trasladó en taxi hasta Srirangam, a trescientos veinte kilómetros de distancia. «Divisé a mi madre inmediatamente», me contó. Bapu estaba sentada en la orilla de una calle atestada de camionetas de turistas, taxis, vendedores de comida y cientos de personas que se dirigían al templo.

Vivía con un grupo de mujeres en un *choultry*, un salón para peregrinos sin camas ni agua corriente, cerca del templo. Tenía el cabello grasiento y nudoso y llagas en el cuerpo. Karthik le explico quién era y algunas de las mujeres instaron a Bapu a que se fuera con él a su casa. Karthik contó que, cuando se le acercó, «parecía ida. El pasado se había ido».

El corazón de Karthik latía con fuerza mientras condujo a su madre al taxi. «Era la misma tensión de la infancia», contó. «¿Cómo la voy a llevar de regreso? ¿Mi padre la dejará entrar?». Bapu estaba tan débil que casi no podía hablar. Karthik la tendió sobre el asiento trasero del coche. «En cierta manera parecía acordarse de mí... en cierta manera», relató él. «Entonces algo se agitó en su interior y me dijo: "Qué alto estás"».

Bhargavi dramatizó el regreso a casa de su madre en una obra autobiográfica titulada *La fugitiva*. «Tiene la blusa mal cosida, suelta y le cuelga impúdicamente», escribió. «Está ensimismada, sonriendo para sus adentros, a veces deja escapar alguna risita inhibida, tapándose la boca con la mano y mirando a los demás para ver si se han dado cuenta». Su esposo no puede tolerarla. «¿Por qué no hace algo con mi esposa?», le dice a un psiquiatra. «Auméntele la dosis o algo». De todas maneras, hay ocasiones en las que duda de que esté enferma. «Su locura no es más que una fachada detrás de la que se esconde», dice, «para poder hacer lo que quiera y vivir como se le antoje».

Karthik y Bhargavi, que en ese momento vivían los dos en la casa familiar y asistían a la universidad en Chennai, encontraron a un nuevo psiquiatra para su madre, que estaba dispuesto a visitarla en el hogar y hablar con toda la familia. «Fue como un soplo de aire fresco», dijo Bhargavi. «No se limitaba a mirarla y decir: "Esquizofrenia; aquí tienes unas pastillas", para luego irse». Le recetó medicamentos antipsicóticos, pero también le dijo a la familia que Bapu se sentía aislada y los alentó a que hablaran con ella sobre sus experiencias en los templos de sanación. A Bhargavi le costaba cumplir con su papel en esas conversaciones. «Creo que no estaba lista para escuchar», me explicó. Cuando su madre hablaba de su relación con los dioses, «me sentía como si me ahogara, como si alguien estuviera estrangulándome», dijo.

Después de cuatro años de vivir con su madre, Bhargavi se fue de la casa y se mudó a Bombay para obtener un doctorado en Filosofía en el Instituto Indio de Tecnología, donde se centró en el problema de cómo sabemos lo que sostenemos saber sobre el comportamiento humano, dónde trazar la línea de separación entre el conocimiento y la creencia. En su disertación, escribió: «Queremos saber si el conocimiento sintético relativo a la mente humana [...] es posible». Se preguntaba «si la búsqueda de una racionalidad científica, especialmente en términos de leyes causales, representa una amenaza para la autonomía» y cómo hacer «que esa ciencia responda a las necesidades de una sociedad».

En otro artículo, abogaba por un restablecimiento de la tradición fenomenológica a la que había pertenecido Roland Kuhn. «Una "depresiva" no se limita a representar los síntomas», escribió. «Experimenta el mundo de manera diferente. Utiliza el lenguaje de manera diferente. Experimenta las emociones de manera diferente». Al desestimar esas clases de experiencias —el «residuo no clasificado», según las llamaba William James—, los médicos se arriesgan a malinterpretar por qué la enfermedad mental puede ser tan aislante, alterando la vida de la gente de maneras que se pueden captar solo a través de los síntomas. «Estas experiencias de mala salud determinan el modo en que miramos el mundo y a nosotros mismos», escribió Bhargavi. La vida de los que padecen enfermedades mentales ha sido borrada de los registros públicos, continuaba, pero «en la escritura de la historia y de las historias personales, nos hacemos presentes».

Mientras Bhargavi estaba estudiando lejos, a Karthik le presentaron a una esbelta mujer de veinte años llamada Nandini como novia potencial. Nandini sabía que Karthik, que trabajaba como fotógrafa industrial, tenía una historia familiar mancillada, pero también sus propias perspectivas de ser aceptada eran complicadas. Nunca había aprendido a cocinar o lavar la ropa, su hermano padecía enfermedades crónicas y su familia no podía permitirse una dote. La primera vez que Nandini visitó la casa de Karthik, Bapu estaba sentada sobre el parapeto de piedra de la galería. «Tenía una cara tan aniñada, cercana y fácil», dijo Nandini. «Me preguntó: "¿Te caigo bien? ¿Quieres venir a vivir con nosotros? ¿Te gusta mi hijo?". Yo me sentí muy conmovida. Nadie hace esas preguntas. Ni siquiera Karthik me las hizo».

Se casaron en el estudio fotográfico de Karthik. Nandini se mudó a la casa de Bapu y se convirtió en una especie de enfermera de facto, cuidando a Bapu sin juzgarla. Los antipsicóticos que Bapu había rechazado en el entorno del hospital los aceptaba cuando se los entregaba Nandini y daba la impresión de que esas pastillas la volvían menos inquieta e inflexible. Aunque seguía escribiendo canciones y poemas devocionales, ya no los dirigía a Krishna. «Sabía que su devoción por Krishna la separaba de la familia, y no quería hacer eso», me contó Nandini. En cambio, le escribía a Murugan, el dios de la guerra en el hinduismo. Tenía artritis en las manos, por lo que sus palabras las transcribía Nandini. Siguiendo las indicaciones de Bapu, Nandini enviaba los poemas a las autoridades de los templos en los que Bapu había vivido. «A veces las cartas se devolvían sin abrir, pero yo respetaba sus sentimientos y seguía escribiendo y escribiendo», dijo Nandini.

Después de años de considerarse rechazada por sus parientes políticos, parecía que Bapu se sentía animada por la presencia constante de su nuera, su nueva cuidadora, sus «ojos, manos y piernas», según las palabras de Karthik. Empezaron a tratarse mutuamente de mejores amigas. «Karthik se iba al trabajo y mi vida transcurría con ella», explicó Nandini. A veces, Karthik le preguntaba a su madre si quería volver a Guruvayur, pero ella respondía «no deseo estar en ningún otro lugar». Al consagrarse a un nuevo dios, al que describía como menos seductor que Krishna, parecía haber encontrado la manera de mantener su identidad espiritual sin quedarse sola.

Entre los vecinos corría el rumor que Bapu poseía poderes curativos. Se decía que, si le tocaba la frente a un bebé enfermo, se le iba la fiebre. Las madres del barrio acudían a pedirle consejo si sus hijos tenían problemas en la escuela. Los pescadores que trabajaban en el golfo de Bengala, a un kilómetro y medio de distancia, le pedían que rezara por sus hijos cuando estaban enfermos. Bapu se sentaba en una silla de la galería con una pierna colgando hacia abajo y la otra doblada, con la planta del pie tocando la parte interior del muslo, una postura adoptada por las diosas hinduistas. «Las señoras del barrio pensaban que era una santa, igual que Mirabai», decía su sobrino Shyam.

Rajamani, el esposo de Bapu, no se opuso al nuevo papel de su esposa en la comunidad. Tenía un trastorno ocular congénito y estaba quedándose ciego. «Creo que tal vez su incapacidad le generó algunas sensibilidades nuevas», dijo Bhargavi. «Al final, mi padre se sometió a la manera de ser de ella».

Doce años después del regreso de Bapu al hogar, Rajamani murió de malaria a los sesenta y dos años. Cuando Karthik le contó a su madre que su esposo había muerto, ella dijo: «Tuvo un buen final». Nada más.

Después de la muerte de su padre, Bhargavi volvió a su casa para dar a luz a su primera hija. Se había casado con un compañero de estudios y su bebé, una niña, nació con una discapacidad a causa de una lesión medular. La bebé pasaba la mayor parte de sus horas de vigilia llorando. Después de casi medio año, murió en brazos de Bhargavi. «Mi hija me transmitió todo el drama del sufrimiento humano en unos seis meses», dijo Bhargavi.

Karthik pensaba que la casa era culpable de la tragedia. Dos sacerdotes diferentes, con dos décadas de diferencia, habían declarado que no era adecuada para una familia. Muchas veces Karthik oía ruidos extraños por las noches y en ocasiones salía con una linterna en busca del origen. Le había aterrado la posibilidad de que Bhargavi diera a luz en esa casa, pero, según sus propias palabras, «¿Quién soy yo para decirle "Por favor, no entres en tu casa"?». De todas maneras, Bhargavi no discrepaba con esa idea: «Los estragos a los que nos enfrentamos en esa casa... Solo un espíritu maligno puede explicar lo que nos sucedió».

A ambos lados de la propiedad había dos pesadas lámparas de hierro. Una mañana, Karthik salió con su pastor alemán y descubrió que las lámparas estaban torcidas, como si las hubiera sacudido una gran fuerza. Encargó a un electricista que instalara unas lámparas nuevas. A la mañana siguiente, también estaban destruidas. Las hizo reparar y semanas más tarde sucedió lo mismo. Poco después, encontró al pastor alemán muerto en un charco de sangre.

«Salí y me compré un mazo; un mazo realmente enorme», contó Karthik. Se dirigió a la esquina nordeste de la propiedad, el área en la que, según los sacerdotes de Kerala, residía el fantasma del erudito que se había suicidado. Se detuvo cerca de un tejado lleno de herramientas de construcción y cacharros. «Tenía todas esas historias sobre nuestra casa encantada flotando en la cabeza», dijo. «Destruí casi cien metros cuadrados del tejado». Mientras golpeaba la madera con el mazo, gritaba: «¡Sal! ¡Muéstrate!».

Pero las sombras seguían rondando su casa. Unos meses más tarde, Bapu le dijo a Karthik: «Se acerca mi fin». Poco después, sufrió un derrame cerebral y entró en coma. Los parientes políticos de Bapu fueron a verla al hospital, pero Bhargavi se negó a dejarlos entrar en la habitación de su madre. Les dijo que ya le habían causado bastante daño. «No me había dado cuenta de lo enojada que estaba», contó Bhargavi. «No se me conoce por mi ira. Pero me quedé allí, diciéndoles: "No, no van a entrar". Les prohibí físicamente que la vieran». Era poco lo que los médicos podían hacer, así que Karthik se llevó a Bapu a su casa. Un día más tarde, la sacó a la galería de la casa para que sintiera la brisa del océano. «Puse su cabeza sobre mis piernas y, mientras estaba acariciándole el cabello, dejó de respirar», dijo. «Eso fue todo. Fue muy tranquilo».

El día de la cremación de Bapu se reunieron delante de la casa obreros de la construcción, jardineros de la zona y pescadores. La consideraban una especie de gurú informal y habían venido a despedirse. Mientras la llevaban al campo de cremación sobre una camilla hecha de bambú y hojas de palmera, la gente a la que ella había bendecido la seguía detrás. En su diario había dejado instrucciones para sus ritos fúnebres junto con una nota para sus hijos. «La vestimenta que llamamos "este cuerpo" le ha llegado a una persona como niña, a otra como esposa, a otra como madre, a otra como una enemiga y a algunas como una amiga, y perece por completo», decían sus palabras. «¿Por qué debemos entristecernos? Es el destino del mundo».

Tras las muertes de su hija y sus padres, Bhargavi pasó «a otro plano y otra órbita», dijo. Vivía en Hyderabad, donde trabajaba su esposo, y no salía casi nunca de la casa. Pasaba el tiempo en el «devorador universo de la nada», según sus propias palabras. Con frecuencia, imaginaba su propia muerte. En algunas ocasiones se sentía tan violenta que sacaba platos de la alacena y los hacía trizas contra el suelo. Su matrimonio fue deteriorándose. Como escribió más tarde, se daba cuenta de que con una enfermedad mental se tiene «la sensación de no encajar bien con uno mismo, de no encajar en absoluto con uno mismo, de no poseer ni tu cuerpo ni tus pensamientos. Pierdes la sensación de ser capaz de predecir cómo eres».

Se unió a un grupo de meditación budista para intentar superar su ira. Según los relatos biográficos, Buda atravesó un periodo depresivo, experiencia que convirtió en una piedra angular de sus enseñanzas: *sabbam dukkham*, el dolor de estar vivo. En una de esas historias, una madre enloquece tras la muerte de su bebé y le pide a Buda una medicina que lo reviva. Buda accede con una condición: la madre debe procurarse un grano de mostaza, una especia india barata, de alguna familia en la que no haya muerto nadie. Ella, eufórica, comienza a golpear puertas. Pero, al final del día, se da cuenta de que no hay ninguna casa sin muertes y termina viendo su angustia como parte de un problema universal de la existencia. Se consuela generalizando su desesperación, pasándola de ella al mundo.

Bhargavi empezó a sentir una especie de libertad en su cercanía con la muerte. Tomó una serie de decisiones. Se unió a un grupo de lectura feminista, se cortó el cabello, cambió su manera de caminar. Finalmente, después de tener una segunda hija, se divorció. «Perdí la delicadeza», dijo. «Me volví más sincera y aguda». Cayó en la cuenta de que había intenciones y emociones ocultas que «salían de mí cada vez que hablaba». Incluso consideraba que su disertación, un análisis de la diferencia entre lo que llamaba «una ciencia "humana" y una ciencia "buena"», en realidad trataba fundamentalmente sobre su madre. Decía que «he cargado a mi madre a la espalda durante décadas, como un cántico». Le preocupaba que, si no cambiaba su manera de vivir, se distanciaría de su segunda hija. «La historia va a repetirse», decía.

Pasó a ir cada día a una biblioteca de Hyderabad, donde leía sobre los derechos de las mujeres y la historia de la psiquiatría. Terminó creyendo que el movimiento feminista de la India entendía las causas de las angustias de las mujeres más que buena parte de la psiquiatría. Los trastornos tradicionales de la vida de una mujer —los cambios que se le exigen a las novias jóvenes, que deben adaptarse a nuevas expectativas sexuales y sociales, o el aislamiento y la vergüenza de la viudez— conducían con frecuencia a una percepción fracturada del yo. Según contaba Bhargavi, cuando su bebé murió, sus parientes políticos le dijeron: «No hagas duelo por una hija que se ha ido con Dios». «Ni siquiera podía llorar», contaba ella. «Solo debía esperar al siguiente». Se daba cuenta de que «lo había individualizado todo. Era "mi padre es malo, mis parientes políticos son malos, la casa es mala". Cuando me pasé al feminismo, entendí que mi padre no debería haber hecho las cosas que hizo, pero que eso formaba parte del panorama más amplio de todas las cosas que había absorbido al crecer».

En 2001, un refugio para enfermos mentales de Erwadi, una aldea en el sur de la India, se incendió. El refugio estaba cerca de un altar sanador sufí que tenía la reputación de curar trastornos mentales. De noche, la gente que vivía en el refugio dormía atada a postes y árboles. Las llamas se propagaron velozmente y murieron veinticinco personas. «Algunos estaban sentados, con los brazos inmovilizados, como muñecas de plástico», informó *The New York Times*. «Era imposible identificar los cadáveres».

El incendio dio lugar a restricciones sin precedentes en los métodos indígenas de curación. El Tribunal Supremo de la India estipuló que los pacientes de enfermedades mentales debían «canalizarse a médicos, no a lugares religiosos». Quince hogares para enfermos mentales cerca de Erwadi se cerraron y a más de ciento cincuenta personas que se habían refugiado en ellos las mandaron al Hospital Psiquiátrico Kilpauk, donde Bapu había estado ingresada. Algunos periodistas siguieron a los pacientes reubicados y descubrieron que el hospital estaba deteriorado y sucio; los pacientes se encontraban aislados y abandonados, los revisaban solo cada quince días, y daba la impresión de que no había ningún protocolo para recetarles la medicación. La revista india *Frontline* llegó a la conclusión de que, para esos pacientes, «no parece haber ninguna salvación».

Un año después del incendio, unos psiquiatras del Instituto Nacional de Salud Mental y Neurociencias publicaron un artículo en el *British Medical Journal* según el cual las personas con desórdenes psicóticos mejoran de modo significativo después de alojarse en un templo hinduista de sanación, donde los residentes pasaban el día orando y encargándose de tareas ligeras. Los psiquiatras avalaban los beneficios de «un refugio de valor cultural para personas con enfermedades mentales graves», siempre que no hubiera ninguna coerción ni encierro. «Deberíamos aceptar con satisfacción —en lugar de temer un mal uso de— la evidencia de que los marcos psicofarmacológicos y neurofisiológicos no son los únicos pertinentes para una práctica psiquiátrica eficaz», escribieron.

Aunque los investigadores advertían de que sus hallazgos no debían extrapolarse a todos los templos de sanación, el estudio fue recibido con indignación por algunos psiquiatras. En una carta a la publicación, un médico de un hospital de Kerala escribió: «Me horroriza que un equipo de psiquiatras eminentes en esta era de medicina basada en la evidencia pueda siquiera pensar en plantear un estudio como este». Y advertía de que «¡Ahora los curadores espirituales pueden citar el *British Medical Journal*!».

Bhargavi siguió el debate atentamente. En 1999, se había mudado con su hija a Pune, una ciudad del oeste de la India con uno de los hospitales psiquiátricos más grandes de Asia. Su deseo de ampliar su labor más allá del ámbito académico la había hecho crear una organización de salud mental sin ánimo de lucro llamada Fundación Bapu. Sentía que había pasado la vida observando pasivamente. «No estaba bien», dijo. «No debía ser espectadora ocasional de todo. Debía tener alguna postura moral».

La Fundación Bapu proporcionaba la clase de orientación que Bhargavi pensaba que podría haber ayudado a su propia familia. Los terapeutas que allí trabajaban ayudaban a las familias a hallar una explicación —o múltiples explicaciones— que resonaran con sus propias experiencias de la enfermedad, en lugar de utilizar lenguajes que parecían haber sido diseñados para un modelo diferente del yo. Con frecuencia, ello implicaba reconocer no solo un mal funcionamiento del cerebro, sino una ruptura en el sentido de identidad espiritual de la persona.

Bhargavi y los consejeros que ella contrataba recorrían los barrios marginales de toda Pune y llamaban a las puertas en busca de personas que estuvieran padeciendo angustias psicológicas. Hablaban no solo con la persona que estaba atravesando dificultades, sino también con sus familiares y vecinos, manteniendo conversaciones en entornos informales, en la casa de la gente o en la calle, y utilizando su propio dialecto. «El tan cacareado "estigma" que rodea a los enfermos mentales es, en un nivel fundamental, un problema relacionado con la falta de un lenguaje corriente y existencial para hablar de los trastornos de la mente», escribió.

Los terapeutas canalizaban a médicos a aquellos que precisaban medicación, pero también organizaban grupos de meditación, percusión y arteterapia. Evitaban categorías diagnósticas o modelos rígidos de tratamiento que pudieran disminuir el sentido de autonomía de las personas, su convicción de que podían controlar sus propios relatos. Vikram Patel, un psiquiatra indio y profesor de salud global en Harvard, ha planteado preocupaciones similares sobre los riesgos de imponer formas occidentales de describir y explicar la enfermedad a personas con orígenes e historias diferentes. Advierte de una «brecha de credibilidad entre la forma en que la psiquiatría moderna ha dividido los síntomas de la angustia mental y la forma en que la gente común en comunidades corrientes experimenta estos trastornos».

Bhargavi y su equipo recopilaron las historias de cientos de personas que habían pasado algún tiempo en templos de sanación. Escribió que los sanadores se describían a sí mismos como «médicos del alma», que ofrecían «amor maternal» a sus devotos. Los rituales curativos creaban una sensación de catarsis, propósito y conexión espiritual. «La psiquiatría y la psicología solo han descrito una pequeña parte de la conciencia humana», escribió.

Bhargavi está muy interesada en una serie de estudios realizados a lo largo de tres décadas por la Organización Mundial de la Salud que examinan el curso de las enfermedades mentales en culturas diferentes. Según esos estudios, la gente tiene más posibilidades de recuperarse de una esquizofrenia en las naciones en vías de desarrollo que en las desarrolladas. Algunos de los mejores resultados con la esquizofrenia se han producido en la India. «Si me volviera psicótico, preferiría estar en la India que en Suiza», declaró en 2006 Shekhar Saxena, exdirector del Departamento de Salud Mental y Toxicomanía de la OMS.

Circulan distintas explicaciones para los hallazgos de la OMS, ninguna de las cuales está plenamente respaldada por pruebas. Una teoría es que en la India existe una pluralidad de prácticas terapéuticas, de modo que la gente puede optar por diferentes formas de atención a la salud mental, a veces varias a la vez, y tiene flexibilidad para interpretar las crisis mentales. Otra es que tal vez las familias indias numerosas sean más solidarias con los parientes cuya productividad se ve afectada por algún trastorno mental. Pero Patel, el profesor de salud global de Harvard, cree que los estudios de la OMS no toman suficientemente en cuenta las elevadas tasas de mortalidad de personas con enfermedades mentales en países en vías de desarrollo, como tampoco los malos tratos y discriminaciones que sufren. Le preocupa que esa omisión promueva una perspectiva ingenua «y extremadamente septentrional del nativo iluminado», una repetición moderna del mito colonial de que aquellos que no se han visto expuestos a la civilización son inocentes y felices.

Bhargavi tiene dudas sobre el significado de los estudios, pero sí sabe que su madre se habría sentido menos sola si su familia hubiera visto con buenos ojos su devoción en lugar de tratar de hacerla desaparecer. «En un mundo modernizador, la devoción no es una emoción aceptable», me dijo Bhargavi. «La devoción te conduce al pozo más hondo, al hecho de que hoy estoy aquí, pero quizá mañana no me despierte. Eso es aterrador y se acerca a la locura. Pero la devoción también puede ayudarte a sentir una conexión profunda con este hecho: que yo no pedí esta vida, de modo que lo que sea que me toca es un extra».

Karthik se labró una carrera fotografiando emplazamientos industriales, como terminales de gas, torres de enfriamiento y represas. Tenía su propio laboratorio, donde desarrolló una técnica original para reproducir fotos a partir de negativos viejos. En 1988 se pusieron en contacto con él dos discípulos de Ramana Maharshi, una de las figuras religiosas más influyentes de la India moderna. Los discípulos habían recopilado casi dos mil fotografías de su gurú, fallecido en 1950, y buscaban ayuda para restaurar imágenes estropeadas por agua, manchas de hongos y arañazos.

Karthik accedió a encargarse del proyecto. Consultó a los principales químicos de la India y empezó a estudiar las fotos de Ramana. Se decía que su mera presencia —«su mirada bondadosa y su tacto suave» y su «silencio elocuente», según escribió un discípulo— daba paz a los devotos. «Hay algo en este hombre que retiene mi atención igual que un imán retiene limaduras de acero», escribió otro.

Karthik empezó a hojear las obras de Ramana, que enseñaba que no hay necesidad de llorar a nuestros padres, porque cuando una persona alcanza la iluminación entiende que no es un yo distinto y delimitado, sino que en realidad las personas que ama están con él. El «deseo de recuperar a la madre de uno en realidad es el deseo de recuperar el yo», decía Ramana. «Esto significa entregarse a la madre para que ella viva eternamente».

Karthik, que tenía un hijo pequeño, se volvió tan devoto de Ramana que solo hablar de él lo hacía llorar. Le dieron su propio despacho en el áshram, donde vivían unos cincuenta devotos. Se suponía que era para que trabajara con las fotografías. Pero algunos días se quedaba sentado en el despacho sin hacer nada.

Empezó a sentir que estaba destinado a alejarse de su familia. Cuando su hijo cumplió tres años —la edad que tenía Karthik cuando Bapu desapareció por primera vez—, le dijo al presidente del áshram: «Creo que no estoy hecho para esta vida», y decidió convertir el áshram en su nuevo hogar. «Mi corazón está aquí», dijo. El presidente llamó a Nandini para averiguar si ella aprobaba ese plan y luego informó a Karthik: «Tu esposa está más o menos de acuerdo». (Nandini me dijo que no había entendido que Karthik quería vivir en ese lugar de modo permanente).

En su primera noche en el áshram, Karthik habló con un expiloto de caza de la marina francesa, que llevaba años allí y que tenía fama de haber perdido la necesidad de comer o dormir regularmente, y le contó sus planes. «El áshram aceptaba mi punto de vista», dijo. «Nandini había aceptado mi punto de vista. Mi hijo era demasiado pequeño para saber nada. Parecía que podría conseguirlo». Pero el hombre le respondió: «Este no es tu momento. Por favor, vuelve con tu familia. Este no es tu momento». Hablaron hasta bien entrada la noche. Cuando Karthik decía que tenía sueño, el hombre se echaba a reír. «En definitiva, se estaba burlando de mí. Me decía: "no estás listo para nada, joven. ¿Qué haces aquí?"».

Karthik descubrió que era incapaz de meditar en el áshram. No hacía más que quedarse de pie y salir a caminar fuera del templo, hasta que se obligaba a volver y permanecer quieto. Pero los mismos pensamientos seguían aflorando. Imaginaba lo que Nandini y su hijo estarían haciendo en su casa en ese momento. Tenía curiosidad por saber si su hijo preguntaba por él igual que él mismo había hecho tres décadas antes. El tercer día fuera de casa, salió por las puertas del áshram. Esta vez, no se obligó a darse la vuelta. Regresó a Chennai en autobús.

Más tarde, mientras leía conversaciones transcriptas de Ramana Maharshi, encontró varios pasajes en los que Ramana desaconsejaba a los devotos que renunciaran a sus familias. «Fue como una bofetada en la cara», explicó. «Ramana no decía: "Vete al bosque y vive solo". No decía: "Ven a vivir en este templo para siempre". Lo que decía era: "Si vas a esos lugares, ten cuidado: la misma mente te seguirá donde quiera que vayas"».

* * * * *

Bhargavi vive en un departamento del séptimo piso de un edificio de Pune con un jardín en la azotea. En las mañanas despejadas, cuando está trabajando en el jardín, a veces la embarga el deseo de «dejarlo todo e irme», me contó. No quiere ver computadoras ni cocinas. Siente que tiene demasiada ropa y quiere regalarla a otras personas. Una mañana, cuando estaba en la terraza, sintió que se derretía. «Tuve unas ganas inmensas de saltar y fundirme con el cielo», dijo. «Es una sensación muy amplia y afectuosa. En ese espacio, puedes dejar que cualquier cosa entre y te ocupe. El único pensamiento que finalmente me hizo retroceder fue: tengo una hija. Y no voy a hacerle lo que hizo mi madre».

La hija de Bhargavi, Netra, que actualmente asiste a la universidad, había empezado a hacerle preguntas a su madre sobe Bapu y a grabar las respuestas en su teléfono subrepticiamente. «Lo que siempre oía cuando era pequeña era que mi abuela podía hablar con Dios y conectarse profundamente con el sufrimiento de los demás», me contó Netra. «Podía verlos tal y como eran realmente y lo que habían pasado. Es un patrón que se repite durante tres generaciones: es algo que mi madre hace y yo también soy así».

Cuando Bhargavi era más joven la habría consternado que alguien señalara similitudes entre ella y Bapu. Ella era hija de su padre, se decía: práctica, leal, responsable. Pero ahora «represento su vida, a veces conscientemente y, otras veces, no tan conscientemente», dijo. También ella había elegido un camino que la librara de un papel circunscripto en la sociedad, pero sentía que al hacerlo había abandonado a su madre, dejándola al cuidado de su cuñada. «Lavo mi culpa haciéndome pasar por su aliada», dijo, refiriéndose a la Fundación Bapu.

Bhargavi y yo empezamos a entablar correspondencia en 2015, cuando yo estaba interesada en escribir un artículo sobre la obra de la Fundación Bapu. Pero luego me dijo que un día, mientras estaba trabajando en el jardín de su terraza, tuvo una epifanía: yo tenía que escribir sobre su madre y no sobre ella. «Siento que "lo verdadero" es la historia de mi mamá», me escribió en un e-mail. «Me encantaría dejarlo como un legado para mi hija y para el mundo».

Pocos días después de proponerme esa idea, Bhargavi empezó a leer los diarios de su madre. Durante doce años, desde que Nandini los había descubierto en un armario de la casa de Bapu, Bhargavi había guardado los escritos de su madre en su departamento, sin leerlos. Los había hojeado algunas veces, pero incluso mirar la letra de su madre le resultaba «volcánico», explicó. Esa caligrafía había cambiado a lo largo de varios cientos de páginas, volviéndose más suelta y menos coherente, con frases que se salían de los márgenes de la página. Bhargavi había tratado de cultivar lo que llamaba una «ligereza personal» y le preocupaba perder lo que había conseguido si leía las palabras de su madre. «No podía aguantar ese nivel de intensidad», explicó.

Siempre había supuesto que su madre, satisfecha por su amor por Krishna, había pensado poco en ella cuando estaba lejos de la casa. Pero en ese momento le asombró el número de veces que su madre había escrito que echaba de menos a sus hijos. En un e-mail, Bhargavi me escribió: «Todos mis temores de conocer a mi madre a través de sus escritos se hicieron realidad».

En el invierno de 2019, Bhargavi se trasladó de Pune a Chennai para el nonagésimo cumpleaños de su tía. Trajo los diarios de su madre consigo y yo me encontré con ella en esa localidad.

Se alojaba con Karthik y Nandini, que acababan de mudarse a una casa de dos pisos con ventanales que daban a un jardín del que Nandini publicaba fotos en Instagram casi todos los días: había granadas, rosas, hojas de betel, jazmines, mentas y plumerias. Cada día ella y Karthik daban de comer a los cuervos del barrio, de los que se decía que conectaban el mundo de los vivos con los muertos. También daban arroz a más de una docena de perros callejeros y adoraban especialmente a uno llamado Guardián, al que poco antes habían cuidado para que se recuperara después de que un coche lo atropellara. La primera vez que vi a Karthik, Nandini estaba aplicándole un ungüento en el dedo, porque uno de los perros callejeros lo había mordido.

Thomas, el hombre con esquizofrenia que había vivido en la calle en Chicago, una vez me transmitió la queja de que todos los relatos sobre enfermedades mentales siguen el mismo recorrido y que son, en esencia, historias de casas encantadas. Hay un entorno idílico y una familia feliz y, finalmente, la toma de conciencia de una fuerza intrusa o una herencia indeseada. Poco después de mi llegada a su casa, Karthik dibujó el hogar de su madre, Amrita, en una hoja de mi cuaderno. Puso una X en la esquina superior de la casa, rodeada de un círculo, en representación del espacio invadido por el Brahma Rakshasa, el espíritu del erudito que se decía que se había suicidado. Debajo de su dibujo, hizo una lista de cinco puntos. El primero decía «Advertencia al abuelo» (el sacerdote le había dicho que no comprara la casa). El último decía: «La vida se vuelve realmente dura». Según aseguraba Karthik, la enfermedad de Bapu no se localizaba tanto en su mente como en el espacio que compartía con tres generaciones, con los problemas de una generación fusionándose con la situación de la siguiente. Su enfermedad no tenía una etiología o una cura, ni siquiera alguna esencia que pudiera explicar por qué ella no había sido la madre y esposa que su familia había deseado que fuera.

Karthik y Nandini pasaron varios días leyendo los diarios de Bapu, lo que jamás habían hecho atentamente hasta ese momento. Nandini se sentaba en un sillón bajo de color verde, que se parecía al diván de un analista, y Karthik en una silla reclinable debajo de una fotografía que él había tomado: un descolorido paisaje de gansos en una costa fangosa. Nandini leía en voz alta en tamil y Karthik respondía «mmm-hum» después de casi cada frase. A lo largo de varias páginas de uno de los diarios se describía un viaje que había hecho Bapu al áshram de Ramana Maharshi, el mismo en el que Karthik había considerado pasar el resto de su vida. Karthik no se había dado cuenta de que su madre también había sido devota de Ramana.

Me tradujo un pasaje: «Cuando Karthik crezca, tal vez quiera seguir el camino de la filosofía. Nadie debería obligarlo a llevar una vida familiar». Luego me dijo: «¿Lo ves? Lo que está diciendo es: "El hijo que me diste, ahora te lo devuelvo"».

Tenía los ojos húmedos, pero sin derramar lágrimas. Continuó traduciendo las palabras de su madre: «Por favor, llévatelo. Hazlo escuchar tu grandeza. Hazlo vivir por tu gracia».

—Eso es lo que escribió —dijo Nandini.

Karthik se echó a reír.

—Y yo llevo veinte años viviendo de la gracia. Sus plegarias fueron escuchadas.

Aunque Bhargavi y Karthik siempre habían tenido un vínculo estrecho, derivado en parte de una sensación compartida de abandono, casi nunca hablaban de su infancia. Durante la visita de Bhargavi, ella y Karthik compararon sus recuerdos de las desapariciones de su madre por primera vez. Bhargavi se sentía poco dueña de sus propios recuerdos. Cuando comentó que recordaba que unos sacerdotes le habían practicado un exorcismo a su madre, Karthik respondió: «No hubo ningún exorcismo. Ninguno». Bhargavi aceptó su palabra.

También le dijo a Karthik, refiriéndose a su padre:

—Tengo el recuerdo muy nítido de que Appa te golpeaba.

—No —repuso Karthik.

—Después de que mamá se fuera, creo que él descargaba su furia en ti —señaló ella.

Pero Karthik insistía en que eso no había sucedido, de modo que Bhargavi también abandonó ese recuerdo. «De todas maneras, me gustaría que algunos de esos recuerdos me dejaran», me explicó ella más tarde. «Que me soltaran».

Había un solo recuerdo conflictivo al que no estaba dispuesta a renunciar. Recordaba haber visitado a su madre en el Elite Lodge del templo de Guruvayur, aunque Karthik creía que en realidad no había ido allí nunca. Las paredes de la habitación de Bapu estaban cubiertas de inscripciones diminutas, desde el suelo hasta el techo. «Eran incomprensibles; no podíamos leer lo que había escrito», dijo Bhargavi. «En ese momento empezaron mis dudas, porque la persona que vi... no era una persona espiritual. Era una persona completamente perdida. Podía ser que estuviera hambrienta y desnutrida, que estuviera totalmente sola. Pero no me he desembarazado de esa idea. No soy capaz de reconciliar a la asombrosa monja que vivía con nosotros, a ese ser radiante que cantaba y llenaba nuestra casa de objetos sagrados, con la mujer en que se había convertido».

Después de la muerte de Bapu, uno de sus cuñados se disculpó ante Karthik. «Se me acercó, me tomó de las manos y dijo: "Fui injusto con tu madre"», me contó Karthik. «"No sabía qué clase de persona era. Era una santa... y yo no me di cuenta"». Otros miembros de la familia también habían empezado a describir a Bapu como si hubiera sido una figura igual que Mirabai. En algunos templos de Chennai, los dos libros publicados de poemas de Bapu son codiciados por los devotos.

Bhargavi se resistía a la manera en que sus parientes reescribían la vida de su madre. «Cuando nos dicen que era una santa, creo que exageran», dijo. «Esa clase de sentimientos nos sirven para pasar por alto las interrogantes morales que no tuvimos en cuenta mientras compartíamos la vida con mi mamá».

También se sentía atormentada por la cantidad de menciones al hambre en los diarios de su madre. «Para mí, eso es un sufrimiento personal profundo», me explicó. Y, sin embargo, añadió, «en sus momentos de éxtasis o lo que fuera, estaba con Dios. Y esa historia también es cierta». Bhargavi se siente más cerca de entender la vida de su madre cuando lee la poesía de Mirabai. «Estoy loca de amor y nadie lo ve», escribió Mirabai. «La angustia me lleva de puerta en puerta, pero ningún médico responde».

NAOMI

«No me escuchas»

Naomi Gaines buscaba a alguien que le sonriera. Era el 4 de julio de 2003 y se encontraba en el Taste of Minnesota, una celebración anual con música en directo en el centro de Saint Paul. Había puestos de hot dogs, chuletas de cerdo asadas, flores de cebolla y unos minichurros llamados *funnel cakes*; los niños agitaban banderitas estadounidenses. Naomi tenía veinticuatro años y era madre de cuatro niños pequeños. Estaba llevando a los menores, dos hermanos gemelos de catorce meses de edad, en un cochecito. (Sus hijos mayores estaban pasando la tarde con su hermana). Cuando pasaba delante de otras personas les sonreía, pero lo único que recibía a cambio eran «ceños fruncidos», según dijo.

Pocas semanas antes, se había inscrito para solicitar prestaciones sociales y la asistente social le dijo: «No deberías vivir del dinero de los contribuyentes». Naomi, que era negra, suponía que cada persona que pasaba ante ella en el Taste of Minnesota pensaba lo mismo. Buscaba en la multitud, casi totalmente blanca, un rostro que le dijera: «A mí me importas; estoy aquí». Pero, en cambio, percibía que la gente se preguntaba: «¿Qué hace ella aquí? No tiene que estar aquí. Este es nuestro lugar». Le pareció oír que alguien decía: «Ahí va otra cabeza de mechudo», refiriéndose a su cabello, que llevaba en rastas.

Poco antes había leído *Behold a Pale Horse*, de Milton William Cooper, un exsargento naval que afirmaba conocer secretos que el Gobierno ocultaba al público. El libro describe un programa gubernamental diseñado para «acabar con los elementos "indeseables" de la sociedad». Naomi se había alarmado al leer que el nombre del programa era MKNAOMI, lo que, según suponía, era un acrónimo de *«Must Kill Naomi»* («Hay que matar a Naomi»). Había leído el pasaje una y otra vez. Creía que la «élite dirigente», como la llamaba Cooper, se había instalado en el nuevo edificio que estaba enfrente de su departamento y la observaba desde detrás de unos cristales tintados, lo que veía como una señal de que a los «indeseables» como ella y sus hijos se les estaba acabando el tiempo.

Subió a la banqueta del puente de la calle Wabasha, que da al río Misisipi. A ambos lados del puente hay pasos para peatones de 3.35 metros de ancho. Chocó accidentalmente con su cochecito contra una chica no mucho más joven que ella. «Disculpa, tienes que vigilar lo que haces», le dijo la chica. Naomi sintió que ese encuentro demostraba que «ya no quedaba amor en el mundo».

Anhelaba encontrar alguna prueba de que la aniquilación de los «indeseables» en realidad no había empezado todavía. Siguió avanzando por el puente, escudriñando a la multitud en busca de otra madre soltera negra. Pero lo único que veía eran parejas y familias blancas, absortas en su propia vida. «En realidad, somos todos lo mismo», pensó. «Todas somos madres de niños. ¿Cómo pueden pasar a mi lado sin decir una palabra?». Empezó a recitar en silencio una frase del Nuevo Testamento: «Porque los hombres se amarán a sí mismos, amarán el dinero, serán fanfarrones, arrogantes, blasfemos».

Era un día bochornoso, pero, de pronto, empezó a hacer frío. Había luna creciente, lo que Naomi interpretó como la señal de una destrucción inminente. El agua, a más de quince metros, despedía un olor agrio. Caminó hacia la esquina sudoeste del puente, donde habían atado una bandera estadounidense a una de las columnas. Era habitual que a Naomi le llegaran letras de canciones espontáneamente y en ese momento pensó en una frase de un poema de Saul Williams: «Nuestras barras y estrellas / Usando estandartes salpicados de sangre como cometas nacionalistas».

Temía volver a su coche, donde pensaba que la matarían en secreto y sin testigos. Se preguntó si el hecho de que fuera la única madre negra en el puente se debía a que ya habían asesinado a las otras. Miró en dirección del agua, que parecía ofrecerle su única escapatoria. Sintió que ella y sus hijos tenían dos opciones: una muerte misericordiosa o una llena de sufrimiento. Levantó a sus hijos uno por uno, los besó y los soltó por encima del barandal del puente. Luego trepó al barandal y cayó de espaldas con los brazos abiertos. Durante la caída, gritó: «¡Libertad!».

Un hombre que se encontraba en la orilla del río oyó el ruido de la caída. Como cientos de otras personas, se había situado cerca del puente a esperar los fuegos artificiales. «Al principio pensé que era el chapoteo de algún animal, un delfín o algo así, y seguí caminando», dijo. «Pero luego vi a un niño en el agua que giraba y se quedaba boca abajo». El hombre se zambulló en el agua. Mientras nadaba hacia el niño, notó que también había una persona adulta en el río. «Vi a una mujer joven y hermosa, muy alejada de la realidad», me contó. «Estaba, pero no estaba. No paraba de cantar o de gritar: "Libertad. Libertad. Libertad"».

Trasladaron a Naomi al hospital Regions de Saint Paul, donde la encadenaron a la cama.

—¿Le duele algo? —le preguntó un médico.

—Me duelen la espalda y la cabeza —respondió Naomi.

Físicamente, Naomi estaba prácticamente ilesa. Pero a Sheila Lambie, una agente de policía joven y blanca, que estaba de pie junto a su cama, le dijo: «Me duele por dentro», y luego explicó que «la gente quiere dar la espalda. Barrer a las mujeres y a los niños, a los chicos pobres de piel morena. Dejarlos debajo de la alfombra, olvidarse de ellos».

La llevaron en silla de ruedas a una sala de exploración para hacerle radiografías y Lambie la siguió. Le preguntó si se sentía frustrada por sus responsabilidades como madre; debe de ser duro, sugirió, ocuparse de todo el cuidado de los hijos, con poca ayuda del padre de los gemelos. «Sin que nadie te dé una noche libre», dijo.

—No me escuchas —respondió Naomi.

Lambie salió de la habitación para consultar con el personal médico. Cuando volvió, le contó a Naomi que habían rescatado del agua a uno solo de sus hijos. El otro había muerto.

—Está bien que llores —le dijo—. Son muchas emociones. Dime algo. No haces más que mirarme.

—No quería lastimar a mis bebés —respondió Naomi. Y luego empezó a murmurar—. Dios mío, estaban observándome. Él no es importante para ellos.

—¿Quiénes son «ellos»? —preguntó Lambie—. Ayúdame. ¿Quiénes son ellos?

—Los que mandan —repuso Naomi, sin dar más detalles. A continuación recitó un poema de Julia Dinsmore, una poeta de Minnesota que escribe sobre la pobreza. —«Mi nombre no es "Esa gente"» —dijo, citando a Dinsmore—. «El viento se detendrá antes de que yo permita que mis hijos se conviertan en una estadística».

—Bien, volvamos al puente —la interrumpió Lambie—. Estás caminando, buscando una cara amable, pero no la encuentras en ningún lado.

—Me sentía como si todos dijeran: «Oh, una... una rata» —explicó Naomi.

—¿Una rata?

—Como una rata sucia de mi casa.

*   *   *   *   *

Una vez, cuando Naomi le pidió a su madre, Florida, que le contara la historia de su nacimiento, Florida respondió:

«¿Para qué quieres saber eso? No hables de eso». «Jamás volví a preguntárselo», me contó Naomi. «Pero de algo estoy segura: estaba sola cuando me tuvo, y estaba deprimida». Florida no discrepaba con la interpretación de Naomi, pero al mismo tiempo la depresión le parecía irrelevante. «¿Quién no estaría deprimido cuando no tienes dinero suficiente para cuidar a tus hijos?», me dijo. «Oprimida/deprimida; sea como sea, no te puedes sentir bien contigo misma», señaló.

Florida crio a Naomi y sus tres hermanos en los edificios Robert Taylor Homes de Chicago, con apenas colaboración de sus padres. (Naomi no supo quién era su padre hasta los tres años). Cuando esos edificios se construyeron, eran unos de los complejos de viviendas sociales más grandes del mundo. Veintiocho edificios idénticos de concreto, encajonados entre las vías del tren y una autopista interestatal, que ocupaban treinta y siete hectáreas en el lado sur de la ciudad y albergaban a veintisiete mil personas. «El mundo nos considera a todos nosotros ratas de viviendas públicas, que vivimos en una reserva, como si fuéramos intocables», declaró al *Chicago Daily News* uno de los primeros residentes.

En un principio había árboles y jardines alrededor de cada edificio, pero, para reducir los costos de mantenimiento, habían pavimentado por encima de la vegetación. Naomi se crio en un edificio desde el que no se veía nada verde. Según la revista *Black World* («Mundo negro»), «Cualquiera que haya visto complejos reglamentados de viviendas sociales imponentes, enormes y desprovistas de árboles como los Robert Taylor Homes de Chicago entenderá que muchos arquitectos blancos no parecen tener la preparación psicológica necesaria para diseñar para personas pobres o de una cultura diferente». En un estudio publicado en *Environment and Behaviour*, los residentes que vivían en las zonas de los Robert Taylor Homes que daban a árboles y pasto clasificaban los desafíos a los que se enfrentaban en su vida como menos severos e insuperables que los que vivían en entornos yermos. «Una dosis modesta de naturaleza», concluía el estudio, «podría incrementar la capacidad de un individuo de gestionar las cuestiones más importantes de su vida».

Naomi vivía en el piso quince de un edificio que formaba parte de lo que los residentes llamaban el Agujero: tres edificios, dispuestos en forma de U, controlados por la pandilla los Mickey Cobras y conocidos como los más violentos del complejo habitacional. (En 1988, cuando un periodista preguntó por el nombre, un agente de la Autoridad Urbanística de Chicago sonrió y dijo: «Es un agujero infernal»). El edificio estaba tan desprovisto de servicios básicos que, cuando se declaró un incendio en el cuarto piso, los bomberos tuvieron que llenar las bombas en los fregaderos y lavabos de las viviendas —las columnas de alimentación del edificio estaban averiadas—, hasta que se dieron por vencidos y saltaron por las ventanas. Los elevadores no funcionaban casi nunca. Los focos de las escaleras solían estar fundidos. Conteniendo el aliento en el hueco de la escalera para evitar el olor a orina y vómito, Naomi llegaba a su casa contando el número de rellanos por los que pasaba y atisbando a través de las puertas hasta que reconocía su pasillo. Casi nunca salía del edificio, salvo para ir a la escuela. En los noventa, el noventa y nueve por ciento de los residentes de los Robert Taylor Homes eran negros y el noventa y seis eran desempleados. Era una «condenada prisión subsidiada por el estado», declaró un residente a *The New York Times*, mientras que otro añadió: «Hace mucho tiempo decidí que, para sobrevivir en este lugar, tenías que estar loco, saturado de químicos, ser cristiano o alguna especie de personaje».

Cada mes se dividía en dos: las semanas antes y después de que se acabara el dinero del subsidio que recibía Florida. Durante la segunda mitad del mes, a veces Naomi llevaba notas escritas de su madre a los vecinos para pedirles pan. A la hora de la comida, Naomi y sus hermanos iban a la sala del primer piso del edificio para recibir lo que los niños llamaban «estranguladores»: unos aperitivos de embutidos gratuitos tan secos que los niños bromeaban con que no podían tragarlos. Para la cena, preparaban lo que llamaban «aperitivos de deseos»: dos rebanadas de pan con miel en medio. Los tíos de Naomi, que vivían en el mismo edificio, tenían un pequeño negocio de snacks en su propio departamento, en el que vendían barras de chocolate, papas fritas y bebidas de sabores congeladas en vasos de unicel, para ahorrarles a los niños los riesgos de ir hasta la tienda. Un artículo de 1993 publicado en el *Chicago Tribune* titulado «Viviendo una zona de guerra llamada Taylor Homes» afirmaba que la violencia estaba tan integrada a la vida cotidiana que «los disparos bien podían ser copos de nieve».

Toma, la hermana de Naomi, que era dos años mayor, le enseñó a leer. Fue a partir de los libros que Naomi empezó a comprender que otros niños no tenían un «cielo de ladrillos», como decía ella. También descubrió el pasto, las zonas de juegos para niños de colores vivos y los ventanales con flores en maceta. «Toma me hacía fingir que a mí también me pasaban esas cosas», contó Naomi. «Me decía que me imaginara cómo me sentiría si fuera el personaje principal de la historia. ¿Qué haría? ¿Cómo actuaría?».

Naomi jugaba a ese mismo juego con sus hermanos menores. «Siempre quería que la escucháramos leer», dijo su hermana Natalie, la menor de la familia. «Nos decía: "¿Están poniendo atención? ¡Pongan atención!". Si no lo hacíamos, nos bajaba a patadas de la cama». Florida evitaba esas escenas, porque no quería que sus hijos descubrieran que ella jamás había aprendido a leer con seguridad. Era una analfabeta funcional. «Naomi era tan lista que yo estaba segura de que lo descubriría», me dijo. «Mi debilidad era su fortaleza».

Naomi tenía la sensación de que estaba criándose en el hogar equivocado. La casa a la que realmente pertenecía se encontraba a unos diez kilómetros hacia el sur, era una vivienda de ladrillo visto y molduras blancas, de tres dormitorios, en

Washington Heights, que en esa época era un barrio de clase media de Chicago. La dueña de la casa era la madre adoptiva de Florida, la señora Jackson, una mujer negra escultural que se ponía perlas. Florida se había mudado con la señora Jackson a los dos años de edad, después de que el Departamento de Niños y Servicios Familiares (DCFS, por sus iniciales en inglés) la sacó junto con seis hermanos del departamento de su madre, y seguía viviendo allí cuando dio a luz a su primera hija, Toma, a los dieciséis años. Toma y la señora Jackson seguían teniendo un vínculo especial y Toma dormía en la casa de la señora Jackson casi todos los fines de semana. Naomi anhelaba poder sumarse —la señora Jackson servía café recién hecho cada mañana y tenía el refrigerador lleno de envases de Yoplait de fresa—, pero a ella y a sus hermanos menores solo los invitaban algunas veces. «La abuela Jackson no nos quería», dijo Naomi. «No deseaba estar con nosotros, sino con mi hermana».

Una tarde, cuando Toma tenía siete años, se sentó en el suelo del dormitorio que compartía con sus hermanos y se quejó de que quería vivir con la señora Jackson. No paraba de exigir que la dejaran mudarse de esa casa. Había habido ocasiones en las que Florida pegaba a sus hijos, aunque no más que cualquier otra de las madres que Naomi conocía. Sin embargo, esa vez pareció perder los estribos. Le pegó a Toma con una extensión. Naomi presentía que la verdadera razón por la que su madre había perdido el control era que compartía el deseo de irse de Toma.

Al día siguiente, Naomi esperó a Toma después de la escuela, que estaba en el centro de los Robert Taylor Homes. La que apareció, en cambio, fue la prima mayor. «Se ha ido», dijo en voz baja.

Cuando Naomi volvió a su casa, Florida estaba llorando sentada en el suelo. Una maestra había visto los moretones de Toma, el DCFS había intervenido y había trasladado a Toma a la casa de la señora Jackson. Florida estaba convencida de que la señora Jackson había planeado la desaparición de Toma por anticipado. «Conocía cómo funcionaba el sistema», me dijo. «Mi madre adoptiva quería a mi niña y finalmente la consiguió».

Florida solicitó en reiteradas ocasiones al DCFS que se le permitiera visitar a su hija, pero le respondieron que todo contacto dependía de la señora Jackson. En los noventa, Illinois tenía la tasa más alta de la nación de niños adoptados y casi el ochenta por ciento de esos niños eran negros. «Yo no tenía educación, abogados, nada para luchar por recuperarla; ni siquiera sabía cómo iniciar el proceso», dijo Florida.

Estaba tan avergonzada de que se hubieran llevado a su hija que nunca tocaba el tema. «Nadie me lo explicó jamás», contaba Naomi. «Por algún motivo sabía que mi hermana no estaba muerta, pero nada más». En su familia, Naomi tenía la reputación de que era demasiado sensible; cualquier pequeño desaire la alteraba, mientras que los otros niños no le daban importancia. En una ocasión, escribió un poema que se llamaba «Llorando» en un pedacito de papel y lo depositó sobre la cama de su madre: «Tengo los ojos rojos y hundidos, pero / no pasa nada / es solo que he estado / llorando». En el momento, Florida se rio por el lenguaje excesivamente dramático del poema. Sin embargo, años más tarde me dijo: «¡Chica, era cierto!».

La familia no volvió a reunirse hasta la graduación de Toma de la secundaria, seis años después de su repentina partida. Toma llevaba toga y birrete y estaba rodeada de amigos pertenecientes a su barrio, que, en comparación, era próspero. Según contó Florida, «Naomi lloró muchísimo cuando la vio. Dijo: "¡Pensaba que eras un sueño que yo había tenido! Pensaba que era un sueño en el que yo tenía una hermana mayor"».

Cuando Naomi tenía nueve años, Florida la despertó en mitad de la noche y le ordenó a ella y a sus dos hermanos menores que se vistieran sin hacer ruido. Luego bajaron quince niveles de escaleras, pararon un taxi y se dirigieron a la estación de autobuses. Florida miraba por la ventanilla trasera del taxi. Estaba saliendo con un hombre que la golpeaba habitualmente y tenía que huir. En la estación, apareció el novio de Florida. Un guardia de seguridad les permitió esconderse en el garaje, dentro de un autobús estacionado.

De madrugada tomaron un autobús Greyhound con rumbo a Milwaukee, la ciudad grande más próxima, y se dirigieron a una iglesia que funcionaba como albergue para personas sin hogar. Cada mañana, a las cinco en punto, los despertaba un administrador al grito de «¡Pongan los pies en el suelo y salgan por la puerta!». No se les permitía regresar al albergue hasta la hora de la cena, por lo que pasaban hasta ocho horas diarias en la biblioteca pública. «Estaba en el paraíso de los libros», escribió Naomi en unas memorias inéditas. «Los estantes parecían más altos que los edificios del complejo habitacional Robert Taylor». Mientras su madre trataba de encontrar empleo y un departamento, Naomi les leía a sus hermanos menores —por lo general libros del Dr. Seuss o de Shel Silverstein— y fingía que era su maestra. A veces, cuando venían estudiantes de visita a la biblioteca, Naomi los seguía, imaginando que formaba parte de su grupo.

Con el tiempo Florida encontró un departamento en renta y Naomi y sus hermanos se inscribieron en la escuela, pero Naomi se sentía incómoda en el aula. Sus compañeros se burlaban de ella y la llamaban Negra Medianoche. Aunque en esa escuela casi todos eran negros, Naomi afirmaba que tenía la piel más oscura de su clase. En una ocasión, algunos niños hicieron un círculo alrededor de ella y, con palos y ropa atada en torno a la cintura como taparrabos, daban vueltas diciendo: «¿Ves a alguien ahí? ¿O no son más que manchas negras?». Florida se sentía emparentada con la vergüenza de su hija; a ella la habían humillado por la misma razón. En el instituto, había intentado defenderse, diciéndole a una compañera: «Lo negro es hermoso». La compañera respondió: «Sí, pero en tu caso es ridículo».

Llevaban menos de un año en Milwaukee cuando Florida decidió abruptamente volver a Chicago, para vivir con el novio que la había maltratado. «Yo pensé: "Lo hace porque es estúpida"», dijo Naomi. El hermano de Naomi estaba tan en desacuerdo con regresar a Chicago que se quedó en Milwaukee con una familia adoptiva. Natalie tuvo más compasión con la decisión de su madre. «No sabía que era hermosa», me dijo. «No sabía que era lista. No sabía que podía criar a sus hijos por su propia cuenta. Aceptó al primero que mostró un poco de interés y se lanzó a sus brazos». Y luego, añadió: «Piensa en su historia. La manera en que te has educado se filtra hacia abajo».

Florida consiguió un nuevo departamento en los Robert Taylor Homes, donde empezó a beber con más frecuencia. También consumía cocaína con su novio. Tenía la sensación de que cuando Naomi la miraba pensaba: «Todas las madres son mejores que la mía». El alcohol se fue convirtiendo en una manera de automedicarse, aunque en esa época Florida no lo pensaba en esos términos. Se sentía desesperada y se odiaba a sí misma, pero un tratamiento psicológico parecía un lujo fantasioso. «Por lo que sabíamos, los blancos eran los únicos que buscaban ayuda para esa clase de cosas», dijo Florida. Su tía había lavado platos imaginarios en un callejón, pero nadie la había etiquetado de enferma mental. Había otros parientes que parecían enojarse demasiado. «Eso lo entendía», explicó Florida. «Pero ¿enfermos mentales? No. En nuestra familia», me dijo, «si te sientes un poco deprimido te echas una siesta. Esa era la solución: echarse una siesta».

Las instituciones de salud mental no se diseñaron para tratar las clases de dolencias causadas por haber estado marginado u oprimido durante varias generaciones. La psicoterapia rara vez se ha considerado «un entorno útil para curar a los afroamericanos», según escribió la especialista bell hooks. Para que un paciente negro revele sus temores y fantasías a un terapeuta, formado en una disciplina dominada por blancos de clase media, hace falta un nivel de confianza que, por lo general, el terapeuta no ha conseguido inspirar. «A muchos negros nos preocupa que hablar de nuestros traumas utilizando el lenguaje de la enfermedad mental», escribe hooks, «conduzca a interpretaciones sesgadas y a la patologización de la experiencia negra en modos que podrían apoyar y sostener la continuidad de nuestra subordinación».

Los negros estadounidenses están sistemáticamente infratratados contra el dolor, en comparación con los pacientes blancos, una disparidad que se mantiene incluso en el caso de los niños. A partir de un estudio publicado en *Proceedings of the National Academy of Sciences* se descubrió que más del cuarenta por ciento de los estudiantes de segundo año de Medicina estaban de acuerdo con la afirmación «La piel de los negros tiene más colágeno (es decir, es más gruesa) que la de los blancos». El catorce por ciento estaba de acuerdo con la idea de que «las terminaciones nerviosas de los negros son menos sensibles que las de los blancos». Su sufrimiento está naturalizado, como si estuvieran hechos para ello, mito que tiene una larga historia en este país. Samuel Cartwright, un médico que ejerció antes de la guerra civil y fue profesor de «Enfermedades de los negros» en la Universidad de Luisiana (actualmente Universidad de Tulane), propuso en una ocasión que la razón por la que las personas esclavizadas desafiaban a sus amos era que padecían «disestesia etiópica», una enfermedad que las volvía «indiferentes al castigo o incluso a la vida» y que producía una «insensibilidad parcial de la piel».

Existen otros mitos similares que determinan el campo de la psiquiatría, donde es habitual que la depresión de los pacientes negros esté infratratada y mal diagnosticada. Helena Hansen, una psiquiatra y antropóloga de la UCLA que estudia los estereotipos raciales en la medicina, me dijo que «la idea de que el papel de las mujeres negras consiste en trabajar y sufrir está arraigada en el tejido social de este país, entonces, ¿por qué nosotros, los que conformamos el área dominante de la salud mental, íbamos a buscarlos y preguntarles: "¿Puedo atenderte por tu tristeza?"».

En 1996, Florida decidió que ya no podía seguir soportando las humillaciones de Chicago. Junto a Natalie, la hermana menor de Naomi, empacó sus pertenencias y se mudó a Minnesota, que, según había oído, era «un estado para mujeres y niños». En esa época, más estadounidenses negros migraban a Minneapolis-Saint Paul, donde los servicios sociales eran comparativamente eficientes, que a cualquier otro lugar del norte del país. Naomi no quiso irse de Chicago y se quedó con la familia de un chico llamado Nate, con el que salía.

Florida y Natalie consiguieron una habitación privada con baño propio y llave en un albergue para personas sin hogar del centro de Saint Paul. Les servían desayuno, comida y cena. En los albergues anteriores, Florida había tenido que dormir en un tapete sobre el suelo de concreto, aferrada a su bolsa. Ese nuevo lugar parecía un hotel. «Jamás había visto algo así en toda mi vida», me dijo. «Era lo único que necesitaba para recuperarme. Tu hija no estaba dándote palmaditas todo el tiempo porque tenía hambre. Podías pensar. Podías ahorrar para un departamento».

Consiguió trabajo como mucama en un hotel de lujo del centro de Saint Paul y rentó un departamento que daba al puente de la calle Wabasha. El edificio tenía portero. «Eso era impresionante para una mujer que había vivido en un complejo habitacional», explicó Naomi. «Mi mamá estaba muy orgullosa. Jamás se había sentido tan bien consigo misma».

En 1997, después de terminar el bachillerato, Naomi decidió reunirse con su madre en Minnesota. A esas alturas, ella y Nate ya tenían un bebé, pero Naomi estaba desilusionada con la relación y siguió los pasos de su madre: después de alojarse en un albergue para personas sin hogar, finalmente consiguió su propio departamento en Saint Paul. Le asombraba que en

Minnesota «hasta los guetos tienen pasto», dijo. Entró como maestra auxiliar en el preescolar de su hijo y de noche tomaba clases en el Colegio Comunitario y Técnico del Estado de Minnesota. «Luchaba con todo lo que tenía para no convertirme en otra víctima de las circunstancias», escribió más tarde. «Suponía que, si era una buena madre, una buena persona, una buena trabajadora, todo saldría bien».

Se unió a un grupo llamado Vibin' Collective que se reunía cada semana en la parte de atrás de un restaurante de la cadena Applebee's de Saint Paul. En el grupo escribían poesía y hacían canciones sobre la pobreza, la brutalidad policial y la falta de educación de los niños negros. Naomi empezó a componer canciones hip-hop sobre mujeres que se habían criado como ella. «Siento que alguien tiene que contar la historia de las madres solteras urbanas de este país», declaró en esa época. Actuaba en clubes locales, con el nombre artístico de Pleasant, pero no conseguía todas las presentaciones que esperaba. Natalie le sugirió que en su música había «demasiadas metáforas». Naomi se preguntaba si sus letras eran «demasiado polémicas..., demasiado fuertes».

Trató de encontrar alguna bibliografía sobre la historia de las mujeres negras. «Estaba buscando... no sé... alguna continuidad; librarme de la soledad», me explicó. «Quería saber que había personas que sentían lo que sentía yo». Leyó *In Praise of Black Women* («Alabanza a la mujer Negra»), una serie de cuatro tomos que recopila canciones, poemas, relatos de viajeros y leyendas populares para reconstruir la vida de mujeres negras a través de la historia. «A las mujeres negras o bien se las ha omitido completamente de la historia, o sus papeles se han trivializado tanto que las hacen parecer insignificantes», explica el prólogo del libro. Luego compró el libro objeto *Without Sanctuary* («Sin santuario»), una compilación de fotografías y postales de linchamientos que originalmente habían sido parte de una exposición de la Sociedad Histórica de Nueva York. En muchas de las fotos se ve a adolescentes negros colgados de árboles mientras unas personas blancas observan la escena serenamente. Naomi examinaba las imágenes en busca de pistas, alguna explicación de qué había hecho la persona muerta. «¿Cuál era la historia?», dijo. «¿Cuál era la justificación para matar? Quería saber por qué y, finalmente, empecé a pensar: "¿En qué se diferencian mis hijos?"».

Por primera vez en su vida, empezó a costarle levantarse de la cama por la mañana. «Naomi siempre se levantaba con el trino de los pájaros, y ya estaba desayunando cereales», contó Natalie. Pero había días en los que no podía dejar de llorar. Si lo que sufría era una suerte de melancolía, una pena que no puede expresarse, estaba empezando a nombrar aquello que había perdido. Se sentía debilitada por las resonancias históricas de su propio relato. De pronto disponía de un lenguaje para describir la clase de dolor que había perseguido a su familia durante varias generaciones.

En *Hope Draped in Black* («Esperanza vestida de negro»), el erudito Joseph R. Winters vuelve sobre «Duelo y melancolía» de Freud para describir lo que ocurre cuando las personas negras se dan cuenta de que un ideal, como la libertad o la igualdad, les ha sido negado. La pérdida se interioriza, socavando «cualquier concepto de autocoherencia», escribe Winters. «La melancolía registra la experiencia de ser invisibilizado, de ser asimilado al orden social y a la vez excluido de este». Al impedírsele un reconocimiento pleno, la pena jamás se resuelve. «Eso es lo que la vuelve tan histérica, tan inmanejable y tan totalmente irrecuperable», expresó James Baldwin, utilizando una imagen similar para evocar esa pérdida innominada. «Es como si hubiera una gran gran gran herida en todo el cuerpo que nadie se atreve a operar: a cerrarla, a examinarla, a suturarla».

Florida estaba contenta de que Naomi, después de años de odiar el color de su piel, empezara a «involucrarse en la Lucha», dijo. Aunque la bisabuela de Florida, que vivió hasta los ciento dos años, había sido una persona esclavizada en Tennessee, «eso a nosotros jamás nos interesó», explicó. Le preocupaba que Naomi hubiera leído demasiado sobre su historia y demasiado rápido. «Los chicos de su edad crecen ignorando la historia», me contó. «Y cuando la descubren, es como traumatizarte a ti mismo: pensar que así fue como acabaron contigo».

Tres años después de mudarse a Minnesota, Naomi se cortó las venas de las muñecas. En realidad no deseaba morir, dijo, pero «estaba experimentando un dolor tan grande que lo único que quería era lastimarme, así podía tener otra cosa en la cabeza».

Su familia la llevó al hospital, donde le diagnosticaron un «trastorno de adaptación», una categoría del *DSM* que describe una respuesta emocional desproporcionada a una fuente identificable de estrés. Junto al diagnóstico, su psiquiatra escribió: «Madre soltera con dos trabajos». Una trabajadora social escribió: «Cree que su depresión se debe a "todo el odio del mundo" y a su desaliento por la discriminación».

Le dieron el alta con una receta del antidepresivo sertralina, pero dejó de tomarlo después de dos semanas, porque la cansaba y no creía que funcionaría. Los fármacos no «cambian la angustia del mundo», le había dicho a su psiquiatra. Sentía que para encarnar su verdadero yo hacía falta sufrir ante una realidad racista y violenta.

Sus familiares no hicieron mucho hincapié en su intento de suicidio. Rezaron para que mejorara. «Confiamos en una fuerza invisible más de lo que confiamos en unos médicos que, en nuestra opinión, no han demostrado tener en cuenta nuestros intereses», dijo Naomi. Se enorgullecía de ser el ancla de la familia, la persona de la que todos esperaban que se hiciera presente cuando un primo tenía una emergencia y necesitaba un sillón para dormir y una comida reconfortante. «La gente decía: "Chica, no tienes tiempo de estar triste"», explicó. «"Eres una negra fuerte; reanímate, reza al respecto y todo saldrá bien"».

Uno de los mitos fundacionales es que los negros no enloquecen. El ejemplar de 1884 de *The American Journal of Insanity* informaba de que, según los sobrevivientes de la rebelión de esclavos de *La Amistad*, «la demencia era muy infrecuente en su país natal. La mayoría jamás había visto ningún caso». Así como existía el mito según el cual la gente en la India había vivido aislada de la locura hasta que los británicos trajeron la civilización, se pensaba que los negros eran irreflexivos y risueños. «Donde no hay civilización no hay nerviosismo», declaró el neurólogo George Miller Beard en su libro de 1881 *American Nervousness* («Nerviosismo estadounidense»). El director del Manicomio Estatal de Misuri dijo una vez a sus colegas que «antes de la guerra entre los estados, un negro loco era el espécimen más raro de la tierra».

El sexto censo nacional estadounidense, realizado en 1840, representó una especie de hito en la historia de la demencia. Los agentes estatales intentaron registrar el número de «dementes e idiotas» en cada casa del país y los resultados fueron como una revelación: la demencia era once veces más frecuente entre los negros libres del norte que entre los esclavizados del sur. «Esta es la prueba de la necesidad de la esclavitud», declaró ante el Congreso John C. Calhoun, el secretario de Estado. «El africano es incapaz de cuidarse a sí mismo y se hunde en la locura bajo la carga de la libertad». El *Southern Literary Messenger*, una publicación periódica que en determinado momento dirigió Edgar Allan Poe, anunció que los negros «no solo son mucho más felices en un estado de esclavitud que en el de libertad, sino que creemos que son la clase más feliz de este continente». Dados los resultados del censo, aseguraba el *Messenger*, la abolición sería poco práctica: los esclavos liberados «aportarían poco más que material para las cárceles, centros penitenciarios y manicomios».

Pocos años después quedó claro que el censo estaba plagado de errores. En algunas ciudades del norte, los agentes estatales habían etiquetado como dementes a casi todos los negros. El historiador social Albert Deutsch describió el censo de 1840 como «uno de los casos más asombrosos de falsedad estadística y error presentados bajo impronta gubernamental». De todas maneras, la idea de que la emancipación dañaba la psiquis de los negros siguió profundamente arraigada en la psiquiatría estadounidense. En 1913, Arrah B. Evarts, un psiquiatra del Hospital Gubernamental de Dementes de Washington D. C. —la institución mental federal más grande— advirtió de que «la civilización no debe ponerse como una prenda de vestir». Las tasas de demencia aumentaban entre los pacientes negros —esos «extranjeros dentro de nuestras puertas», como los llamaba él—, porque «requerían una adaptación mucho más difícil [...] que la que hasta ahora ninguna otra raza ha tenido que intentar». Se decía que, igual que los parsis, el grupo de indios del que se pensaba que se habían asimilado al colonialismo británico demasiado abruptamente, sus mentes se doblegaban bajo el impacto de la transición.

Los problemas de los negros se analizaban en términos sociológicos y colectivos. Se les negaba la singularidad de sus experiencias psicológicas y se les desechaba como pacientes por considerarlos deficientes. Mary O'Malley, otra doctora del Hospital Gubernamental de Dementes, se quejaba de que los pacientes negros no podían hacer una narración lineal. «Nunca reproducen ese efecto intelectual general llamado experiencia», escribió. «Sus penas y angustias no mantienen su calidad y no les dejan una impresión lo suficientemente duradera como para generarles el deseo de poner fin a su vida». Incluso el impulso de solucionar sus problemas se veía como un fracaso, como si no fueran lo bastante introspectivos como para querer morirse.

Durante buena parte de los últimos cien años, la tasa de suicidios de los adultos afroamericanos ha sido de alrededor de la mitad de la de los blancos, un hallazgo tal vez complicado por el estigma y el descuido. (Los suicidios pueden terminar clasificados como otras formas de muerte; por ejemplo, como sobredosis o accidentes). Sin embargo, históricamente el suicidio ha estado tan asociado a la blancura que un artículo de 1962 del *International Journal de Social Psychiatry* explicaba que «algunos psiquiatras veteranos del Sur que tienen una larga experiencia atendiendo a negros consideran que un intento de suicidio serio es una presunción de hecho de ascendencia blanca». En su libro de 1992 sobre creencias respecto del suicido entre afroamericanos, el sociólogo Kevin Early señalaba que los sujetos de sus entrevistas le reprochaban incluso que preguntara sobre el suicidio. «Por regla general, los negros no se suicidan», le dijo un pastor. «Usted ya debería saberlo». Early observó que el suicidio se veía «casi como una negación completa de la identidad y la cultura negra», porque representaba lo contrario de aguantar. Los negros debían mostrarse «osados, cuadrar los hombros y ser firmes», le dijo una de sus fuentes. «En cierto modo, hacer que las balas nos reboten».

Algunos terapeutas sentían que no tenía sentido tratar la enfermedad de un paciente negro sin antes dar cuenta de la enfermedad de su sociedad. «La autoestima de los negros no puede recuperarse ni tampoco se puede destruir el odio que los negros sienten por sí mismos mientras el *status* sea *quo*», escribieron dos psicoanalistas blancos en un libro de 1951 ampliamente citado, *La marca de la opresión*. «Hay una sola manera de disolver los productos de la opresión y es acabar con la opresión». Pero este enfoque también corría el riesgo de convertirse en una nueva versión del rechazo a los relatos individuales del dolor de los negros.

Reconocer preventivamente una derrota ante unas fuerzas sociales incorregibles hacía parecer que no tenía sentido explorar los pensamientos más profundos de una persona negra, un enfoque que recordaba a la indiferencia de psiquiatras más explícitamente raciales. «La psiquiatría moderna salió a flote gracias a los desproporcionados honorarios que exigía a los pacientes ricos», escribió el novelista Richard Wright, y ha ignorado durante mucho tiempo una «necesidad humana crónica, flagrante y escandalosa». En 1946, Wright colaboró con la fundación de un centro psiquiátrico, la Clínica Lafargue de Salud Mental, en el sótano de una iglesia de Harlem. La clínica brindaba tratamiento gratuito a pacientes negros empobrecidos, que normalmente tenían acceso a atención psiquiátrica, como escribió Wright en un ensayo sobre la clínica, del mismo modo que «los negros de Misisipi, en teoría, tienen acceso al voto». Wright esperaba que la Clínica Lafargue infundiera en los pacientes «la voluntad de sobrevivir en un mundo hostil». Pero, trece años más tarde, la clínica cerró; tanto la ciudad como el estado habían rechazado sus solicitudes de financiación.

Frantz Fanon, un psiquiatra y filósofo nacido en Martinica, se propuso un objetivo similar: la psiquiatría debía practicarse con una «conciencia brutal de las realidades sociales y económicas», escribió. Pero la mayor parte de su análisis estaba centrada en los hombres. Algunos «podrían preguntar qué tenemos que decir sobre la mujer de color», reconoció en su libro de 1952 *Piel negra, máscaras blancas*, sobre el modo en que el racismo y el colonialismo afectaban la psiquis masculina. Ya fuera por falta de estudios o porque la literatura estaba contaminada por estereotipos, su respuesta fue franca: «No sé nada de ella».

No mucho después de su hospitalización, Naomi volvió con Nate, su novio de Chicago. Él la siguió a Minnesota y tuvieron otra hija llamada Kaylah, pero la relación duró poco. Poco después Naomi comenzó a salir con Khalid, un músico que decía que admiraba su «manera colorida de describir el mundo». Khalid, que es birracial, pertenecía a la Nación del Cinco Por Ciento, un movimiento revisionista que se había separado de la Nación del Islam. Fundada por un alumno de Malcolm X, la Nación del Cinco Por Ciento afirma que los negros son los padres y las madres de la civilización y que los hombres negros son dioses. Naomi permitió que Khalid celebrara encuentros de la Nación en su departamento y empezó a estudiar sus enseñanzas, que transformaron su visión de lo que era posible en el mundo. Según recuerda Natalie haber oído decir a Naomi, «Estamos dormidos; debemos despertar. Nuestra historia no está en estos libros».

Toma, la hermana mayor de Naomi, que se había educado en un ambiente socioeconómico diferente y se había graduado en la universidad, no se sentía identificada con ello. «Todo eso de que el hombre blanco nos mantiene oprimidos me molestaba», me dijo. «A mí me educaron para pensar que lo único que impide que obtengas una educación eres tú. Incluso aunque sea eso lo que crees, que no puedo convertirme en el director de una compañía *Fortune 500*, porque van a darle el puesto a un hombre blanco —y quizá eso sea cierto—, no deberíamos centrarnos en eso todo el día y todos los días».

A veces Naomi miraba a Khalid y decía: «Soy más lista que tú». «En retrospectiva, tal vez estaba empezando a enfermarse», dijo él, «pero en ese momento yo lo veía como "qué imbécil"». Khalid puso fin a la relación y, pocas semanas más tarde, Naomi descubrió que estaba embarazada de gemelos. Se presentó en un club donde Khalid actuaba y le enseñó la imagen de la ecografía. Él le prometió que la acompañaría durante el parto, pero le dijo que no deseaba volver a ser su pareja. Naomi sintió que jamás encontraría a alguien que pudiera igualar lo que llamaba su «ética amorosa», la voluntad de dedicarse a otro sin límites.

En mayo de 2002, le practicaron a Naomi una cesárea programada. La habitación del hospital que le habían asignado le parecía metálica e industrial. Tenía la sensación de que no debía dar a luz en ese lugar ni tan abruptamente. La habitación estaba helada. Un miembro del personal le inyectó químicos en la mano; otro, en la espalda. Khalid, que se presentó como había prometido, observó que todos los médicos y enfermeras eran blancos. «Estamos en el corazón de Babilonia», declaró.

La anestesia, al parecer, no funcionó del todo. «Sentía cómo me jalaban, empujaban, movían, cortaban y picaban la carne y los órganos», escribió Naomi en sus memorias. «Algo iba mal. Me subía la bilis por la garganta. No tenía nada en el estómago para regurgitar, salvo el vacío».

En la enfermedad mental, es habitual que el límite entre el yo y el otro parezca erosionarse, pero el embarazo da forma física a esa confusión. La filósofa Iris Marion Young define el embarazo como «la suspensión más extrema de la distinción física entre el interior y el exterior». Describiendo cómo va creciendo el feto, dice: «Se siente, en cierto modo, como una burbuja de gas, pero no lo es: es diferente, está en otro lugar, pertenece a otro, a otro que, sin embargo, es mi cuerpo».

Naomi se preguntaba si acaso alguna siniestra fuerza exterior había implantado a los gemelos en su útero. «Esto es antinatural», escribió. «Los bebés no deberían nacer de esta manera, tan alejados de todo lo humano». Cuando Khalid sostuvo a los gemelos para que Naomi los viera, ella apartó la mirada. Le recordó a la perra de una amiga a la que habían tenido que anestesiar durante el parto. Cuando la perra despertó después de la cesárea, parecía no entender por qué esos cachorros extraños le olfateaban el cuerpo como si tuvieran derecho a hacerlo.

Khalid bautizó a los bebés Supreme y Sincere. Naomi oyó que una enfermera le preguntaba a la otra: «¿Has oído cuáles son los nombres?». «Estoy seguro de que las enfermeras y los médicos lo desaprobaban», me dijo Khalid. «La manera en que bautizamos a nuestras hijas instaló una barrera. Los incomodamos. No podían esperar a que nos fuéramos del hospital. No nos sentíamos deseados».

* * * * *

Naomi regresó con sus bebés a su casa, situada en los McDonough Homes, el complejo de viviendas sociales más grande de Saint Paul. Más de seiscientas personas vivían en casas adosadas de dos plantas color beige y crema, cerca de la autopista. Cuatro años antes, en 1988, una mujer hmong de veinticuatro años de edad, llamada Khoua Her, que vivía en los McDonough Homes, había matado a sus seis hijos en su departamento. «No sé por qué. No sé por qué», le dijo a la policía. «No me lo explico». Naomi vio la noticia en la tele con su madre y su hermana. «Jamás olvidaré que me puse de pie y dije: "Estúpida perra"», comentó Natalie. «Cuando mencionaron su salud mental y esa clase de cosas, yo decía: "Da igual lo que digan. Estaba cansada de todos esos niños, es eso. Al menos podría haberlos dejado en algún portal"».

Una de las razones por las que me puse en contacto con Naomi fue que me había impresionado la asombrosa coincidencia de dos mujeres jóvenes que vivían en el mismo complejo habitacional y que a la misma edad habían cometido el mismo acto impensable. Me hacía recordar al dibujo de Karthik de la casa de su madre, donde había trazado los acontecimientos históricos que habían asolado esa propiedad.

En los McDonough Homes habitaban muchas personas de color, particularmente refugiados del sur de Asia que se habían trasladado a Saint Paul, una de las ciudades más segregadas del país. Existe un gran número de estudios en los que se ha hallado una incidencia más elevada de psicosis en comunidades con menos «densidad étnica», la proporción de personas del mismo grupo étnico. Para las personas de color, el riesgo de psicosis aumenta cuanto más blanca sea su comunidad. Es más probable que se sientan alienados y solos y que sean objeto de discriminación. A Naomi le erizaba la piel lo que ella llamaba «amabilidad de Minnesota», ese tono cortés, pero pasivo-agresivo, incluso secretamente aterrorizado, que sentía que inspiraba con su presencia.

Apenas llegó a su hogar con los gemelos, «tuve la sensación de que tenía que salir de esa casa. No confiaba en esa casa», contó Naomi.

Sus familiares empezaron a turnarse en su departamento, porque notaban que Naomi estaba demasiado distraída para cuidar a sus hijos. Escuchaba una y otra vez un álbum llamado *Spiritual Minded*, de KRS-One. En la portada había una imagen de KRS-One atrapado en una celda pequeña, apretando las manos contra ambas paredes. «¿Y si Malcolm X volviera?», cantaba. «¿O si regresara el Dr. King? Dime, ¿qué hemos aprendido?». La música hipnotizaba tanto a Naomi que había dejado de comer; lo único que bebía era jugo de naranja. «Sentía que alguien me golpeaba con un martillo y me abría la cabeza a cosas que desconocía», me contó. «Podría llamársele un momento de claridad, pero era algo mucho más violento psicológicamente».

Naomi se sentía como si hubiera adquirido una nueva clase de alfabetismo, la capacidad de extraer un significado simbólico de todo lo que leía u oía. Tenía dificultades para expresar sus revelaciones, más allá de que ella era responsable del destino del mundo. Creía que con su música podía curar el racismo. «Naomi, eres una sola persona», le decía Florida. Pero Naomi respondía: «¡Bueno, en algún lado hay que empezar!».

Pocas semanas después del nacimiento de los gemelos, la prima de Florida, que había estado ayudando a Naomi en el cuidado de sus hijos, se quedó dormida en el sillón de esta. Se despertó abruptamente de una pesadilla. «Están aquí... los demonios», le explicó a Florida. «Están aquí. Tenemos que meternos en todos los rincones de su casa y rezar». Oraron por Naomi, pero su comportamiento no cambió.

Cuando había pasado un mes desde el parto, Naomi sacó a los gemelos, se sentó en un charco y se negó a levantarse. Florida llamó al 911 para pedir ayuda. Durante la llamada, podía oírse a Naomi gritando en el fondo. «¡No, mamá! ¡No, mamá!... ¡Me quitarán a los bebés!». Una de las primas de Naomi intentó tranquilizarla diciendo: «Los mataré antes de que se lleven a tus bebés». Al interpretar ese comentario oído por la línea telefónica como una amenaza, mandaron una patrulla de ayuda itinerante con dos agentes del Departamento de Policía de Saint Paul. Cuando llegaron, Naomi estaba en la cama, con la cara parcialmente cubierta con mantas. Le preguntaron qué sentía al tener cuatro hijos y ella respondió: «Apesta a injusticia».

Florida la convenció de que se subiera a una ambulancia, que la trasladó al hospital Abbott Northwestern de Minnesota. Al principio, se negaba a hablar. Luego comenzó a gritar y a balancearse. «¿Por qué me odian?», le preguntó a una trabajadora social. El personal del hospital le ató los tobillos y las muñecas a los postes de la cama para poder administrarle un sedante. «Las enfermeras me rodearon y me clavaron una aguja en la nalga; yo estaba aterrorizada», dijo Naomi. Sentía que la estaban castigando por un delito, pero no estaba segura de cuál.

Después de cinco días, la dieron de alta con una receta de olanzapina, un antipsicótico, y un diagnóstico de «posible desencadenamiento de síntomas bipolares». Le explicaron que la causa del trastorno bipolar era un desequilibrio químico en el cerebro. Según escribió un psiquiatra, con la medicación Naomi «se volvió mucho menos reservada y (como madre) menos desconfiada en general con los caucásicos». Pero Naomi no tomaba la medicación. Khalid, que a veces la visitaba a ella y a los gemelos, le dijo que él era escéptico respecto de las respuestas que pudiera proporcionar la psiquiatría. Había pasado periodos de su infancia en casas de adopción y centros de detención de menores y, según dijo, «éramos una banda de niños de ciudad y los que nos trataban y nos castigaban eran una banda de psiquiatras de zona residencial que no ven lo que vemos nosotros. Todo estaba relacionado con etiquetas de problemáticas, como "volvamos sobre tu problema con la autoridad", y esa etiqueta era lo único en lo que trabajaban todo el rato, en lugar de profundizar un poco más y tratar de entender quién es el individuo que está detrás».

Aunque habían pasado dos semanas desde que le habían dado el alta, Naomi no podía dejar de llorar. Cuando Florida la llevó otra vez al hospital, Naomi se desnudó y corrió por los pasillos de la sala psiquiátrica. Estaba aterrorizada de que la detuvieran. «Sentía que necesitaba quitarme la ropa para mostrarles que no tenía armas», dijo. «No tengo nada que pueda ser una amenaza para ustedes. ¿Por qué están tan asustados de alguien como yo?». Más tarde, vio un documental sobre la activista keniana Wangarĩ Muta Maathai, quien había encabezado una manifestación donde las madres se desnudaban para protestar por el encarcelamiento injusto de sus hijos. Naomi se identificó con esas madres e interpretó su impulso de exponer el cuerpo desnudo bajo una nueva luz: «Es como si dijéramos: "Miren, no tenemos nada. No tenemos nada. Nos han quitado todo"».

En esa ocasión, le diagnosticaron una «psicosis no especificada», a pesar de que mostraba señales claras de psicosis posparto, una enfermedad que afecta a una de cada mil madres. Después de cuatro días, salió del hospital. Estaba en Medicaid y el seguro no cubría una hospitalización más larga. Su tratamiento seguía los principios de la asistencia médica gestionada, la filosofía que había conducido a la ruina del Chestnut Lodge. En una etnografía de una unidad de urgencias psiquiátricas, la antropóloga Lorna Rhodes describe cómo los protocolos de la asistencia médica gestionada han modificado el trabajo hospitalario: a los pacientes hay que diagnosticarlos, recetarles medicación y darlos de alta en pocos días. Rhodes observa que el personal sanitario casi nunca «especula directamente sobre las causas económicas o políticas de los problemas de los pacientes. Son capaces de abstraerse del trasfondo social más amplio». El trabajo que hacen «puede describirse en términos de una expectativa implícita: tienen que producir camas vacías», escribe, y caracteriza la unidad de urgencias psiquiátricas —un lugar en el que, a diferencia de la mayor parte de la psiquiatría, se atiende a personas de todos los contextos étnicos y económicos—, como «el inconsciente de la psiquiatría».

Un mes después del alta, Naomi salió con sus cuatro hijos en mitad de la noche. Un agente de policía la paró y le preguntó qué hacía. Como Naomi hizo caso omiso de la presencia del agente y, en cambio, se puso a «cantar en un tono muy agudo», según escribió otro agente, la llevaron otra vez al hospital. Esa vez la diagnosticaron como bipolar y la dieron de alta en menos de una semana. «Sigue teniendo recaídas, ciclos», escribió un médico. «La paciente carece de *insight* sobre su enfermedad».

En el Chestnut Lodge, el *insight* psicoanalítico se lograba en muchos casos cambiando drásticamente el relato de una persona: el terapeuta develaba la fantasía o el conflicto inconsciente en torno al cual siempre había girado en secreto la vida del paciente. Un marco bioquímico para el sufrimiento puede operar como una sacudida similar, impulsando a una persona a desprenderse de una interpretación del mundo que le ha hecho perder la esperanza. Pero que a la vida de uno le impongan un nuevo marco explicativo no siempre es algo curativo o generativo. También puede hacer que uno se sienta disminuido, un golpe a la identidad o visión del mundo que uno tiene. «¿Dónde está el lado sensible de la psiquiatría?», se preguntaba Naomi. «Han errado el tiro. La falta de conocimiento de los médicos sobre quién soy y de dónde vengo me aleja cada vez más». Decía que no aceptaba que padecía de una enfermedad mental, «porque sentía que me estaban mostrando cosas que me habían ocultado toda la vida sobre mi realidad como una mujer negra en Estados Unidos que cría hijos».

Helena Hansen, la psiquiatra y antropóloga de la UCLA, afirmaba haber descubierto que los pacientes negros tienden a aceptar menos la idea de que «tu biología es deficiente y puedes resolverlo con tecnología», un marco diseñado en parte para reducir el estigma. «Cuando se trata de pacientes blancos acomodados, puedes enfrentarte a la culpa moral por medio de una explicación biológica», decía. Era habitual que esas familias se sintieran liberadas gracias a la idea de que nadie tiene la culpa de una enfermedad. «Pero con los pacientes negros y morenos y pobres, esa misma explicación biológica se utiliza para desviar la culpa de las fuerzas sociales que los pusieron en ese lugar. Porque sí que hay una culpa moral: la culpa de haber desinvertido en las comunidades de la gente haciendo cosas como eliminar las viviendas accesibles o la protección a los trabajadores». Según señalaba, para sus pacientes era terapéutico y empoderante que ella reconociera las estructuras sociales que habían contribuido a su estado de ánimo.

Naomi también intentó que sus médicos reconocieran la realidad de esas fuerzas sociales, pero cuando se quejaba de que «los blancos me persiguen», ese sentimiento quedaba registrado en su historia clínica como una de sus «afirmaciones estrambóticas» y cuando cantaba «suelten a mi gente», lo único que observó un médico era que «cantaba a todo pulmón» y luego señaló con aprobación que en efecto «redujo el volumen cuando el personal sanitario se lo pidió».

Ocho meses después de que la policía la detuviera —y cuatro meses antes de saltar del puente de la calle Wabasha con sus gemelos—, Naomi volvió a la sala de urgencias, con el mismo tipo de quejas. «Dice que puede hacer que la gente cambie sus creencias habituales por otras mejores», escribió un psiquiatra. «Quiere convertir a la gente para que deje de ser racista y acepte a los suyos».

*   *   *   *   *

Tras su rescate del río Misisipi, Naomi tardó varias semanas en aprehender la realidad de lo que había hecho. Pasó tres días en el hospital recuperándose de su caída antes de que la enviaran a la prisión del condado de Ramsey, que daba al mismo río, y la destinaron a una celda que, casualmente, tenía vistas al puente. Naomi interpretó el número de su celda, que era el 316, como una señal de que ella era Dios. En el Nuevo Testamento, el capítulo 3, versículo 16 del Evangelio de Juan dice: «Porque de tal manera amó Dios al mundo, que ha dado a su Hijo unigénito».

Naomi le pidió un lápiz a un guardia y redactó una carta. «A quien corresponda», escribió. «Si viéramos nuestras comunidades como un árbol, ¿dónde estaría la "raíz", o, mejor dicho, quién sería la "raíz"? Las madres serían el principio». Y, a continuación, añadió: «Pero la superficie no puede mantenerse, no puede ser fuerte y firme si los "cimientos" están dañados».

Unos días después, se desnudó y corrió por los pasillos de la cárcel. Quería que la gente «viera mis cicatrices», le dijo a un médico. «El dolor de la maternidad». Una trabajadora social escribió que Naomi estaba «vacilando entre un comportamiento totalmente catatónico y un grito primal». Su conducta parecía encarnar el principio que Karl Jaspers aplicaba a las personas que habían caído fuera del ámbito del entendimiento humano compartido: la «doctrina del abismo».

Un mes más tarde, transfirieron a Naomi al Hospital Penitenciario de Minnesota, el nosocomio psiquiátrico más grande del estado, donde la ingresaron contra su voluntad como «enferma mental peligrosa». Un médico escribió: «Carece de todo *insight*». Un juez ordenó que se le medicara por la fuerza.

Naomi empezó a tomar ziprasidona, un antipsicótico, así como ácido valproico, un estabilizador del estado de ánimo. Después de unas semanas, le dijo a su madre por teléfono: «Cuando tomo esas medicinas, no tengo miedo de que haya gente inmiscuyéndose en mi vida para hacerme daño». Los fármacos le proporcionaron claridad para entender por qué estaba en el hospital. Se pasaba días enteros en la cama, sollozando. Cuando una enfermera le preguntó cómo se encontraba, ella respondió, entre llantos: «No sé cuán espiritual eres, pero espero que mi bebé no me odie». A esa misma enfermera, le dijo: «La persona que hoy está aquí jamás habría lastimado a sus hijos».

Acusaron a Naomi de homicidio en segundo grado. Quería declararse inocente por demencia, pero su abogado de oficio le explicó que, tras haber revisado veinte años de casos en el condado de Ramsey, que rodea Saint Paul, no había podido encontrar ni uno solo en el que un jurado hubiera aceptado una defensa por demencia. Le advirtió de que, a menos que ella pensara que sus bebés eran sacos de papas, era improbable que un jurado concluyera que cumplía con los requisitos legales para aplicar ese atenuante. Como ocurre en más de la mitad de los estados del país, en Minnesota se determina si un acusado reúne los requisitos para ser considerado demente utilizando la Regla M'Naghten, una norma establecida en 1843 en el Reino Unido que requiere que «el acusado estuviera actuando bajo un defecto de razón tal, producido por una enfermedad mental, que no pudiera conocer la naturaleza y características del acto que estaba haciendo o, si las conocía, que no supiera que lo que hacía estaba mal».

Una de las primeras aplicaciones de la Regla M'Naghten en Estados Unidos tuvo lugar en 1846 en el caso de William Freeman, un hombre negro e indígena de Nueva York que había cumplido una pena de prisión de cinco años tras haber sido acusado falsamente de robar el caballo de un blanco. En la cárcel, un guardia lo golpeó en la cabeza con una tabla, provocándole una lesión cerebral que alteró su personalidad y destruyó su inteligencia. Se obsesionó con la injusticia de su encarcelación. «Su única idea era la represalia», escribió un médico. Poco después de quedar en libertad, mató a una familia blanca por razones que no pudo explicar. Lo condenaron a la horca.

—Se le juzga por asesinato... ¿Lo entiende? —le preguntó el juez.

—No lo sé —respondió Freeman.

—Ahora vamos a dictar sentencia... El jurado ha dictaminado que usted asesinó. ¿Sabe lo que eso significa?

—No lo sé —respondió Freeman.

—¿Me oye? ¿Me entiende? Se le juzga por matar a ese hombre... ¿Lo entiende? ¿Lo sabe? El jurado lo declara culpable; dice que usted lo mató. ¿Eso lo entiende?

—No lo sé —dijo Freeman.

—¿Sabe quiénes son el jurado? Esos hombres que están allí sentados. Bueno, ellos dicen que usted lo mató y ahora lo vamos a condenar a la horca. ¿Eso lo entiende?

—Sí.

—¿Tiene algo que decir en contra de eso? ¿Algo que contarme al respecto?

—No lo sé.

El abogado defensor de Freeman, William Seward, quien más tarde se convirtió en el secretario de Estado de Abraham Lincoln, declaró ante el juez que estaba «conmocionado más allá de lo que puede expresarse por la escena de la que he sido testigo aquí, en la que se ha juzgado a un maniaco como malhechor». El Estado admite «en lo abstracto que la demencia excusa el delito», añadió Seward, «pero insiste en establecer normas para regular la demencia a las que esa enfermedad jamás puede ceñirse». Mientras los abogados de Freeman apelaban, él murió en la cárcel. Le extirparon el cerebro del cráneo. «Jamás he visto una prueba más grande o más convincente de una enfermedad crónica del cerebro y sus membranas», escribió un médico forense.

Los conocimientos sobre el cerebro han evolucionado, pero la definición de demencia no. Cuando evaluaron a Naomi en el Hospital Penitenciario de Minnesota, dos médicos llegaron a la conclusión de que no reunía los requisitos de la defensa M'Naghten. Según dejaron apuntado, sus delirios surgían de observaciones perspicaces sobre la sociedad en la que vivía. Por ejemplo, les había dicho: «Cuando los artífices de la Constitución estaban firmando el documento, le dijeron a una persona negra: "Oye, negra, trae una pluma"». Comentó que, en el puente, se había sentido aterrorizada por sus hijos, porque sabía que «tendrían una vida repleta de inferioridad, indiferencia y ridículo» y explicó que «no quería que murieran. Solo quería que tuvieran una vida mejor».

También anunció que el mundo estaba llegando a su fin, que ya habían matado a todas las personas a las que ella amaba y que ella se había «inclinado hacia otra dimensión», pero, aparentemente, sus examinadores se distrajeron con la verdad de sus comentarios sociológicos. Los delirios no surgen de una fantasía pura. Sería imposible separar el deseo de Bapu de casarse con Krishna de su desesperación ante la manera en que trataban a las esposas en las casas tradicionales de la India, o la obsesión de Ray de vengar el fracaso de su vida y su carrera, su caída en desgracia, de su expectativa de que los hombres blancos educados no deberían tener que enfrentarse a un destino semejante.

La psicosis de Naomi también bebía de la realidad, pero al parecer sus médicos esperaban que sus delirios no pudieran tener sentido en ningún nivel. Concluyeron que su crimen no estaba «basado en un delirio o distorsión psicótica», porque «tenía sentido dentro de su sistema de creencias religiosas y filosóficas y señala a una joven que estaba atravesando una crisis emocional y espiritual». Saltar de un puente era «una decisión tomada para exteriorizar su desafío a una sociedad que percibía como "opresiva e injusta"», escribieron. Hasta su delito, los psiquiatras se habían mostrado poco dispuestos a discutir sus comentarios sobre la raza, más allá de verlos como una patología «estrafalaria». Pero estos médicos que la examinaron sí reconocían la validez de sus intuiciones sobre la sociedad —era la primera vez que se otorgaba validez a su perspectiva en un nivel institucional—, pero solo para usarlas en su contra, como prueba de que merecía un castigo.

Naomi y su familia querían ir a juicio y argumentar que no había entendido del todo lo que estaba haciendo en el puente. «Deberíamos presentar la verdad», dijo su hermana Natalie. Pero cuando la fiscalía ofreció a Naomi un pacto de culpabilidad de dieciocho años —catorce en la cárcel y cuatro bajo libertad vigilada—, su abogado la alentó a que aceptara.

Naomi accedió porque no quería arriesgarse a que la separaran de sus hijos el resto de su vida. «Tuve que entregar al estado mi libra de carne», dijo. El padre de los gemelos, Khalid, también sentía que había que castigarla. «La gravedad de la situación exigía que alguien asumiera la responsabilidad», me dijo. «Y tal vez no sea solo ella: ¿El condado y el estado no tendrían que rendir cuentas? ¿Faltaron a su deber? ¿Tendrían que haber estado más atentos?».

En la vista de su sentencia, el fiscal del condado le preguntó a Naomi si sabía que sus hijos morirían si los tiraba al río. Ella vaciló y luego, en voz baja, respondió: «Sí».

«Sabes que eso no es cierto», dijo Natalie. Se levantó y abandonó la sala.

Enviaron a Naomi al Centro Correccional de Shakopee, la única cárcel de mujeres de Minnesota, situada a cuarenta kilómetros de Saint Paul. Un psicólogo describió que, al llegar, ella estaba «vacilante, callada» y «tiene miedo de que no pueda sobrevivir en la cárcel y piensa que no debería estar en este lugar». Añadió también que Naomi creía que un hospital era «el único lugar en que podría obtener lo que necesita». Su arresto cívico como «enferma mental peligrosa» seguía vigente y, después de cumplir su sentencia penal, todavía debería demostrar que estaba mentalmente apta para reincorporarse a la sociedad. Pero primero recibiría su castigo.

Alguna vez Minnesota fue un estado pionero en la reforma de la atención a la salud mental. A finales de la década de 1940, el gobernador Luther Youngdahl recorrió los hospitales psiquiátricos del estado y vio a hombres y mujeres encadenados a bancos y sillas en instalaciones sucias y superpobladas. Un cuarto de esas personas llevaban un promedio de tres décadas encerradas en instituciones estatales. El estado era culpable de *«particeps criminis»*, declaró. «Todos nosotros hemos participado en un delito social contra estas personas enfermas». En 1949, Youngdahl impulsó una nueva ley sobre salud mental que permitía que se diera de alta a más pacientes y que se les tratara en sus comunidades. En Halloween, se dirigió a un manicomio del norte de Minneapolis y encendió una pira de 359 camisas de fuerza. «La demonología tiene raíces profundas», dijo. «Esta noche hemos quemado una prueba de ello. Debemos mantenernos alerta para que no se nos aparezca bajo otras formas». Al año siguiente, en una convención de la Asociación Estadounidense de Psiquiatría, Youngdahl efectuó el siguiente anuncio: «No existe tal cosa como un paciente rico o un paciente pobre [...]. No existe tal cosa como un paciente negro o un paciente blanco. Hay un solo tipo de paciente: el paciente enfermo».

Su enfoque ayudó a universalizar la enfermedad mental, pero también reflejaba una falta de curiosidad sobre la manera en que la raza y la economía da forma a la experiencia. En 1963, John F. Kennedy aprobó la ley de salud mental comunitaria, una legislación pensada para reemplazar la «fría misericordia del aislamiento bajo custodia» con una red de centros de salud conductual y hogares de transición, cambio que la psicofarmacología hizo posible. Pero los centros, que estaban mal financiados, acabaron atendiendo a los pacientes más fáciles, los que tenían pocas necesidades sociales y financieras. Donald G. Langsley, presidente de la Asociación Estadounidense de Psiquiatría a principios de los ochenta, se quejaba de que esas clínicas no hacían más que proporcionar orientación para «problemas de vida previsibles». Un informe de 1978 del comité de salud mental de Jimmy Carter arrojó como resultado que pocos de esos centros trataban a personas con esquizofrenia. En cambio, ofrecían tratamientos a individuos que estaban «socialmente inadaptados» o que no tenían ninguna clase de trastorno mental.

En varios hospitales psiquiátricos daban de alta a personas vulnerables a las que luego enviaban de regreso a sus comunidades sin hacer casi ningún intento de integrarlas. «Para el movimiento más masivo de atención sanitaria que tuvo lugar en Estados Unidos en el siglo xx», ha escrito el psiquiatra E. Fuller Torey, «no hubo ni plan maestro, ni coordinación, ni mecanismos de corrección ni autoridad». En lugar de pasar el día en el hospital, los pacientes se encontraban bajo otras formas de encierro: albergues para personas sin hogar, residencias compartidas, cárceles. Luego, en los ochenta y noventa, y en un intento de mostrarse inflexibles con el delito, los políticos empezaron a aprobar leyes que penalizaban más tipos de conducta. Personas que en épocas anteriores habrían sido ingresadas en manicomios terminaban entre rejas, porque tenían dificultades en adaptarse a las normas sociales o en defenderse una vez que las acusaban. Según un estudio del Departamento de Justicia de Estados Unidos, más de dos tercios de las mujeres internadas en cárceles y prisiones tienen antecedentes de enfermedades mentales. En las últimas cuatro décadas, el número de mujeres encarceladas en Minnesota ha aumentado en más de mil por ciento.

Parte del personal de Shakopee consideraba que era una «cárcel de magdalenas». Tenía alfombras en los pasillos, sillas acolchonadas y un área exterior con jardín para cenar. Hasta 2016, no había vallas ni muros en torno al perímetro de Shakopee; solo un seto a la altura de las rodillas. «La libertad es la prueba de una institución penal», había dicho en 1915 Isabel Higbee Hall, que había ayudado a fundar la prisión. Según lo entendía Naomi, no había necesidad de preocuparse de que las mujeres se escaparan. «Sabrían dónde buscarnos», explicaba. «Lo primero que haríamos sería buscar a nuestros hijos».

Supreme, el hijo menor de Naomi y el gemelo que había sobrevivido, vivía con Khalid, pero también pasaba tiempo con Natalie, la hermana de su madre, quien se encargaba de cuidar a los dos hijos mayores. Natalie había renunciado a la oportunidad de asistir al Spelman College, la facultad negra de humanidades para mujeres más antigua del país, para poder quedarse en Minnesota y criar a los hijos de Naomi. «Yo también sentía ira», me contó. «Había días en los que no quería hablar con ella. Pero mantuve juntos a sus hijos y eso era lo único que me importaba».

Supreme deseaba profundamente acompañar a sus hermanos cuando visitaban a Naomi en la cárcel, pero no se lo permitían porque el Departamento de Correcciones prohíbe que los delincuentes tengan contacto con sus víctimas. Lo único que Supreme recordaba de su madre era que tenía rastas. Me contó que, cuando sus hermanos regresaban de las visitas, «les preguntaba: "¿Qué aspecto tiene? ¿Cómo es su personalidad?"». Su hermana mayor, Kaylah, me comentó que «podía contarle algunas cosas... cómo huele, cómo actuaba. Yo sentía que él se acercaba a mí porque me parecía a ella».

Naomi había supuesto que se haría amiga de otras madres de color en la prisión —aproximadamente el dieciséis por ciento de las mujeres que están en Shakopee son negras, más del doble que el porcentaje de personas negras en el estado—, pero, según contó, «me rechazaron por completo. Me miraban como diciendo: "¿Cómo te atreves a desmoronarte y hacerle eso a tu hijo?"». Tenía la sensación de que las agentes penitenciarias adoptaban un punto de vista similar. En una nota a una de ellas, escribió: «Mientras me hablabas me sentía como una hormiguita a la que acababan de pisar pero no se moría». Empezó a llevar un diario. «Querido papel», escribía. «Me siento obsoleta», y continuaba: «Necesito ayuda y no la de las sesiones de terapia descarnadas y moralistas de esos doctores».

Llevaba pocos meses en la prisión cuando conoció a Khoua Her, la mujer que había vivido a corta distancia de ella, en los McDonough Homes. En ese momento, Khoua, a quien habían condenado a cincuenta años de cárcel, residía en la unidad educativa, un pabellón pequeño para personas con conducta modelo. La mujer «se me acercó y dijo: "Oye, no sé si me conoces, pero si alguna vez necesitas con quién hablar, aquí estoy. Sé lo que estás pasando. Lo entiendo"», contó Naomi.

Khoua había pasado gran parte de su infancia en un campo de refugiados de Tailandia y contaba que a los doce años la había violado el hombre que se convertiría en su esposo. «Si yo creía que mi experiencia era mala, en lo que respecta al patriarcado, palidecía en comparación con la suya», explicó Naomi. «Cuando me contó su historia, fue como un despertar espiritual». Ambas habían sido jóvenes madres angustiadas por la idea de que sus niños crecerían en una sociedad que carecía de imaginación sobre su potencial. «Pensar que alguna vez la juzgué», dijo Naomi.

En un ensayo en cuatro partes publicado en el *Hmong Times* en el año 2000, Khoua contaba cómo, en plena depresión, cuando «el peso del mundo era grande y aplastante», los límites entre su propio sufrimiento y el de sus hijos se disolvieron. «Cuanto más sentía el dolor de ellos más débil me volvía», escribió. «Me recordaba a cuando yo era pequeña y cómo había sufrido igual que ellos». A sus lectores los instaba a que «por favor, escuchen a su ser interior y hagan algunas preguntas como: "¿Cómo obtendré ayuda para mis problemas?". Nadie sabrá de sus problemas si no alzan la voz».

En la comunidad hmong algunos creen que después de la muerte el alma de una persona vuelve con una forma diferente y que un individuo posee muchas almas, una de las cuales reside en el cuerpo físico. A Naomi también la atraían esas ideas. «Empecé a preguntarme si Khoua y yo formábamos parte de algo que estaba más allá de mi comprensión», me contó. Un periódico local había señalado la «preocupación entre algunos miembros de la comunidad hmong respecto de que los espíritus de los seis niños siguieran en la casa».

Naomi vio la película *Beloved* en la cárcel y empezó a pensar más en el papel de los fantasmas en su propia historia. En el filme, basado en la novela de Toni Morrison, la protagonista, tras huir de su amo y cuando están a punto de capturarla junto con su familia, mata a una de sus hijas para impedir que crezca como esclava. Años más tarde, la hija regresa a la casa de su madre convertida en un fantasma, una invasión que la familia termina viendo como parte del orden de la vida. «No hay una sola casa en el país que no esté llena hasta el techo con el pesar de un negro muerto», explica la abuela de la bebé muerta.

Florida también quedó conmocionada por la película *Beloved.* «Entendí que la madre pensaba que estaba protegiendo a su hija», me dijo. «Igual que Naomi». Naomi quería hablar con su madre sobre el modo en que el trauma se transmite entre las generaciones, pero también se sentía avergonzada por la posibilidad de que su madre creyera que estaba poniendo excusas. Una vez, cuando Naomi protestó por lo injusto del procedimiento legal, su madre le recordó que, después de la prisión, estaría viva. Su hijo no. Naomi me dijo: «Jamás olvidaré el dolor de su voz mientras lo decía».

Redactó una carta a su hijo muerto, Sincere. «Perdóname», escribió. «Pensaba que hacía lo correcto [...]. Todo lo que había aprendido se mezcló en mi cabeza como un coctel psicológico». Le pedía disculpas por cada acontecimiento vital que le había hecho perderse. «Volveremos a encontrarnos», le prometía. «Te siento cuando estás cerca. El vínculo entre una madre y su hijo es el más fuerte que existe».

Naomi pasaba todo el tiempo que podía en la biblioteca de la cárcel, uno de los pocos lugares de ese sitio donde era aceptable mantener conversaciones sobre ideas. Andrea Smith, la bibliotecaria de la prisión, me contó que «desde un primer momento, Naomi se identificó como una persona curiosa, y creo que me veía como un alma gemela. Venía a la biblioteca a analizar ideas sobre espiritualidad y filosofía, sobre cómo vivir en el mundo, sobre cómo ser visto y cómo ver a los demás».

Naomi empezó a leer de dos a tres libros a la semana. Se fabricaba sus propios separadores. «Eran muy coloridos y personalizados y grandes», contó Smith. «Se veían partículas brillantes». En su celda, Naomi tenía una colección de papelitos rosas que se usaban para reportarse enfermo por teléfono en los que escribía los nombres de los libros que pensaba pedir en la biblioteca: *All God's Children* («Todos los hijos de Dios»), de Fox Butterfield; *The Resurrection of Nat Turner* («La resurrección de Nat Turner»), de Sharon Ewell Foster; *We Real Cool: Black Men and Masculinity* («Somos estupendos: Hombres negros y masculinidad»), de bell hooks; *The Silent Cry: Mysticism and Resistance* («El grito mudo: misticismo y resistencia»), de Dorothee Soelle.

Smith adjudicó a Naomi el puesto de administrativa de la biblioteca, uno de los más deseables dentro de la prisión. (A otras mujeres se les había asignado plegar globos, confeccionar uniformes para la policía estatal o fabricar juguetes de goma para perros). En el tablero que tenía detrás de su escritorio, Naomi copiaba citas de sus lecturas. Durante mucho tiempo, dejó la frase «Las prisiones no hacen desaparecer los problemas; hacen desaparecer a los seres humanos». Otra mujer allí encarcelada le dijo: «Tú no lees para ti; lees para otros». A Naomi le encantó el comentario. «No todos tienen la pasión de leer libros, pero yo sí que puedo difundir la información a cualquiera que escuche», dijo.

Siempre había sentido que experimentar depresión era incompatible con ser una mujer negra, pero en la lectura (y también en la música) encontró vidas con las que podía identificarse. «Pensé: "Dios mío, en alguna parte hay un grupo de personas que entienden mi perspectiva"», dijo. «Respiraba el mismo aire que ellos. Era una especie de camaradería invisible».

Smith explicó que no era infrecuente que las mujeres negras o indígenas acudieran a la biblioteca de la cárcel, leyeran sobre su historia y descubrieran por primera vez la manera en que esa historia las había moldeado. «Se les prende el foco», dijo. Pero en el caso de Naomi, «ella ya tenía esas ideas revoloteando en la cabeza: que provenía de una historia de esclavitud, de una familia cuyas raíces no se reconocían, y que hay una razón por la que su familia se ha roto y distanciado». Comentó que Naomi acostumbraba a describir a las personas «no como individuos, sino como peones en un juego más grande». Cuando aparecían en la cárcel mujeres negras con condenas más largas que mujeres blancas que habían cometido los mismos delitos, «Naomi hacía comentarios sobre la orquesta que toca delante de nosotros», decía Smith.

Ella y Naomi mantenían largas conversaciones sobre cómo «el dolor tiene que ir a algún lado; no puede desaparecer», contó Smith. «No se limita a disiparse. Se transmite».

Naomi quería recrear esa experiencia de camaradería para otras lectoras que se sintieran solas. Empezó a escribir una novela sobre una distopía en la que el hip-hop es ilegal. Luego inició unas memorias en las que intentó plasmar la experiencia de cargar con el trauma de su madre. «Sobreviví a los aspectos más oscuros de mí misma», escribió en el libro. «Lo que he hecho y dónde he estado no es lo que soy».

Con el objeto de investigar para sus memorias, Naomi entrevistó a Florida. Siempre había tenido miedo de hacerle preguntas sobre su pasado, pero en ese momento «tenía la excusa perfecta», dijo. Así se enteró de que Velma, la madre de Florida, había sufrido un colapso nervioso. «Su enfermedad mental era el trapo sucio de mi familia que nadie quería ventilar», dijo Naomi.

Velma bebía copiosamente y se iba de casa durante días enteros, dejando solos a Florida y sus seis hermanos. Vivían en los Ida B. Wells Homes, unas viviendas sociales de Chicago construidas exclusivamente para inquilinos negros. Los siete hijos de Velma pasaban tanta hambre que comían avena seca directamente de la caja. Cuando Florida tenía dos años, unos agentes de policía se presentaron en el departamento después de que alguien denunciara que había niños llorando en su interior. Al principio, las hermanas mayores de Florida se negaron a dejarlos pasar. Entonces los agentes regresaron con donas. Las hermanas de Florida cedieron y abrieron la puerta.

Florida jamás regresó a su casa. Una trabajadora social del Departamento de Servicios para Niños y Familias la llevó a la puerta principal de la casa de la señora Jackson y le dijo que ese sería su nuevo hogar. A sus seis hermanos los trasladaron a diferentes casas de adopción repartidas por todo Chicago. «Tenía miedo incluso de moverme», dijo Florida. Durante dos años, no habló.

En la escuela le asignaron un grupo que, según le dijo su maestra, era para alumnas que se convertirían en obreras o en criadas. Ella miraba por la ventana o apoyaba la cabeza sobre el pupitre y se quedaba dormida. «No aprendía nada; estaba traumatizada», contó. «Pero no sabía por qué me sentía así; ni siquiera recordaba que tenía hermanos. La señora Jackson tuvo que contármelo todo». La señora Jackson tenía una hija biológica un año menor que Florida a quien le iba muy bien en la escuela. Florida explicó: «Yo me consolaba repitiendo: no puedes esperar que trate a la hija de otra persona como a la suya. La perdono, la perdono». En el último año de secundaria, cruzó la entrada de la escuela y salió por la puerta trasera. No volvió jamás.

Florida, una mujer ocurrente, férrea, de voz ronca, hablaba con indiferencia sobre sus experiencias con el hambre, la pobreza y los malos tratos domésticos. Pero cuando recordó su educación rompió a llorar. «Tengo sesenta años y todavía no puedo hacer cálculos elementales», me dijo. Compraba periódicamente libros de fonética, pero jamás ha conseguido superar el nivel de lectura de un quinto año. «Es muy angustiante... Criar niños y no poder leerles», explicó. «Tal vez las maestras se limitaron a levantar las manos y dijeron: "No podemos enseñarle", pero no lo sé. Me da la impresión de que no lo intentaron».

Terminó tomando clases a través de Job Corps, un programa estatal de educación y capacitación técnica para jóvenes de bajos ingresos y pertenecientes a colectivos en riesgo, y no fue hasta entonces que reunió el valor de hacer una pregunta que había querido formular durante años: «Cuando multiplicas dos números, como diecinueve por dos, y tienes que llevar el uno, ¿dónde lo pones?». «Puedes ponerlo en cualquier lugar de la parte superior», respondió el profesor. Florida rompió en llanto. «Era asombroso, asombroso, oír que alguien me daba esa información», dijo.

Después de quedar embarazada de Toma, Florida decidió buscar a su familia. No había tenido ningún contacto con ellos durante más de una década. «Me subí al tren L y me trasladé a la zona del norte de Chicago donde me habían dicho que vivían dos hermanas», contó. «Golpeaba a las puertas. Le preguntaba a la gente en la calle: "¿Conoce a mi hermana?"».

Por fin logró encontrar a todas sus hermanas, incluyendo a una que resultó que había vivido a dos manzanas de su casa durante todo ese tiempo. «Ninguna de nosotras comprendíamos cómo pudieron hacernos lo que nos hicieron; llevarse a todos esos niños», dijo. También se reunió con su madre, a quien llevaba catorce años sin ver. Pero al parecer el impacto y la humillación de perder a siete hijos habían exacerbado el trastorno de Velma, una experiencia que Florida llegó a entender unos años más tarde, cuando se llevaron a Toma, su primera hija. «Si piensas que no eres una buena madre, te desenvuelves de un modo diferente», dijo.

Cada año, el 4 de julio, aniversario de la muerte de su hijo, Naomi se derrumbaba. Trataba de distraerse leyendo, pero si veía el número once —la suma de siete más cuatro, la fecha de su crimen— o las palabras *caída* o *libertad*, se paralizaba. Dejaba de comer. No quería salir de su habitación.

En la cárcel le asignaron como terapeuta a Karley Jorgensen, una mujer menuda que se había criado en un pueblo pequeño y homogéneo de Minnesota. A Jorgensen le preocupaba que Naomi pensara: «Aquí llega esta chica joven y blanca que no ha tenido experiencias como las mías». Había una sola terapeuta negra en la cárcel y no había ninguna indígena, a pesar de que las indígenas estadounidenses conformaban casi un cuarto de la población de la prisión. Según observó Jorgensen, las mujeres de color tenían menos probabilidades de haber accedido a atención de salud mental antes de la cárcel que las blancas, y, una vez que se las encarcelaba, era probable que sus dificultades se consideraran más actos de rebeldía que signos de enfermedad.

Casi todas las pacientes de Jorgensen habían sufrido experiencias traumáticas: maltrato físico, abuso sexual, incesto, violencia doméstica, violación, abandono. Arthur Blank, uno de los primeros psiquiatras en reconocer los problemas de los veteranos de Vietnam que regresaban de la guerra, caracterizó el trauma como una experiencia que una persona no tiene «la capacidad de integrar, digerir, narrar [...]; un cuerpo extraño en la psiquis». Pero esa incapacidad de asimilar el trauma, advirtió, también puede aquejar al terapeuta. «En la clínica he visto mucha negación que se basa en una incapacidad de soportar la carga de administrar el tratamiento», declaró en una entrevista. «Muchos terapeutas me han hablado de ello: "No sé qué hacer. ¿Cómo puedo tratar a estas personas? ¿Debería intentarlo aunque no sepa cómo hacerlo?"». Esa incapacidad para conectar puede ser especialmente aguda cuando un médico blanco se enfrenta a un paciente negro cuyas experiencias no le son familiares. En *Black Rage* («Ira negra»), un libro de 1965 que fue uno de los primeros títulos sobre salud mental negra que llegó a un público amplio, los psiquiatras William Grier y Price Cobbs advertían de que «los clínicos blancos pueden apartarse inconscientemente de un conocimiento íntimo de la vida de un hombre negro porque ponerse en el lugar del paciente, aunque sea mentalmente, es demasiado doloroso».

Es poco habitual que las personas en las cárceles tengan sesiones de terapia semanales, pero durante un tiempo Jorgensen veía a Naomi una hora cada semana. Naomi podía acceder a los servicios de salud mental más fácilmente que otros debido a la categoría doble de su detención, penal y civil. Jorgensen esperaba que, dentro de los confines de su despacho diminuto y sin ventanas, «hubiera una atmósfera de aceptación. Quería que Naomi supiera que "tengo esperanzas y creo en ti como persona; no te menosprecio; te considero una mujer increíble que hace todo lo que puede para avanzar"». La terapeuta escuchaba a Naomi sin juzgarla, tratando de hacerla sentirse respetada, no temida. Como escribió Fromm-Reichmann, la así llamada reina del Lodge, «el paciente necesita una experiencia, no una explicación».

Pero su progreso en la terapia se veía frenado por desencadenantes que formaban parte de la textura de la vida cotidiana. Tom Vavra, un funcionario de la prisión que tuvo una buena relación con Naomi, me dijo que, cuando las mujeres de Shakopee lo atacaban, «yo analizo lo siguiente: ¿qué les pasó cuando eran más jóvenes? Si han sufrido algún trauma sexual y deben someterse a registros corporales sin ropa, puedo entender por qué les resulta difícil». A continuación, añadió: «Sinceramente, aquí hay muchas mujeres encarceladas a causa de su estado mental. ¿Creo que se beneficiarían más de un entorno tipo hospitalario? Sin ninguna duda».

Naomi odiaba la fila de las medicinas, donde tenía que esperar cada día que le dieran sus pastillas. No era tanto el acto de tomarlas, sino el ritual en sí mismo: estar de pie en una fila de una hora con mujeres que no le caían bien; que la observaran si se tragaba las pastillas, como si fuera una niña.

A veces la gente pasaba y gritaba: «¡Miren la fila de las locas!».
Naomi tenía la tentación de salir de la fila e irse. «Te decían
"tómate las medicinas, tómate las medicinas", como si todo
fuera a estar bien», protestó, según su registro penitenciario.
«No va bien ni desaparece así como así».

En 2010, dejaron de administrarle a Naomi la ziprasidona, el
antipsicótico que tomaba, «debido a los costos», según la nota
de enfermería. Pocos días después dejó de dormir. Temía que,
tan pronto se quedara dormida, la violaran los guardias de
la prisión. «No quiere dormirse porque se siente "insegura"»,
escribió un psicólogo. Había estado tomando carbamazepina,
una medicación para la manía y el insomnio, pero decidió
dejarla también. Además, se negaba a comer, porque pensaba
que la comida podría estar envenenada. Una noche, cuando
un guardia rechazó su petición de llamar a su familia, tomó
una silla de metal, la arrojó contra una pared y rompió una
ventana. Le ordenaron que regresara inmediatamente a su
habitación. Como no obedeció, los agentes la rociaron con
un irritante químico.

La llevaron al pabellón de aislamiento de la cárcel, que
tiene treinta y tres celdas. Dos guardias se apostaron delante
de la puerta de la celda y le indicaron que se quitara la ropa,
que se pasara los dedos por el cabello, que abriera la boca, se
agachara, mostrara la piel de detrás de las orejas y las plantas
de los pies y tosiera tres veces. Le dieron un edredón grueso,
a prueba de desgarros, como el saco de dormir de un niño,
para que se pusiera alrededor del cuerpo.

Permaneció en régimen de aislamiento sesenta días. Estaba sola veintitrés horas diarias, en una celda de tres por
cuatro metros. A un psicólogo le dijo que se sentía «demente,
indeseada e improductiva». No tenía acceso a plumas, papel
ni libros. Le pasaban la comida en bolsas a través de una
ventanita de la puerta. Para ir al baño, tenía que pedirle a un
guardia unos pequeños pedazos de papel higiénico. En las

reuniones con el personal de salud mental, la esposaban a una mesa. «Hablaba en otro idioma y me informó de que "no hablamos el mismo idioma"», escribió un terapeuta.

Elizabeth Hawes, otra mujer recluida en Shakopee, entrevistó hace poco a cincuenta y una mujeres sobre sus experiencias en la unidad de aislamiento y mandó el proyecto a legisladores del estado. Sus conclusiones fueron que «más allá de la edad, la raza o la orientación sexual, el denominador común no era una tendencia hacia la violencia, sino antecedentes de trauma». Hawes habló con mujeres a las que habían sometido al régimen de aislamiento por una amplia gama de infracciones, desde cantar en el momento equivocado, comerse el pedazo de pastel de otra persona o infringir la política de no tocarse de la prisión. A las mujeres de Shakopee no se les permitía abrazarse, chocarse las manos, enlazar los pies por debajo de la mesa o trenzarse el cabello unas a otras. Naomi contó que, los días de sol en el patio, ella y otras mujeres manipulaban sus sombras para tener la ilusión de abrazarse sin violar las normas.

A varias de las mujeres entrevistadas por Hawes las habían enviado a aislamiento por intento de suicidio. En muchos casos se les había castigado por desarmar una navaja de afeitar, que era una violación de las normas de la cárcel, para cortarse a sí mismas. Las mujeres le contaron a Hawes que el aislamiento no hacía más que amplificar sus ideas de muerte. «Poner a alguien en aislamiento produce enfermedades mentales», le dijo una de ellas a Hawes. «Las paredes respiran», contó otra. Una mujer con anorexia le dijo: «Tenía pensamientos suicidas en cuanto cerraban la puerta de seguridad de la celda. Después de quince días, alucinaba. Oía óperas y bandas de música».

Tom Vavra, el funcionario de prisiones, dijo que cuando visitó a Naomi en la celda de aislamiento, quedó impresionado por lo deteriorada que estaba. «Hablaba casi en un idioma tribal», me contó. «Solo hablaba de sus ancestros».

Andrea Smith, la bibliotecaria, jamás había visitado a una interna en aislamiento, pero recibió un permiso especial para ver a Naomi. Se quedó delante de la celda e intentó mantener una conversación con ella. «No entendía lo que me decía, pero el lenguaje que usaba me resultaba familiar», me contó Smith. «Reflejaba las discusiones que habíamos tenido sobre sus creencias, sobre las grandes fuerzas que operan en el mundo. Naomi siente muy profundamente la dicotomía entre el bien y el mal». Sin su medicación, el pensamiento simbólico de Naomi había alcanzado un nuevo nivel. «Creo que es inevitable, especialmente con la cantidad de CNN que consumía», dijo Smith, «que a veces la mente la llevara al lugar de: el Mal está ganando. La injusticia está ganando». A Naomi, Smith le dijo: «Esto me asusta. Estoy tratando de entender, pero no te reconozco del todo».

Smith no estaba segura de que Naomi hubiera registrado su presencia, pero Naomi dijo que esa visita fue un punto de inflexión. «La señora Smith no me trataba como un problema que solo se podía arreglar con medicación. Entendía el idioma en el que hablaba. Me conocía intelectualmente, filosóficamente e incluso a cierto nivel espiritualmente. Era un gran barómetro para juzgar mi bienestar y mi falta de bienestar». Después de la visita, Naomi volvió a tomar carbamazepina. Tal vez, si se hubiera encontrado con esa clase de comprensión años antes —con alguien que captara los diferentes esquemas necesarios para describir su dolor—, habría tenido una «carrera» diferente. Quizá sus delirios no se habrían arraigado tan firmemente si no se hubiera sentido tan sola.

A medida que fue encontrándose mejor, empezó a pasar el tiempo en aislamiento cerrando los ojos e imaginando las letras de sus canciones favoritas. «Oía esas canciones con la misma nitidez que si hubiera tenido una radio en la celda», me contó. Más tarde empezó a cantar en voz alta. Descubrió que el pabellón de aislamiento era la única zona de la cárcel donde había una «acústica fabulosa». Las mujeres de las celdas contiguas le pusieron el apodo de la Radio y le pedían canciones. «La música me hacía sentir que todavía estaba viva», dijo.

En abril de 2014, después de una década en la cárcel, Naomi recibió una carta mecanografiada de un desconocido. «Hola, Naomi, nunca tuve la oportunidad de presentarme como es debido», escribió el hombre, a quien llamaré Carl. «Yo estaba contigo en el río aquella noche de julio en que nuestras vidas se entrelazaron».

Carl dijo que llevaba diez años escribiendo esa carta. Cada Navidad se sentaba ante su computadora para terminarla, pero se bloqueaba. «Me llegan muchos pensamientos demasiado rápido y parece que las palabras y su significado se enredan y se bloquean en la punta de mis dedos», escribió. Le contó a Naomi que, cuando se zambulló en el río Misisipi, llevaba un tiempo deprimido. «Yo también me he enfrentado a ese destructor de la esperanza y el amor», añadió. «El miedo al fracaso, la oscuridad y la angustia que se oculta en todos los corazones humanos».

Naomi le pidió que fuera a la cárcel a visitarla. Pocos meses más tarde, él se trasladó en coche desde su casa, en las afueras de Saint Paul, a la sala de visitas de Shakopee. Era un hombre blanco corpulento, abuelo de seis nietos. Como su padre había sido suboficial de marina, había pasado los primeros años de su infancia en casas de adopción, después de que su madre tuviera una crisis de nervios y se esfumara. «Así fue mi infancia: siempre mudándome de un lugar a otro, sin tener nunca verdaderos amigos», me contó. Recuerda que se ocultaba debajo de la cobija y se preguntaba: «¿Por qué estoy aquí?».

En los meses previos al 4 de julio de 2003 había pasado por una especie de caída libre. Era analista de vibraciones en una refinería petrolífera y, cuando la economía se contrajo y los empleos se racionalizaron —en su empresa contrataron consultores externos para incrementar la eficiencia—, se sintió

marginado y degradado. «La gente me decía: "El cambio es
bueno, el cambio es mejor", pero para algunas personas el
cambio es una sentencia de muerte», dijo. Tuvo un ataque
de furia cuando introdujeron nuevos procedimientos en su
trabajo y se volvió tan paranoico y agresivo que debió pedir
una excedencia. «Puedes reunir a todos los expertos en el
mismo lugar para que hablen sobre la depresión, pero hasta
que no la has vivido —en todo su espectro—, no sabes de qué
hablan», aseguró. De noche, cuando se iba a la cama con su
esposa, no podía dormir. «Bajaba las escaleras y rezaba y rezaba y rezaba», contó. «Tenía que gritar, que confesar: "Eres
un fraude. Eres un fracaso; admítelo. Toda esa personalidad
extrovertida y sofisticada que posees es puro humo"».

En la sala de visitas de Shakopee Naomi quedó impresio-
nada por la calidez de Carl. «De pronto aparece un hombre
de cabello entrecano, con los brazos abiertos de par en par»,
contó. Se abrazaron —al principio de la visita sí se permite un
breve contacto físico— y luego se sentaron a sesenta centímetros de distancia, según el reglamento, delante del agente de
turno. Carl le explicó a Naomi que consideraba el tiempo que
habían estado juntos en el río como un renacimiento, un «bautismo renovado». Hasta ese momento, se encontraba en esa
clase de estado mental en el que cada puente o balcón es una
invitación a saltar. «Tú me salvaste y nadie puede negarlo»,
afirmó, antes de agradecerle profusamente.

Smith recuerda que Naomi salió de la visita con «una verdadera sensación de asombro y gratitud; creo que se sintió
amada y que realmente sentía que podía amarlo a él. Los dos
eran personas muy tristes y heridas en ese momento y me parece que su afinidad venía de saber que el mundo era mucho
más grande que ellos».

Años más tarde, cuando le mandé una carta a Carl, él me
llamó inmediatamente. Me contó que hacía muchos años que
deseaba compartir su historia, pero su pastor le había acon-
sejado que siguiera esperando, que ya llegaría el momento.

Ahora, con sesenta y ocho años de edad, tenía cáncer de pulmón estadio 4. Sabía que moriría pronto, aunque a su familia no le gustaba que lo reconociera. Empezó a narrar lo que había sucedido el día que rescató a Naomi con todo detalle, como si llevara años practicando. «Era una noche bellísima», me contó con voz ronca. «Íbamos a ver los fuegos artificiales. Había olor a comida, se oía música y, por algún motivo, oí un chapuzón». Vio a un niño pequeño, flotando en el agua, con los ojos abiertos.

Le pasó su cartera a su esposa, trepó por una valla en una parte de la orilla que estaba bajo el puente y corrió por un risco rocoso. Le gritó a Dios, «¡necesito tu ayuda!». Luego se zambulló desde las rocas. Nadó hacia la zona del agua donde había visto por última vez a un niño «girando lentamente, como si estuviera en una lavadora, al tiempo que bajaba por el río». Pero cuando llegó, el niño ya no flotaba. «Metí la mano en lo profundo del agua y lo primero que sentí fue una pierna», dijo. Quería hacerle la reanimación boca a boca, pero estaba demasiado cansado para mantenerse en el agua. Luego otro hombre le dio un golpecito en el hombro. Había seguido a Carl. Tomó al niño de los brazos de Carl y lo llevó a nado a la orilla.

Naomi estaba más lejos, en una parte donde el agua era más oscura y la corriente rápida, una zona del agua en la que, según me contó, él no se habría sentido a gusto ni siquiera en un bote. Aun así, empezó a nadar hacia Naomi. Pensó en el salmo 69: «¡Sálvame, oh, Dios, porque las aguas han entrado hasta mi alma! Estoy hundido en cieno profundo». Cuando llegó a Naomi, ella apenas pareció registrar su presencia. «Donde sea que vayas, jovencita, iré contigo. No voy a soltarte», pensó.

Durante toda nuestra conversación, Carl utilizaba con frecuencia la palabra *arenero*, que definía como el espacio donde una persona sufre las presiones de la sociedad. «Mis problemas surgían de tener que permanecer en ese arenero», decía. «Tenía tanto miedo de perder el control. Se notaba en mi trabajo, en mi postura corporal, en la manera en que trataba a mi familia». Le había impresionado verse en el agua —tenía exceso de peso y no era buen nadador— y le había sorprendido estar tomando la mano de una mujer negra. «Ello despertó algo en mí; mis prejuicios se redujeron», me contó. «¿Cómo puedes amar a alguien a quien ni siquiera conoces?».

Me dijo que no quería usar su verdadero nombre porque salvar a Naomi y a su hijo había sido obra del Señor, no suya. «Si quieres, puedes llamarlo nacer de nuevo, no lo sé, pero es un sentimiento realmente maravilloso», me contó. «Cuando salté de las rocas salí del arenero y entré en la nada, en el espacio infinito. Renuncié a mi lugar en este mundo».

Le señalé que un bautismo en el río tenía un simbolismo profundo.

—No es un simbolismo —respondió—. Es la verdad. Para mí es la verdad.

Aunque había tomado medicamentos psiquiátricos durante años —«sé que las pastillas sirven», comentó—, afirmaba haberse recuperado de la depresión gracias al tiempo que había pasado en el agua con Naomi. «Encontré un lugar al que puedo ir de noche cuando se apagan las luces, cuando estoy acostado en la cama, sumido en el pánico, preguntándome qué haré mañana», dijo. «Necesitaba una roca. La experiencia con Naomi me ayudó a reunirme conmigo mismo, a hallar esa roca».

En las sesiones de quimioterapia había leído la novela de ella sobre el hip-hop, que una editorial llamada Page Publishing le había ayudado a publicar. Me pidió que le diera a Naomi su número de teléfono. «Dile que quiero que me cuente cómo se convirtió en una gran autora», me dijo. Habían perdido el contacto después de algunas visitas, cuando Naomi presintió que su papel en la vida de Carl estaba incomodando a su esposa. Carl reconocía que tal vez Naomi significaba más para él que él para ella, y no le importaba. «Lo único que quería era ser alguien que pudiera brindarle valentía y redención; no digo que yo pueda ofrecer todo eso, pero la gente se dedicaba a dudar constantemente de ella y yo quería que supiera que no la juzgaba», me dijo. «No quería ser la ley. Quería ser alguien que no iba a soltarla en el río».

A Naomi, la correspondencia con Carl le hizo sentir, incluso en los momentos en que quería darse por vencida, que «tengo la responsabilidad de seguir respirando», según dijo. También la veía como una señal de que estaba lista para que la sociedad la aceptara. Pero en 2016, cuando se acercaba la fecha de su liberación, se enteró de que el estado no estaba dispuesto a ponerla en libertad. Su arresto civil como «enferma mental peligrosa» seguía vigente. Un psiquiatra la entrevistó durante tres horas y llegó a la conclusión de que «actualmente la señora Gaines no es capaz de adaptarse satisfactoriamente a la sociedad libre. No ha alcanzado la estabilidad adecuada». A continuación, escribió: «La señora Gaines no podría haber hecho más de lo que hizo, pero necesita tiempo para volver a integrarse en la comunidad». Trece años antes, no reunía los requisitos legales para que la declararan demente, pero ahora la consideraban lo bastante enferma como para dejarla encerrada indefinidamente.

En una audiencia ante una Junta Especial de Revisión encargada de determinar el estado de su custodia, Naomi cuestionó el resultado de esa valoración. «El informe revela una falta de comprensión de la vida y la cultura afroamericanas», declaró ante la junta. La evaluación describía su interés por sus ancestros como una prueba de psicosis. «Los nativos americanos pueden afirmar que han tenido noticias de parientes muertos, pero los afroamericanos carecen de esa libertad», dijo. También objetaba que el psiquiatra hubiera mencionado su temor a que la gasearan como prueba de que deliraba. De hecho, como su psicólogo dejó registrado en su historia clínica, antes de encerrar a Naomi en la celda de aislamiento, «los agentes sí la gasearon».

El día en que la pusieron en libertad, volvieron a ingresarla en el hospital penitenciario de Minnesota. «Todos estos años Naomi había pedido ayuda; estaba dispuesta a hacer lo que fuera que le dijera el psicólogo con tal de sentirse bien y daba la impresión de que eso no significaba nada», señaló Smith. «Era muy difícil decir: "Sí, es porque eres negra". Eso era lo que yo tenía en mente, porque sigo las noticias. Veo mujeres blancas que cometen delitos y noto que no vienen a verme en la cárcel; van a otros lugares».

En el hospital penitenciario de Minnesota, Naomi dijo al personal: «Este es el último paso, para ver si estoy lista para vivir en un espacio abierto». Se incorporó a la banda del hospital, los Terapéuticos, que contaba con quince miembros entre pacientes, psiquiatras y el personal recreativo y de seguridad del nosocomio. «Al haber médicos y miembros del personal en la banda como mis iguales, tenía una de las escasas oportunidades de criticarlos, de decir cosas como "ese acorde está mal. ¿Puedes tocarlo más agudo?"», contó.

Naomi asistía a grupos terapéuticos con nombres como «Más allá de la violencia», «Autocuidado», «Relaciones saludables», «Lectores jubilosos» e «Insight». En la clase de Insight, le dijeron que padecer una enfermedad mental no era culpa suya. En una hoja de cálculo la definió como «una enfermedad clínica del cerebro que interrumpe el razonamiento normal». Compartía lo que aprendía con Florida, quien dijo que esa definición la hizo sentirse más ligera. «Antes pensaba: "Yo soy la única persona a la que le ha sucedido esto, que tiene que atravesar esto de la enfermedad mental"», dijo. «Eso le puso la cereza al pastel: saber que no estaba sola».

Pero a veces a Naomi le molestaba la idea de que todas las biologías son universales. Quería explicar a los médicos: «Su ruptura mental jamás podría ser mi ruptura mental. Tenemos miedos diferentes que los blancos, así que van a errar el tiro». Decía que lo que sentía era como «Vengo a ver a un médico por un dolor de cabeza, pero estás examinándome la rodilla».

El *insight* psiquiátrico puede salvar vidas: una persona que está a punto de saltar de un edificio, convencida de que puede volar, tiene que saber que el cerebro no le funciona correctamente. Pero una visión estrecha del *insight* también puede cegar a médicos y familiares a ciertas creencias —una relación con Dios, una nueva comprensión de la sociedad y del lugar que uno tiene en ella— que son esenciales para la identidad y la autoestima de una persona. Naomi tenía nostalgia de la sensación de que podía acceder a verdades vedadas a otros. Según decía, cuando estaba psicótica y no medicada, «me siento como si estuviera en un plano superior, en la cima de un edificio muy alto, desde el que puedo abarcarlo todo». Pero tomar las medicinas no eliminaba su conciencia del contexto social, como había temido que ocurriera. No era un juego de todo o nada. Planeaba seguir tomando medicación el resto de su vida, «a menos que alguien cure la enfermedad mental», aseguró. Florida no era optimista respecto de que ese día llegara alguna vez. «Dios se lo guardó para sí mismo», me dijo. «Dios se guardó el cerebro para él».

Cuando Naomi podía hablar con Supreme por teléfono —cada vez que él estaba en casa de Natalie—, trataba de enseñarle sobre la enfermedad mental. Una vez, él le preguntó: «¿A qué se refieren cuando dicen que estabas enferma? ¿Enferma cómo? ¿Como un dolor de cabeza?». Ella le contó la historia desde el principio, desde que conoció a su padre, hasta el final, cuando estaba convencida de que el Gobierno iba a matar a su familia. Luego le pidió: «Supreme, mi vida, ahora quiero que me digas lo que acabo de decirte. Repítemelo con tus propias palabras».

«Nunca me enojé con ella», me dijo Supreme, «porque me explicó que cuando estás enfermo haces cosas que normalmente no harías; no eres tú».

A Naomi la aterrorizaba la idea de tener que quedarse en el hospital penitenciario de Minnesota indefinidamente. Hay personas a las que retienen en ese nosocomio durante toda la vida, pero ella cumplió con el programa en menos de un año. Dieciséis años después de su crimen, en otoño de 2019, se mudó a su propia casa, un departamento con dos habitaciones. Lo decoró con frases enmarcadas como «Abrazos gratis» y «El amor convierte una casa en un hogar», así como recordatorios para otros, como si todavía estuviera viviendo en una institución, como «Por favor, séquense las manos con las toallas de papel que están debajo del lavabo».

Yo me reuní con Naomi y su hija Kaylah en el nuevo departamento y al principio Kaylah, que tenía diecinueve años, casi nunca levantaba la vista de sus tareas. Cursaba el segundo año en la Universidad de St. Thomas de Minneapolis y estaba redactando un ensayo sobre la revolución haitiana en un cuaderno, sentada sobre el brazo del sillón de su madre. Llevaba el cabello recogido en un moño alto y tenía un parecido sorprendente a Naomi. Su personalidad también se asemejaba a la de su madre, un hecho que sus parientes acostumbraban a señalar. «A veces nos comparaban cuando yo me ponía creativa o introvertida», explicó Kaylah. «Pero otras veces me daba la impresión de que lo decían con mala intención. No sentía que lo dijeran como...».

—Un cumplido —sugirió Naomi.

Kaylah asintió.

Cuando Kaylah asistió a una clase sobre salud en el instituto y aprendió sobre la genética de la enfermedad mental —hay estudios con gemelos que sugieren que la heredabilidad de algunas enfermedades mentales se sitúa entre el cincuenta y el ochenta por ciento—, entró en pánico. «Empezó a aterrorizarse», me contó Natalie más tarde. «Decía: "¡Hoy me enseñaron que la enfermedad mental es hereditaria y tal vez me vuelva loca!"».

Algunos años antes al hijo mayor de Naomi lo habían ingresado en un hospital por una crisis nerviosa durante un breve lapso, pero se había recuperado y se encontraba bien. Sus familiares lo acompañaron de una manera en que desearían haberlo hecho con Naomi: se sentaban junto a su cama del hospital de seis de la mañana a diez de la noche, armando rompecabezas con él y asegurándose de que nunca estuviera solo. «Considerando lo que pasó mi hermano, también estuve pensando que tal vez no sea yo la que se enferme», me dijo Kaylah. «Tal vez mi función consista en ayudar a algún otro, ser la persona que esté cerca, que comprenda, en lugar de la persona que tenga que pasar por ello». Como Carl, ella sería la que no soltaría.

En mayo de 2020 Supreme cumpliría dieciocho años. Naomi obtuvo un permiso de su agente de libertad condicional para ir a verlo, puesto que ya sería legalmente adulto. El día del cumpleaños, se reunieron en el departamento de Florida, situado en un complejo de viviendas para personas de bajos ingresos donde también vivía Natalie. La última vez que Naomi había visto a Supreme apenas era un bebé de cabello negro rizado que todavía estaba aprendiendo a caminar. Ahora era más alto que ella y desgarbado. Estaba a punto de graduarse del bachillerato. Naomi lo rodeó con los brazos y rompió a llorar. No lo había abrazado en diecisiete años. «Supreme no estuvo tímido; se lanzó directamente a los brazos de ella», contó Florida. «Y permaneció allí, como diciendo: "Esto es lo que esperaba"».

Su padre, Khalid, que ahora es chef, no se habla con Naomi desde que la arrestaron. «No la odio», me dijo, «pero al mismo tiempo tiene que saberse que no puedo borrar la sensación de pérdida que tengo por mi hijo». Me contó que, cuando Supreme se reunió con Naomi, «creo que él esperaba, no sé, arcoíris. Esperaba que en ese mismo momento obtendría todas las respuestas, y que todo se solucionaría. Quería que lo mimaran, que lo acunaran y que lo arreglaran, pero las cosas no funcionan así. De pronto se topó con la realidad de que él también es parte del proceso de curación de ella». De todas maneras, Khalid me describió ese encuentro como «lo mejor del mundo para Supreme. Se le notó de inmediato: estaba más pleno y alguno de sus espacios vacíos habían desaparecido».

Poco después de conseguir su propio departamento, Naomi hizo un curso de formación de dos semanas ofrecido por el Departamento de Servicios Humanos de Minnesota para convertirse en una especialista de apoyo, cuyo trabajo consistía en visitar a personas con enfermedades mentales en sus hogares y ofrecerles compañía y apoyo. En julio de 2020, una semana antes de la fecha en que empezaría su nuevo trabajo, se le informó de que no reunía los requisitos exigidos debido a la naturaleza de su delito. «Me pasaré la vida entera pagando la deuda con mi familia y mi hijo», me dijo. «Pero yo creía que ya había pagado mi deuda con la sociedad». Finalmente, consiguió un empleo en la cadena de tienda de descuento Dollar Tree. Después de unos meses, la ascendieron al área directiva. Pero, cuando presentó los papeles para su nuevo puesto, se enteró de que, a causa de sus antecedentes penales, tampoco era idónea para ello.

Cada vez que tiene un pensamiento desestabilizador —que su trabajo consiste en salvar el mundo del racismo, por ejemplo—, se pregunta qué pasaría si entrevistara a cien personas: ¿considerarían que ese pensamiento es un delirio? Si la respuesta es que sí, intenta dar menos importancia a la idea. A mí me dijo: «Todavía hay algunas cosas en las que creo respecto de quién soy y cuál es mi destino; todavía hay algunos misterios, algunas preguntas en mi cabeza; pero soy capaz de poner esos pensamientos en un segundo plano, para poder ser una buena hermana e hija y madre, para poder darme un baño, sostener conversaciones normales; para poder ir a trabajar. Pero las medicinas no lo anulan todo; hay ciertas ideas que todavía mantengo».

Naomi tenía en su librero algunos de los libros favoritos de su estancia en la cárcel, así como otros nuevos, incluyendo una *Guide to Starting a Business in Minnesota* («Guía para crear una empresa en Minnesota») y *Music Marketing for the DIY Musician* («Marketing musical para músicos independientes»). Estaba trabajando en un álbum de canciones, muchas de las cuales había compuesto en la cárcel. Poco antes había enviado un e-mail con el link de su canal de YouTube a Andrea Smith, la bibliotecaria. «Cuando recuerdo mi época de Shakopee», le escribió, «me pregunto si habrá alguna mujer como yo allí ahora. No que haya cometido el mismo delito; ni siquiera que haya recibido la misma condena, sino alguien de quien nadie espera que pueda superar su pasado y que tampoco pueda necesariamente demostrarlo ahora, ni siquiera para sí misma».

En una de sus canciones, dedicada a todas las familias separadas por la cárcel, describe el sueño que tenía en Shakopee de tomar las manos de otra persona. Otra es sobre Juan 3, 16, el versículo bíblico que la atormentaba cuando la arrestaron. Hay una tercera dedicada a Khoua Her, la madre hmong que había vivido en los McDonough Homes en la misma época que Naomi. En esa canción, Naomi recuerda cómo en 1998 vio las noticias sobre el crimen de Her y la maldijo.

Cuando llegué a la cárcel, ¿adivina quién me tendió la mano?
¿Adivina quién dijo: «Si necesitas a alguien, soy tu amiga»?
¿Adivina quién entiende lo que ninguna madre perfecta entendería?
La misma madre a la que en el 98
Yo condené
Mi amiga.

LAURA

«Podía leerme la mente, como si yo no
necesitara explicar nada»

Laura Delano pensaba que era «excelente en todo, pero eso no significaba nada». Se había criado en Greenwich, Connecticut, una de las comunidades más adineradas de Estados Unidos. Su padre descendía de Franklin Delano Roosevelt y su madre se presentó en sociedad en una fiesta de mayoría de edad que se celebró en el Waldorf Astoria, uno de los hoteles más antiguos de Manhattan. Cuando estaba cursando el segundo año de secundaria, en 1996, era delegada de grupo en su escuela privada —se postuló con un programa de plantación de narcisos— y una de las mejores jugadoras de squash del país. Aun así, le preocupaba no haber cumplido las expectativas de la gente. «Estaba lo mejor y después estaba todo lo demás», explicó.

Laura, que era la mayor de tres hermanas, se sentía como si viviera dos vidas separadas, una en el escenario y la otra entre el público, reaccionando a la representación. El esfuerzo la dejaba agotada, lo que la hacía sentir que tenía un «núcleo vacío». No quería seguir lo que llamaba «el modelo de vida de las niñas buenas», cumpliendo los ideales puritanos de la sociedad de Greenwich. Le contestaba mal a su madre y se encerraba en su habitación. Tenía dos amigas que se cortaban con navajas de afeitar y le fascinaba lo que parecía ser una señal de individualidad y rebeldía. Ella también trató de cortarse. «El dolor se sentía tan real y crudo y mío», dijo.

Sus padres la llevaron a un terapeuta familiar que, después de varios meses, la derivó a un psiquiatra, a quien le confesó que tenía pensamientos suicidas. El psiquiatra le dio un diagnóstico de trastorno bipolar, una enfermedad que solo recientemente había empezado a diagnosticarse en niños. Pocos años antes, un influyente investigador de Harvard había sugerido que la irritabilidad en jóvenes —«tormentas afectivas», según sus palabras— podía ser un signo de manía. Entre 1995 y 2003, el número de niños y adolescentes diagnosticados de ese modo aumentó en casi un cuatro mil por ciento. A Laura le recetaron ácido valproico, un estabilizador del estado de ánimo que acababa de aprobarse para el tratamiento del trastorno bipolar, pero ella escondió las pastillas en un joyero que guardaba en su armario. Luego las tiró por el fregadero.

Laura no le daba mucha importancia a su diagnóstico y, en cambio, se centraba en su vida social. Una compañera de clase la describió como «una gran figura en nuestra clase, una mariposa social, una mujer de mundo que era extrovertida y, en cierto modo, cambiante», que se fusionaba a la perfección con cualquiera de los grupos de su escuela. Pero Laura decía que dudaba de poseer un «verdadero yo».

Tenía esperanzas de hallarlo en Harvard, donde entró como estudiante de primer año en el 2001. Bree Tse, su compañera de cuarto, comentó: «Laura me deslumbró: era una chica brillante, tan vibrante y atenta y sintonizada con la gente». Su primera noche en Harvard, Laura dio un paseo por el campus y pensó: «Esto es todo por lo que me he esforzado. Por fin estoy aquí».

Se probaba identidades nuevas. A veces bebía hasta la madrugada y los chicos la alababan por su buen rollo. Otras veces era una nihilista, desilusionada de que todos sus pares se dedicaran a competir por un objetivo que en definitiva no tenía ningún sentido. «Recuerdo haber hablado mucho con ella sobre las superficies» comentó Patrick Bensen, un compañero de estudios. «Ese era un tema recurrente: si la superficie de las personas alguna vez puede estar en armonía con lo que tienen dentro de la cabeza».

También había noches en las que no podía sostener una conversación. «¿Por qué tengo estas capas extra de pensamientos que otros no tienen y que me alejan cada vez más de ser humana?», escribió en su diario. Cada día era como una nueva actuación. «Por la mañana, tenía que motivarme lo suficiente como para darme un baño, cambiarme y dedicarme a ser Laura Delano», dijo.

En las vacaciones de invierno, pasó una semana en Manhattan preparándose para dos fiestas de presentación formal, en el Waldorf Astoria y en el hotel Plaza. En otra época, esos bailes eran la ocasión en que las chicas se presentaban por primera vez a potenciales parejas —Eleanor Roosevelt, de quien Laura era pariente lejana, había descrito su propio festejo de presentación como una «agonía absoluta»— y, aunque esas fiestas ya no apuntan explícitamente al matrimonio, la pompa que las rodea prácticamente no ha cambiado. Laura fue a una tienda de vestidos de novia y eligió uno blanco de tirantes largo hasta el suelo, diseñado por Vera Wang, así como unos guantes blancos de satín que le cubrían los brazos por encima del codo. Tanto ella como las otras debutantes pasaban los días previos al baile aprendiendo a dar vueltas, hacer reverencias y caminar con elegancia sobre tacones, para prepararse para su ingreso formal en sociedad.

En el primer baile, presentaron a Laura y las otras chicas en orden alfabético por un altavoz; cuando le tocó el turno, Laura pasó al escenario del salón y su escolta, una amiga del colegio, la hizo girar sobre sí misma, después de lo cual Laura hizo una reverencia. «Recuerdo haber pensado que Laura participaba plenamente de todo aquello; se dejaba llevar», comentó su hermana Nina. «Todas tratábamos de cumplir la expectativa de ser guapas, ir bien vestidas, ser divertidas y estar integradas».

Sin embargo, en fotos anteriores a la segunda fiesta, Laura aparece un poco encorvada, como si estuviera tratando de que sus musculosos hombros no se notaran. Lleva un collar de perlas y el cabello recogido en un moño recargado. Su sonrisa parece falsa y forzada. Realizando los movimientos requeridos, pasó al escenario y volvió a hacer una reverencia. Pero, al final de la noche, borracha de champán, lloraba tanto que su acompañante tuvo que meterla en un taxi. Sentía una «soledad pura y auténtica», contó. Por la mañana, le dijo a su familia que no quería vivir. Se había tomado literalmente el simbolismo de esas fiestas, destinadas a señalar su ingreso en la vida adulta. Pero no creía en la adulta en la que se suponía que debía convertirse. «Estaba atrapada en la vida de una desconocida», me dijo.

Cuando Laura volvió a Harvard para cursar el siguiente semestre, sus padres la ayudaron a conseguir una cita en el hospital McLean, el nosocomio psiquiátrico más antiguo de Nueva Inglaterra, construido en los terrenos de una antigua finca. Menos utópico que el Chestnut Lodge, McLean lleva más de un siglo siendo un emblema del *establishment* médico, habiendo tratado a una sucesión de pacientes célebres como Robert Lowell, James Taylor y Sylvia Plath, quien lo describió como «el mejor hospital psiquiátrico de Estados Unidos». Marian Hooper Adams, una persona de la alta sociedad, señaló en una ocasión que el McLean «parece ser el objetivo de todo bostoniano serio y de bien». Cuando Laura traspasó la puerta de hierro y de doble hoja de la verja y subió por la colina hacia su cita, le pareció que la institución era como un «ser palpitante y vivo de fuerza mítica».

Su psiquiatra poseía múltiples títulos de las mejores universidades y Laura se sentía agradecida de contar con su atención. En sus notas, describió a Laura como «una joven encantadora, extrovertida e inteligente», quien «se crio con elevadas expectativas de conformidad social» y que estaba «reprimida por los valores de su educación». Como en la sala de espera Laura charlaba con tanta facilidad con otros pacientes, él escribió «al principio no me di cuenta de que era ella, puesto que daba la impresión de que ya había estado muchas veces en este lugar».

El psiquiatra confirmó el primer diagnóstico y lo calificó de bipolar tipo 2, una variedad menos severa del trastorno que se aplica a pacientes que han tenido al menos un episodio de depresión y un episodio de hipomanía, un estado en el que la persona puede tener menos necesidad de dormir, la autoestima inflada y una energía incesante. A diferencia de la manía, la hipomanía (que significa *menos que manía*) no afecta necesariamente el funcionamiento de una persona; a veces incluso lo mejora temporalmente.

Esa vez, Laura se sintió aliviada cuando se enteró de que tenía una enfermedad. «Era como si me dijeran: no es culpa tuya. No eres perezosa. No eres irresponsable». Cuando salió del hospital, sentía un poco de vértigo. «El psiquiatra me explicó quién era yo de una manera que me parecía más concreta de lo que yo jamás había conceptualizado hasta ese momento», dijo. «Era como si pudiera leerme la mente, como si no necesitara explicarle nada porque él ya sabía lo que yo iba a decir. Tenía trastorno bipolar. Lo había tenido siempre». Llamó a su padre, llorando. «Tengo buenas noticias», le dijo. «Ha descubierto cuál es el problema».

Empezó a tomar veinte miligramos de Prozac. Pero las pastillas no la hacían sentirse mejor, por lo que le recetaron cuarenta miligramos y, como eso tampoco le hacía efecto, sesenta. Es posible que, cada vez que Laura se quejaba de que se sentía alienada en Harvard, el emblema del logro máximo al que se podía aspirar, a sus médicos, imbuidos en las mismas expectativas culturales, les resultara difícil comprender que ese entorno podía ser profundamente incómodo y disonante. La vida de Laura parecía tan libre de obstáculos que cualquier clase de angustia se atribuía a una patología.

Laura veía cada receta como una señal de que estaban tomando en serio su dolor. Ni siquiera estaba segura de si el

Prozac realmente le levantaba el ánimo —aproximadamente un tercio de los pacientes que toman antidepresivos no responden a ellos—, pero era cierto que sus emociones parecían menos urgentes y abrumadoras y que ella era más productiva. Destinaba todas sus atenciones a sus estudios, a su tratamiento y al squash. Dejó de socializar, porque lo tachaba de frívolo, y consideraba un triunfo cada vez que llegaba al final del día habiendo hablado con menos de cinco personas. De pronto sus amigos le parecían «emocionalmente codiciosos»; revoloteaban como insectos y se divertían, un concepto que a ella le parecía pura ostentación.

De vez en cuando, bebía tanto que las ideas de socializar e incluso de tener un romance volvían a parecerle atractivas. Pero hasta el sesenta y cinco por ciento de las personas que toman antidepresivos informan de que su deseo sexual disminuye, un efecto secundario que Laura experimentaba, pero que le daba vergüenza mencionar a su farmacólogo. «Yo suponía que él vería la sexualidad como un lujo», me explicó. «Me diría: "¿En serio? ¿Tienes una enfermedad tan grave y te preocupas por eso?"». Le gustaba coquetear en las fiestas, pero cuando llegaba el momento en que ella y su compañero estaban desnudos en la cama, «de pronto me daba cuenta de que estaba desconectada físicamente. Y entonces sentía que se estaban aprovechando de mí, perdía la razón y me ponía a llorar, y el chico decía cosas como "¿Qué demonios está pasando?"».

Su psiquiatra le aumentó el Prozac a ochenta miligramos, la dosis máxima. El Prozac le producía somnolencia, por lo que le recetó 400 miligramos de modafinilo, un fármaco para la narcolepsia que suelen tomar soldados y camioneros para mantenerse alerta durante los turnos largos. El modafinilo le daba tanta energía que, según decía, «yo era una máquina». Jugaba al squash mejor que en toda su vida. Estaba tan alerta que sentía que podía «descifrar a la gente», interpretando su lenguaje corporal y adivinando la clase de infancia que había tenido. Le gustaba quedarse levantada hasta tarde, sentada en los escalones del Pit, una zona que rodea la estación de metro Harvard Square T, donde se reunían adolescentes sin hogar. Bree, la compañera de Laura de primer año que se convirtió en su mejor amiga, contó: «Volvía a las dos de la mañana y empezábamos a decir "¿Otra vez estuviste hablando de la vida con desconocidos?". Esas conversaciones le resultaban muy interesantes, así que mi actitud era: "Oye, bien por ti"».

Cuando el modafinilo empezó a hacerle difícil conciliar el sueño, su farmacólogo le recetó zolpidem, que tomaba cada noche. En el transcurso de un año, sus médicos habían creado lo que se conoce como «cascada de prescripción»: los efectos secundarios de un medicamento se diagnostican como síntomas de otro trastorno, llevando a una sucesión de nuevas prescripciones. Con frecuencia, las cascadas de prescripción son una forma de negligencia, una manera en que los psiquiatras sobrecargados de trabajo gestionan rápidamente una gran cantidad de casos. Pero en el caso de Laura da la impresión de que sus psiquiatras sentían la obligación de preservar su capacidad de funcionar en los niveles más altos, casi considerando un rendimiento menor al esperado como un síntoma en sí mismo. Se dedicaban a ajustarle los fármacos, como si en algún momento pudieran conducirla a un estado emocional que se correspondiera con todas las ventajas que se le habían otorgado. En sus escritos sobre la injusticia, Miranda Fricker reflexiona sobre el modo en que los «bienes epistémicos» (tales como la educación o el acceso a una orientación especializada) están distribuidos injustamente. Algunos, como Naomi, reciben demasiado poco, mientras otros como Laura tal vez reciben demasiado.

Laura se gastó 121 dólares en un ejemplar del *DSM*. Sabía reconocer cuáles de sus impulsos eran «de manual» —por ejemplo, comprarse tres vestidos de Nordstrom a la vez—, pero ese *insight* no le impedía llevar a cabo ese comportamiento. Su padre, Lyman, que era un gestor de bolsa, le recomendó que probara algo nuevo: tomarse un semestre libre y pasar tres meses en un entorno silvestre. A Laura le gustó la idea de recrear el experimento de Henry David Thoreau en Walden Pond, vivir sencillamente en la naturaleza, del que había leído en el bachillerato. Se apuntó a un viaje de Outward Bound, una organización internacional de educación al aire libre, por el Río Grande, y dejó todas sus medicinas en casa.

En el vuelo a Texas, enumeró sus metas para el viaje en un cuaderno: «basta de sobreanálisis», «conectarse con la gente gradualmente; superemos esta intensa adicción a la intensa pasión de desnudar el alma»; «encontrar un poco de fe en algo, en cualquier cosa».

Su diario alternaba entre descripciones líricas de las vastas extensiones de tierra (anhelaba ser como «el viento, fuerte y abrumador en su nada») y el miedo a no estar cambiando realmente. Se reñía a sí misma por comer demasiada mezcla de frutos secos y temía el momento en que su familia viera su nueva silueta y se diera cuenta de que sus expectativas («será delgada y estará en buena forma», «será feliz», «se arreglará») no se habían cumplido. Acostada bajo una lona azul, apoyando la cabeza en su saco de ropa, redactó una carta para su yo del futuro: «¿Te sientes identificada con el hecho de que, ahora mismo, el 15 de marzo, en algún momento del final de la tarde, estás tan avergonzada de tu cuerpo y tus pensamientos que ni siquiera sabes qué hacer?».

Cuando volvió de su viaje, la idea de regresar a Harvard le provocó un pánico tan grande que empezó a tener pensamientos suicidas. A petición suya, sus padres la llevaron a un hospital del condado de Westchester, Nueva York, donde permaneció dos semanas. En su historia clínica se le describe como «agradable y sociable», «cooperativa y motivada»: una paciente dueña de un buen *insight*. Le resultaba fácil asimilar la perspectiva de sus médicos, pero dejó de confiar en su propia visión de sí misma y del mundo. Requería confirmación de expertos para que su infelicidad le pareciera real. El psiquiatra encargado de su caso en el hospital la trató con una nueva combinación de pastillas: lamotrigina, un estabilizador del estado de ánimo; escitalopram, un antidepresivo, y quetiapina, un antipsicótico del que le dijeron que debía utilizar como una ayuda para conciliar el sueño. Pero Lyman, su padre, dijo: «Yo no tenía ninguna convicción de que esos fármacos la ayudaran. O de que no la ayudaran».

Laura volvió a Harvard y consiguió graduarse, un logro que atribuyó a la memoria motriz. Se consideraba esa clase de estudiante que podía regurgitar información sin absorberla. Después de su graduación, rebotó entre distintos empleos, como el de administrativa en un organismo estatal que emitía permisos de construcción, que no creía que la condujeran a una carrera profesional. Bebía casi todas las noches y a veces se involucraba sexualmente con hombres de modo que acababa sintiéndose utilizada. Interpretaba cada decepción como el comienzo de un desánimo que no tendría fin. Parecía estar atrapada en una espiral, en el que se sentía deprimida por el hecho de que estaba entrando en una fase de depresión. El diagnóstico reflejaba su estado de ánimo, pero también influía en sus expectativas de sí misma.

Justin Cambria, un amigo de los torneos de squash, quedó sorprendido cuando Laura le informó de que tendría que tomar medicinas el resto de su vida. «Nos habíamos conectado por el hecho de que ambos procedíamos de culturas socialmente pretenciosas, y yo no me había percatado de la gravedad», explicó. «Solo había pensado que le costaba entender quién quería ser».

Durante unos meses, Laura vio a un psiquiatra que también era psicoanalista y que cuestionó la manera en que ella contaba su historia. En una carta, le dijo que no estaba seguro de cómo interpretar el primer diagnóstico de trastorno bipolar, puesto que «los psiquiatras suelen asignar un nombre "clínico" a muchas depresiones, atribuyendo el problema a la "química" sin prestar atención al contexto y la especificidad de por qué alguien está pasando por esos problemas vitales en particular en ese momento en particular [...]. Tú me contaste que odiabas convertirte en mujer», le recordó. Laura dejó de asistir a las citas. La explicación de él no concordaba con la suya, por lo que decidió que «no era de fiar».

Empezó a acudir con un psiquiatra nuevo, a quien llamaré doctora Roth. En sus visitas, Laura describía sus fármacos como instrumentos de precisión que eliminarían su sufrimiento, tan pronto la doctora Roth encontrara la combinación adecuada. Si iba a tomar un café con alguien y se ponía demasiado excitada o locuaz, pensaba: «Dios mío, ahora mismo podría estar hipomaniaca». Si se despertaba con un torbellino de pensamientos, decidía que «mis síntomas de ansiedad son cada vez mayores. Debería estar alerta. Si duran más de un día, tal vez la doctora Roth tenga que aumentarme la medicación». Se volvió tan hábil para diagnosticar sus síntomas que decía «llegaba a la cita con el análisis ya hecho y básicamente lo único que necesitaba era que ella le diera el visto bueno». Durante los cuatro años siguientes, triplicó la dosis de sus antidepresivos y cuadruplicó la de lamotrigina. También empezó a tomar clonazepam, una benzodiacepina que tiene propiedades sedantes.

Terminó pareciéndose a esa clase de pacientes que se describe en *Amor en las ruinas*, la novela de 1971 de Walker Percy sobre el psiquiatra de un pueblo pequeño. «Todos los psiquiatras conocen a los de esta clase», escribe Percy. «El joven delgado, de habla educada, que recita sus síntomas con precisión y objetividad —tan objetivo que parece que fueran los síntomas de otra persona— y, por encima de todo, con entusiasmo, ¿saben?, como si nada pudiera complacerlo más que el hecho de que su síntoma, su sueño, resultara ser interesante, un caso de manual. Permítame tener una enfermedad de verdad, doctor, prácticamente me dice». Según observa Percy, un paciente así «se ha abstraído tanto de sí mismo y del mundo que lo rodea, viendo las cosas como teorías y a sí mismo como una sombra, que no puede, por así decirlo, reingresar en el encantador mundo común y ordinario».

En la vida de Laura cada vez había menos intereses. En 2008, cuando Barack Obama fue elegido presidente, «yo no tenía ninguna opinión ni emoción al respecto», contaba Laura. Perdió el contacto con sus amigos. «En cierto punto todo era: "Oh, Dios mío, Laura Delano... está enferma"», contó una amiga del bachillerato. Laura engordó casi veinte kilos, lo que atribuyó a las medicinas. Cuando se miraba en el espejo, sentía poca conexión con su reflejo. «Lo único que quiero es acostarme en la cama, acurrucarme con mi perro y leer libros de autores con cuya mentalidad pueda relacionarme», le escribió a un psiquiatra. Tenía una intensa identificación con Sylvia Plath, otra joven brillante, privilegiada y carismática que, en su diario, se acusaba de no ser más que otra «HEMBRA EGOCÉNTRICA CELOSA Y SIN IMAGINACIÓN». Plath se preguntaba si, para evitar la locura, debería dedicar «el resto de mi vida a una causa; ir desnuda para enviar ropa a los necesitados, huir a un convento, a la hipocondría, al misticismo religioso, a las olas».

El día antes de Acción de Gracias, cuando tenía veinticinco años, Laura viajó en coche a la costa sur de Maine, a una casa que era propiedad de sus difuntos abuelos. El clan familiar se había reunido allí para celebrar el día. Notó que sus parientes tensaban los hombros cuando hablaban con ella. «Se le veía apagada y recluida», notó su prima Anna. Si caminaba por la casa y las viejas tablas de madera del suelo crujían bajo sus pies, se sentía avergonzada de su peso.

El tercer día, sus padres la llevaron a la sala, cerraron las puertas y le dijeron que parecía atrapada. Ambos estaban llorando. Laura se sentó en un sillón con vistas al océano y asintió, pero no los escuchaba. «Lo primero que me vino a la cabeza es: ya has hecho sufrir bastante a todo el mundo».

Dijo a sus padres que saldría a escribir. Se dirigió a su dormitorio y vertió todo el clonazepam, escitalopram y lamotrigina en un guante de invierno. Luego fue a la despensa, tomó una botella de merlot y la metió en una mochila junto con su laptop. Sus hermanas y primas se estaban preparando para asistir a una clase de bikram yoga. Chase, su hermana más pequeña, la invitó a que se sumara, pero Laura se negó. «Tenía los ojos tan muertos», contó Chase. «No había expresión alguna. No había nada, en realidad. Recuerdo que la tomé de los hombros y le dije: "Todo va a estar bien"». A su otra hermana, Nina, la exasperaba que Laura no quisiera ir a yoga. «Recuerdo que pensé: "¿Por qué no haces cosas que te harán sentirte mejor? ¿Qué te cuesta tanto en la vida? ¿Por qué es tan difícil para ti?"», dijo Nina.

Cuando salió de la casa, agradeció que su abuela ya no estuviera viva. Se la imaginaba diciéndole: «Dios mío, Laura, supéralo. No seas ridícula». Había dos senderos hacia el océano, uno que llevaba a una cala de arena y el otro a la costa rocosa donde ella y sus hermanas pescaban lubinas rayadas. Laura tomó el que iba hacia las rocas y pasó delante de un gran peñasco sobre el que Nina, que había estudiado geología en la universidad, había escrito su tesis. Había marea baja y el día estaba frío y ventoso. Se apoyó contra una roca, sacó su laptop y empezó a teclear. «No trataré de hacer que esto sea poético, porque no debería serlo», escribió. «Es un vergonzoso lugar común suponer que una debería escribir una carta a sus seres queridos al poner fin a su vida».

Reflexionó sobre un estudio según el cual las personas que redactan notas de suicidio tienen menos probabilidades de llevar a cabo el acto. No obstante, escribió, «en todo el análisis que he estado haciendo en mi cabeza (desde hace muchos años, pero hoy en particular), me doy cuenta de que, a la larga, es mejor para todos ustedes». Luego añadió: «Jamás podría tener una vida normal».

Se tragó más de treinta pastillas en tres grandes puñados y las bajó con vino. «Siento que me estoy volviendo incoherente, así que habrá errores tipográficos y palabras potencialmente incomprensibles a partir de ahora», escribió. Le resultaba cada vez más difícil sentarse recta y se le estaba empezando a estrechar la visión. Se sentía agradecida de poner fin a su vida en un lugar tan hermoso. Se cayó hacia delante y se golpeó la cabeza contra una roca. Aunque oyó el sonido, no sintió ningún dolor.

Cuando anocheció y como Laura aún no había regresado, su padre se dirigió a la orilla con una linterna. Tardó veinte minutos en recorrer la costa. Luego vio la laptop de Laura apoyada en una roca. Dio vuelta a la roca hasta llegar al otro lado. «Allí estaba, encorvada hacia delante», contó. «Me abalancé y traté de despertarla, sacudiéndola y abofeteándola, pero me fue imposible». Volvió corriendo a la casa y llamó a una ambulancia.

Trasladaron a Laura en helicóptero al Hospital General de Massachusetts, pero los médicos decían que no estaban seguros de que pudiera recuperar la conciencia. Estaba en hipotermia y la temperatura del cuerpo había caído a casi treinta y cuatro grados. «Nos dijeron que, incluso si sobrevivía, era probable que sufriera daños cerebrales», contó Lyman. «Nos dieron la opción de dejarla irse».

Dos días más tarde, se despertó en la unidad de cuidados intensivos. Sus hermanas y sus padres vieron cómo abría los ojos. Brotaban lágrimas de ellos. «¿Por qué sigo aquí?», preguntó. Nina me dijo: «Supongo que yo tenía la idea espiritual de que quizá había cruzado unas puertas y alguien del otro lado le dijo que tenía que regresar. Pero no fue eso. Fue pura ciencia. Hacía tanto frío en las rocas que su cuerpo había pasado a una especie de estado de hibernación. Jamás habría sobrevivido si hubiera tenido el cuerpo más caliente».

Pasados unos días, la trasladaron en camilla al hospital McLean, el mismo al que había llegado tan entusiasmada siete años antes. Ahora estaba débil, mareada, sudaba profusamente y estaba anémica. El cuerpo le dolía a causa de una enfermedad llamada rabdomiólisis, que se produce cuando pasan fibras de los músculos esqueléticos al torrente sanguíneo. Tenía un ojo morado por el golpe contra la roca.

Sin embargo, un médico escribió que «su contacto visual y su comportamiento social estaban intactos». Aunque se sentía decepcionada de que su intento de suicidio hubiera fallado —les dijo a los médicos que había ingerido las pastillas después de hacer un «análisis de costo-beneficio»—, también se sentía culpable por haber preocupado a su familia. Informó de que tenía una «necesidad de seguir reglas», como dejó apuntado un médico. Otro señaló que no parecía cumplir los criterios de un trastorno depresivo mayor, a pesar de que casi muere por suicidio, y sugería que tenía un trastorno límite de la personalidad, que se caracteriza por relaciones y una imagen de uno mismo inestables y una sensación crónica de vacío. Según la historia clínica, Laura coincidía. «Tal vez sea una *borderline*», dijo.

Poco después de que le dieran el alta, redactó una carta para el personal de su unidad: «Sinceramente, no sé cómo empezar a expresar en palabras la gratitud que siento por todo lo que han hecho para ayudarme», escribió. «Hacía tantos años que no sentía las emociones positivas —esperanza, mayormente— que ahora me inundan». Poco convencida por sus propios sentimientos, interrumpió la carta en la mitad de una frase y jamás la envió.

En McLean, Laura empezó a acudir con un nuevo psiquiatra, quien confirmó que su problema subyacente era un trastorno límite de la personalidad. «No está claro que sea bipolar (como se le diagnosticó en el pasado)», escribió el médico.

El concepto del trastorno límite de la personalidad surgió en la bibliografía médica en la década de 1930, aplicado a pacientes cuyos síntomas no encajaban en ningún otro diagnóstico. Harold Searles, un psiquiatra del Chestnut Lodge, describió a esos pacientes como demasiado «orientados al público», puesto que basaban su sentido de la identidad en las expectativas de otras personas. En 1980, se añadió ese diagnóstico al *DSM*, que señalaba que era «un trastorno que se diagnostica más frecuentemente en mujeres». Las características que lo definen, entre las que se incluyen inestabilidad emocional, ausencia de autocontrol y un sentido fragmentado del yo, parecen patologizar rasgos estereotípicamente femeninos. La socióloga Janet Wirth-Cauchon ha definido el trastorno límite de la personalidad como «la nueva "enfermedad femenina" de la sociedad moderna tardía».

En 2010, Laura, con veintisiete años, se mudó a casa de su tía, que vivía en las afueras de Boston, y asistió a un programa de tratamiento diurno para casos de trastorno límite de la personalidad que se impartía en Boston. «Era otra oferta de algo que podía arreglarme y que yo todavía no había probado», explicó. Luego contó que, en la entrevista de admisión, el director del programa le dijo: «De modo que fuiste a Harvard. Seguro que no esperabas terminar en un lugar como este». Laura rompió a llorar, aunque sabía que esa reacción se interpretaría como una «labilidad emocional», un síntoma del trastorno límite. Uno de los médicos presentes observó que Laura demostraba poseer «*insight* sobre sí misma, pero sin nada que aliviara ese *insight*». Ella le dijo al médico que había «renunciado a la acción».

En otra época, Laura encontraba una especie de consuelo entregándose a la enfermedad. Había realineado su vida, consciente o inconscientemente, de modo que expresara de una manera más pura la manera en que se le había clasificado. Pero más tarde se sintió traicionada cuando se dio cuenta de que el relato que debía explicar su vida no ofrecía la clase de claridad o cura que sentía que le habían prometido. Había desarrollado un *insight* sobre la enfermedad equivocada.

Se había conformado con ser bipolar. «Encajaba perfectamente en los criterios del *DSM*», explicó. Pero el trastorno límite de la personalidad no la hacía sentirse irreprochable.

Casi todos los pacientes del grupo de Laura eran mujeres y muchas tenían antecedentes de consumo de drogas, traumas sexuales y relaciones destructivas. Laura, que por entonces bebía mucho, interpretó el diagnóstico como que los médicos le decían: «Eres una zorra, una persona manipuladora y jodida». Su farmacólogo le prescribió naltrexona, un medicamento que en teoría bloquea la ansiedad por el alcohol. Por primera vez Laura se sintió insultada por lo que le habían recetado. Si tenía que dejar de beber, quería sentir que lo hacía por su propia cuenta. Ya estaba tomando venlafaxina (un antidepresivo), lamotrigina, quetiapina, aripiprazol, lorazepam, litio y levotiroxina, un fármaco para tratar el hipotiroidismo, que es un efecto secundario del litio. Las medicinas la sedaban tanto que a veces dormía catorce horas seguidas.

Pocos meses después de su ingreso en la clínica de trastorno límite, entró en una librería, aunque ya casi no leía. En la mesa de novedades había un libro con la imagen de un rostro sobre el que superponían los nombres de varias medicinas que ella había tomado. Lo compró; era *Anatomía de una epidemia*, escrito por Robert Whitaker, un periodista ganador del premio Pulitzer que se ha convertido en un faro para la gente que critica la psiquiatría. El libro analiza el porqué de que, entre 1987 y 2007, a pesar del desarrollo de nuevos medicamentos psiquiátricos como el Prozac, el número de solicitudes de incapacidad presentadas a la seguridad social de Estados Unidos se había duplicado, con la enfermedad mental como una de las causas que más habían aumentado. Whitaker sostiene que los fármacos psiquiátricos, tomados en grandes dosis a lo largo de toda una vida, pueden convertir algunos trastornos episódicos, que quizá se habrían resuelto solos, en una incapacidad crónica. (Mayormente, Whitaker hace caso omiso de los motivos sociales y económicos, como los recortes en los programas de bienestar social y la falta de empleo para las personas sin titulación superior, que han contribuido a aumentar el número de estadounidenses que salen de la población activa y pasan a situación de discapacidad).

El libro impulsó a Laura a empezar a leer sobre la historia de la psiquiatría. No se había dado cuenta de que la idea de que la causa de la depresión era un desequilibrio químico no era más que una teoría, «en el mejor de los casos, una simplificación excesiva y reduccionista», como había expresado Schildkraut, el científico del Instituto Nacional de Salud Mental. Nathan Kline, que alguna vez había sido médico de Ray, confiaba en que «encontraremos una prueba o una serie de pruebas bioquímicas que demostrarán ser elevadamente específicas para un estado depresivo concreto». Pero esa prueba jamás se materializó. Durante más de cincuenta años, los científicos han buscado los orígenes genéticos o neurobiológicos de la enfermedad mental, invirtiendo miles de millones de dólares en investigaciones, pero no han podido localizar ningún marcador biológico o genético específico asociado a ningún diagnóstico. Todavía no está claro por qué los antidepresivos funcionan. Tal vez la teoría del desequilibrio químico, que se generalizó en los noventa, ha sobrevivido tanto tiempo porque la realidad —que la enfermedad mental está causada por una interacción de factores biológicos, genéticos, psicológicos y ambientales— es más difícil de conceptualizar, de modo que nada ha conseguido reemplazarla. En 2022, Thomas Insel, quien dirigió el Instituto Nacional de Salud Mental durante trece años, publicó un libro en el que lamentaba que, en 2015, cuando dejó el puesto, se dio cuenta de que, a pesar de los grandes avances en neurociencia, «nada de lo que mis colegas y yo hacíamos abordaba la urgencia cada vez más grande o la magnitud del padecimiento que millones de estadounidenses estaban atravesando... y del que morían».

Laura le mandó a Whitaker un e-mail con el asunto «Psicofármacos y la idea del yo», en el que enlistaba las numerosas drogas que había tomado. «Me crie en una ciudad pequeña de las afueras donde se enfatizaba la creencia de que la felicidad surge de verse perfecto para los demás, que la tristeza y la ira no son sentimientos legítimos y que uno debería guardárselos», escribió. En cierto sentido, ser la paciente perfecta había sido una forma de evitación, una manera de prestar atención a un grupo limitado de síntomas en lugar de a las insatisfacciones de su mundo social: las metas por las que se suponía que debía competir, la personalidad prístina que se suponía que debía cultivar. Las teorías sobre su mente habían enmascarado lo que experimentaba en realidad. Incluso en sus conversaciones conmigo, Laura rehuía hablar de detalles específicos sobre su educación, porque no quería ofender a su familia.

Whitaker me dijo que Laura le recordaba a muchos jóvenes que se habían puesto en contacto con él después de leer su libro. «Les recetaban una droga, luego otra, y luego otra, y los ponen en otra trayectoria donde su sentido de identidad pasa de ser normal a anormal; se les dice que, básicamente, tienen algo mal en el cerebro y que no es temporal; y eso modifica su sentido de resiliencia y la manera en que se presentan ante los demás».

En sus citas con su farmacólogo, Laura empezó a plantear la idea de dejar de tomar fármacos. En catorce años, había tomado diecinueve medicamentos diferentes. «Jamás tuve una idea básica de mí misma, de quién soy, de cuáles son mis capacidades», dijo. Quería despojarse de algún modo del marco que se había impuesto a su identidad.

Al principio los médicos de la clínica de trastorno límite se resistieron a su petición de dejar la medicación, pero también parecían reconocer que sus problemas no se resolvían con tecnología. Pocos meses antes, un médico había escrito en un recetario: «Practica la autocompasión» y, en cuanto al número de recambios, había añadido: «Infinito».

Siguiendo el consejo de su farmacólogo, el primer medicamento que Laura dejó de tomar fue el lorazepam, la benzodia-

cepina. Unas semanas más tarde, dejó el antipsicótico aripiprazol. Tras dejar de tomar ambos fármacos, de pronto sintió que
las luces de su casa eran demasiado fuertes. Empezó a sudar
tanto que dejó de vestirse con cualquier color que no fuera negro. Si giraba la cabeza rápido, se mareaba. Le dolía el cuerpo
y en ocasiones le sobrevenían oleadas de náuseas. La piel le
palpitaba con una energía extraña. «No sentía calma en ninguna parte del cuerpo», me contó. «Era como si hubiera alguna
especie de corriente debajo de la piel y yo estuviera atrapada
dentro de este envoltorio que zumbaba constantemente».

Temía no poder volver a dormir nunca más. Estaba sobrees-
timulada por colores y sonidos. «Me sentía como si no pudiera
protegerme de toda la vida que me rodeaba», explicó. Casi
no salía. Cuando su tía Sara puso al día al resto de la familia,
bromeó con que Laura se había vuelto parte del sillón. Sus
familiares aprendieron a pasar la aspiradora a su alrededor.

Un mes más tarde, dejó el antidepresivo venlafaxina.
Menos de una semana después sentía que cualquier mínima
frustración o desaire la afectaban desproporcionadamente.
Cuando un cajero del supermercado le hablaba, estaba segura de que su cordialidad era fingida y de que en realidad lo
que deseaba decirle era que «eres un ser humano repugnante,
asqueroso y patético». Sus propias reacciones le parecían artificiales y fuera de contexto. «Es como si te sintieras poseída»,
me contó. «Las emociones te ocupan y estás a merced de ellas
y, sin embargo, en cierto nivel sabes que no son tú».

Más tarde, encontró en internet una comunidad de personas que tenían dificultades para abandonar los medicamentos
psiquiátricos y que ya habían inventado una palabra para
referirse a esa experiencia: *neuroemoción*, un sentimiento exa-
gerado sin base en la realidad. En el foro de internet «Sobreviviendo a los Antidepresivos», visitado por miles de persona
cada semana, había una lista de las numerosas variedades de
neuroemoción: neurotemor, neuroira, neuroculpa, neurover-
güenza, neuroarrepentimiento. Otra palabra que sus miem-

bros utilizaban era *distalgia*, una oleada de desesperación ante la idea de que la vida de uno ha sido en vano. Para muchos de los participantes de los foros, la experiencia de dejar la medicación no podía expresarse en palabras. «Los efectos de estos fármacos se acercan tanto a los "sostenes de tu ser" básicos que es muy difícil describirlos de manera fiable», escribió una persona. «Este proceso de abstinencia me ha ido despojando lentamente de todo lo que creía sobre mí y mi vida. Una a una, partes de "mí" se han ido desprendiendo, dejándome completamente vacío de cualquier sentido de ser alguien», escribió otra.

En el pasado, cada vez que Laura experimentaba síntomas de depresión o manía, sabía qué hacer al respecto: recordaba los detalles y se los informaba a su médico. Pero ahora ese ritual parecía tener menos sentido. «El trastorno bipolar era el camino por el que yo iba», me contó. «Y, de pronto, dejé de estar en ese camino». Sentía que estaba entrando en un vacío.

En otra época, el psicoanálisis era un proceso que duraba toda la vida. En la actualidad, casi dos décadas después del cierre del Chestnut Lodge, la psicofarmacología ha ingresado en una modalidad igualmente crónica. Hoy en día, en Estados Unidos una de cada ocho personas consume antidepresivos y un cuarto de ellas lleva haciéndolo más de una década. Nathan Kline advirtió sobre esto ya en 1964. «Es relativamente sencillo determinar cuándo iniciar un tratamiento», escribió, «pero mucho más difícil saber cuándo parar».

Una vez que se popularizó la teoría del desequilibrio químico, la salud mental se convirtió en sinónimo de una ausencia de síntomas, en lugar de un regreso a la estructura de base de un individuo, a su estado de ánimo o personalidad antes y entre los periodos de crisis. Según me dijo Dorian Deshauer, una psiquiatra e historiadora de la Universidad de Toronto, «una vez que abandonas la idea de la estructura de base personal, se hace posible pensar en el sufrimiento emocional como una recaída, en lugar de algo que es de esperarse a partir del modo individual de estar en el mundo». También existe la posibilidad de que la salud mental no esté determinada solo por los síntomas, sino por aspiraciones, como, por ejemplo, experimentar el «sentimiento oceánico» u otras formas de pertenencia. Los adolescentes que toman medicación cuando todavía están aprendiendo lo que significa ser su mejor yo quizá no sepan nunca si tienen una estructura de base o cuál es. «No es tanto cuestión de si la tecnología cumple», explicó Deshauer. «Es cuestión de lo que le pedimos».

Algunos psiquiatras esperaban que, al rechazar la autoridad del psicoanálisis, se librarían del influjo de la cultura y la subjetividad fundamental que esa disciplina implicaba. Pero la historia de la psiquiatría biológica está marcada por sesgos sobre género y raza igual que lo estuvo el psicoanálisis. Las benzodiacepinas, una clase de tranquilizante celebrado como un reemplazo del psicoanálisis, se comercializaban en la década de 1970 principalmente como un producto para mujeres, pensado para adjudicarles personalidades con las que sus esposos se sintieran a gusto. En unos anuncios de 1970 llamados «35 y soltera», compilados en los *Archives of General Psychiatry* («Archivos de psiquiatría general»), la compañía farmacéutica Roche alentaba a los médicos a administrar diazepam a esa clase de paciente muy tensa que «se da cuenta de que está en una posición perdedora y que tal vez nunca se case». Entre 1969 y 1982, el diazepam, bajo su nombre comercial de Valium, fue el medicamento más recetado de Estados Unidos y aproximadamente tres cuartos de sus consumidores eran mujeres. En un artículo editorial de la publicación francesa *L'Encéphale*, dos psiquiatras del hospital más grande de París advertían de que «las benzodiacepinas han perdido su estatus de medicamentos [...] y se han convertido en simples ayudas domésticas».

Los inhibidores de la recaptación de serotonina, o ISRS —de los cuales los más prominentes son el Prozac (fluoxetina) y el Zoloft (sertralina)— se crearon en la década de 1980 y llenaron el hueco que la preocupación de que las benzodiacepinas fueran adictivas había abierto en el mercado. En poco tiempo empezaron a recetarse no solo para la depresión, sino para las ansiedades que antes se trataban con benzodiacepinas. Hoy en día más de una de cada cinco mujeres blancas toman antidepresivos en Estados Unidos. Peter Kramer, el autor de *Escuchando al Prozac,* me dijo que los ISRS exhibían una «consonancia inquietante con lo que la cultura requería de las mujeres: menos fragilidad, más malabarismos fuera del hogar». En uno de los primeros anuncios de Zoloft se veía a una mujer blanca con un traje pantalón, tomando de la mano a sus dos hijos, y la frase «Un poder que habla en voz baja». En un anuncio de Prozac, que se mantuvo durante dos años y medio, se veía a otra mujer blanca, con el anillo de bodas visible, y el eslogan «Tanto para noches tranquilas como para días productivos».

Mientras las mujeres negras tienden a estar inframedicadas para la depresión, las blancas, especialmente las ambiciosas, suelen estar sobremedicadas, para poder «tenerlo todo»: una familia y una carrera próspera. Sin embargo, un efecto secundario común de estos fármacos es una pérdida del deseo sexual, una experiencia quizá más compatible con los roles de género contemporáneos que lo que nos gustaría imaginar. Allen Frances, un profesor emérito de psiquiatría de Duke que en 1994 estuvo al frente del grupo de trabajo para la cuarta edición del *DSM,* me dijo que «desde el principio fue muy evidente que los ISRS tienen un impacto bastante dramático sobre el interés y el rendimiento sexual. Siempre me ha extrañado que este aspecto no descalificara su gran popularidad».

Audrey Bahrick, una psicóloga del Servicio de orientación de la Universidad de Iowa que ha publicado artículos sobre el modo en que los ISRS afectan la sexualidad, dijo que atiende a miles de estudiantes universitarios cada año, muchos de los cuales toman ISRS desde la adolescencia. Según me contó, «al parecer yo tenía la expectativa de que a los jóvenes los efectos sexuales secundarios los angustiarían mucho, pero lo que observo en la clínica es que esos jóvenes todavía no saben qué significa realmente la sexualidad ni por qué se trata de una fuerza motriz tan importante. Empiezan a verse un poco por detrás de sus pares en lo que respecta a tener enamoramientos o a estar sexualmente motivados».

Laura siempre se sentía aislada de las mujeres de su edad que se vestían con ropa favorecedora. Parecían «tan cómodas con su cuerpo», decía. Ella jamás se había masturbado, una actividad que la desconcertaba. «Pensaba cosas como: "¿Por qué a la gente le gusta esto?". No tenía sentido».

Ocho meses después de dejar de tomar sus medicinas, cuando estaba caminando por una calle de Boston, sintió una punzada fugaz de deseo. «Fue algo tan incómodo y extraño para mí que no supe qué hacer al respecto», dijo. Se sentía expuesta, como si su sexualidad fuera visible para el público. Esa sensación empezó a repetirse en momentos aleatorios del día, con frecuencia en público y en ausencia de un objeto de atracción. «Era como si toda esa parte de mi cuerpo estuviera volviendo a activarse y yo no tenía la menor idea de cómo canalizarla», explicó.

Un año más tarde, a los treinta y un años de edad, inició una relación a distancia con un periodista de Victoria, Canadá, llamado Rob Wipond, que escribe sobre el sistema de salud mental de su país. Tanto Laura como Rob se pusieron emotivos cuando me hablaron de la sexualidad de ella. «Me sentía como una recién nacida», me contó Laura. «Jamás había comprendido lo que mi cuerpo estaba destinado a ser». Rob añadió: «De pronto estaba abierta y despierta y contemplaba la sexualidad desde una perspectiva adulta. Todo era nuevo para ella. Nos decíamos: "Bueno, vaya, ¿qué es esto de la sexualidad? ¿Qué tenemos que hacer?"».

Durante muchos años Laura había sido incapaz de tener relaciones estables, lo que creía que era un síntoma del trastorno límite de la personalidad. «Sinceramente pensaba que, como yo tenía una enfermedad mental, ese adormecimiento formaba parte de mí», me dijo. «Veía escenas sexuales hermosas en las películas y jamás me cruzaba por la cabeza la idea de que a mí me pudiera suceder algo así». Ahora se preguntaba si su incapacidad para conectarse no era en parte una consecuencia de las numerosas medicinas que había tomado. «En un nivel muy sensorial y somático, no podía establecer un vínculo con otro ser humano», explicó. «Nunca me parecía algo real. Se sentía sintético».

Compró un libro sobre sexualidad femenina y, con treinta y un años, aprendió cómo lograr un orgasmo. «Me llevó tanto tiempo, hasta que por fin lo descubrí, y rompí a llorar y llamé a Rob y no paraba de decirle: "¡Lo hice! ¡Lo hice! ¡Lo hice!"».

Laura escribió a la doctora Roth, su antigua psiquiatra, y le preguntó si podía leer su propio historial médico. Quería saber cómo la doctora había interpretado su insensibilidad emocional y sexual. «La pérdida de mi sexualidad es lo que más me cuesta aceptar», me dijo. «La siento como una traición».

Como no obtuvo respuesta, se presentó en el consultorio que la doctora tenía en su casa para entregarle en mano otra solicitud de acceso a su historia clínica. Cuando estaba subiendo por la entrada para coches, la vio paseando al perro. «Fue incómodo», contó Laura. «Yo decía cosas como "Oh, hola, soy Laura Delano". Incluso llegamos a abrazarnos y le dije: "Quiero tranquilizarla, no vengo con malas intenciones. Solo intento comprender qué diablos fue lo que pasó"».

La doctora Roth le propuso que concertaran una cita. Laura se preparó durante horas. El día de la cita, mientras aguardaba en la sala de espera, intentó centrarse en las preguntas que quería hacer. Tenía la intención de empezar diciendo: «Estoy sentada delante de usted y he dejado todos estos medicamentos y jamás me había sentido más vibrante y viva y capaz y, sin embargo, yo tenía una enfermedad mental grave. ¿Usted cómo interpreta eso?».

Pero la nostalgia la distrajo; el zumbido familiar de la máquina de ruido blanco, el sonido del viento que entraba cuando la doctora Roth abría la puerta de calle. Siempre le había encantado la presencia de la doctora: la manera en que se sentaba en un sillón con las piernas cruzadas, acunando una gran taza de café, con las uñas perfectamente pintadas. Antes de que la doctora Roth abriera la puerta de la sala de espera, Laura ya estaba llorando.

Se abrazaron. Luego adoptaron sus posiciones habituales en la consulta. Pero, según contó Laura más tarde, la doctora Roth parecía tan nerviosa que habló durante toda la cita, resumiendo las conversaciones que habían tenido entre ellas. No fue hasta que salió del consultorio que Laura se dio cuenta de que no había formulado ninguna de sus preguntas.

Laura inició un blog sobre su experiencia con la farmacología, describiendo la manera en que, en el transcurso de una década, había perdido la sensación de que tenía algún control sobre lo que le pasaba. Había depositado tanta fe en «estas diminutas pastillas y cápsulas», escribió, que se veía a sí misma como un «medio vivo y palpitante a través del cual ejercían su efecto». En poco tiempo, la gente empezó a ponerse en contacto con ella para pedirle consejo sobre cómo dejar de consumir grandes dosis de múltiples medicamentos. Algunos llevaban años intentando dejarlos. Tenían unos métodos minuciosos y lentos para disminuir las dosis de sus medicinas, como utilizar contadores de semillas para separar uno a uno los gránulos del interior de las cápsulas.

Los fármacos psiquiátricos se lanzan al mercado después de unos ensayos clínicos que por lo general duran menos de doce semanas. Son pocos los estudios que siguen la evolución de pacientes que llevan más de un año con la medicación. En la especialidad no se ha tenido en cuenta la cuestión de cómo suspender los fármacos a las personas, una práctica conocida como «deprescripción». Algunos de los primeros estudios sobre este problema estaban relacionados con las mujeres embarazadas a quienes se les había dicho que no continuaran con sus medicamentos, puesto que se pensaba que afectaban al feto. En los años noventa, tanto los *Annals of Pharmacotherapy* como *The British Journal of Psychiatry* publicaron estudios de casos de mujeres embarazadas, uno sobre la fluoxetina (Prozac) y el otro sobre la fluvoxamina, un ISRS, que trataron de dejar la medicación pero no pudieron. Una de esas mujeres «experimentó sentimientos de agresividad severa». La otra «fue incapaz de dejarla» porque «cada vez que lo intentaba, tenía unos fuertes sentimientos de agresividad (sentía que podía asesinar a alguien) que la abrumaban».

Guy Chouinard, un profesor emérito de Psiquiatría en McGill que durante diez años trabajó como asesor en Eli Lilly, la compañía farmacéutica que produce el Prozac, me contó que cuando los ISRS salieron al mercado, se emocionó al ver que sus pacientes, que antes estaban traumados por inseguridades y miedos, podían llevar una vida tolerable y plena. Chouinard es considerado uno de los fundadores de la psicofarmacología en Canadá y fue él quien llevó a cabo los primeros estudios controlados de cuatro antidepresivos distintos. A principio de los 2000, empezaron a derivarle casos de pacientes que, después de tomar antidepresivos durante años, habían dejado la medicación y estaban experimentando lo que él llamaba unos sentimientos *«in crescendo»* de ansiedad y pánico que podían durar semanas y, en algunos casos, incluso meses. Cuando él les restablecía la medicación, esos síntomas empezaban a resolverse, por lo general en un par de días.

La mayoría de las personas que interrumpen la ingesta de antidepresivos no padecen problemas de abstinencia durante más de unos pocos días. Algunos no experimentan ninguno. «La bibliografía médica al respecto es un caos», me dijo Chouinard. «Los psiquiatras no conocen bien a sus pacientes, no les hacen un seguimiento a largo plazo, así que no saben si creerles cuando dicen: "Nunca he tenido esta experiencia en mi vida"». Chouinard piensa que en muchos casos los síntomas de la abstinencia se diagnostican mal, jamás se les da tiempo para que se resuelvan y pueden crear la falsa sensación de que los pacientes no pueden funcionar a menos que vuelvan a tomar sus medicamentos.

Laura se sumergió en lo que describía como la «comunidad laica de la abstinencia», una constelación de foros de internet y grupos de Facebook donde las personas que están tratando de dejar sus medicamentos psiquiátricos se orientan mutuamente: «Sobreviviendo a los antidepresivos», el «Proyecto internacional de abandono de antidepresivos», «Amigos Benzo», «Progreso Paroxetina», «La duloxetina duele más». En los grupos se brindan instrucciones para reducir lentamente el consumo de los medicamentos y se proporciona un lugar donde comunicar experiencias emocionales que no tienen nombres. Esos sitios de internet atraen a personas que, en otra época, se habrían interesado en la antipsiquiatría, un movimiento que alcanzó su cumbre en la década de 1970, cuando psiquiatras como R. D. Laing y Thomas Szasz propusieron que la demencia era una reacción natural a la locura de la vida contemporánea. Pero esa pregunta —«¿El demente soy yo o la sociedad?»— disminuye la importancia de la realidad de la incapacidad mental y presume lo imposible: que el yo puede divorciarse de la realidad que le da forma.

Una temática común en los foros era que las personas sentían que, en determinado momento, después de haber tomado numerosos medicamentos durante años, se volvían discapacitadas, y ya no estaban seguras de si eso se debía a sus trastornos subyacentes, a los potentes fármacos que habían tomado para esos trastornos o a la forma en que sus familias o comunidades habían reaccionado respecto de ellos, un proceso que a veces coincidía con la presión de tener que demostrar su discapacidad para recibir beneficios sociales. Swapnil Gupta, profesora de la Facultad de Medicina de Yale, me contó que cuando sus pacientes manifiestan temor a dejar la medicación, es frecuente que sus preocupaciones tengan que ver tanto con problemas sociales o financieros como con cuestiones clínicas. «A algunas personas les preocupa perder el subsidio por incapacidad porque tomar muchas medicinas se ha convertido en una insignia de enfermedad», comentó. Para otros, «las pastillas representan un contacto con un médico y quitarles la medicación implica perder ese contacto». Y añadió: «Es una pérdida de identidad, un modo de vida diferente: de pronto, todo lo que haces es tuyo, y no necesariamente tu medicación».

Gupta también está tratando de recalibrar la manera en que entiende la vida emocional de sus pacientes. «Tendemos a ver a los pacientes como algo fijo en el tiempo —no los vemos como personas que tienen altibajos, como todos—, y puede ser realmente desconcertante que de pronto te digan: "Vea, estoy llorando; recéteme de nuevo la medicación". Yo tengo que sentarlos y decirles: "Está bien llorar; la gente normal llora". Hoy mismo alguien me preguntó: "¿Usted llora?". Y yo respondí: "Sí, lloro"».

*   *   *   *   *

Yo me topé con el blog de Laura cuando estaba tratando de entender la relación entre la medicación y mi propia autoestima. La psiquiatría que había moldeado los primeros años de mi vida a finales de los ochenta no se parecía en casi nada a la disciplina que Laura había encontrado una década más tarde. Mi hospitalización precedió a la época en que se había vuelto habitual medicar a los niños. En cambio, yo había aprendido a ver mi enfermedad como una especie de reacción al estrés. «La anorexia parece ser un mecanismo para lidiar con las presiones que ha sentido», había escrito mi psiquiatra. En cierto sentido, Laura y yo éramos espejos en los que se habían reflejado distintos rostros de la psiquiatría.

Mi amiga Anna, que acababa de terminar la facultad de medicina, me ayudó a volver a familiarizarme con la especialidad. Yo tenía una sensación de perpetua inadecuación con el trabajo que Anna (en un intento de ayudarme a ver mi irracionalidad) etiquetó como *anoréxica*. Me recomendó que concertara una cita con un psiquiatra que había sido profesor suyo y que ella admiraba. En esa época yo estaba atravesando un periodo de ansiedad social desencadenado por un éxito profesional que me había llevado a tener más interacciones con personas que me resultaban intimidantes. Anna y yo solíamos decir en broma que teníamos la mente llena de «basura», término que usábamos para clasificar los pensamientos circulares sobre pequeños lapsus sociales o e-mails lamentables. En mi diario de la época, describía mi problema como el de estar «pensando constantemente en lo que digo y en cómo me perciben, no *comunicar*». Un día, tras volver a mi casa después de una fiesta, escribí: «El cuarenta y cinco por ciento de lo que dije fue pura trivialidad». Me instaba a ser más «humana», en lugar de «hipercontenida» e «impenetrable».

En la primera cita, el psiquiatra, a quien llamaré doctor Hall, me preguntó por qué había ido a verlo. Yo no tenía ninguna respuesta particularmente válida. Sugerí que, a veces, después de mandar un e-mail, me sentía tan avergonzada por alguna frase que había escrito —tan pronto apretaba «enviar» se hacía evidente lo mal que estaban mis palabras—, que reescribía todo el texto del mensaje en Microsoft Word, para evaluar la magnitud de mi error. El doctor Hall observó que tal vez me sentía aislada y que escribir e-mails imaginarios era una manera de sentirme conectada. Yo le dije que estaba de acuerdo y me referí a mí misma, peyorativamente, como un «pozo de preocupación», una frase que siempre me traía a la mente la imagen de varias personas preocupadas indistinguibles entre sí llenando un pozo de agua. No fue hasta que discutimos sobre esa frase que me di cuenta de que yo había visualizado la clase equivocada de «pozo».* Me sugirió que intentara con antidepresivos durante un periodo corto, menos de seis meses. Esas medicinas, me aseguró, podían ayudarme a alcanzar una especie de «capacidad negativa», con lo que se refería a que debía aprender a aceptar que no puedo controlar ni puedo saber qué impresión he causado en otra persona. El poeta John Keats definió la capacidad negativa como el estado en que «un hombre es capaz de convivir con la incertidumbre, los misterios, las dudas, sin estar persiguiendo de modo irritante hechos y razones». Me fui de la consulta con una receta de diez miligramos de escitalopram, un ISRS.

En esa época yo estaba preparando un artículo para *The New Yorker* sobre adolescentes sin hogar en la ciudad de Nueva York. Llevaba meses peleándome con el texto, preocupada por la idea de que las entrevistas que había hecho no aportaban nada. Tenía unas expectativas extremadamente elevadas, en parte porque anhelaba un sentido de comunidad, un mundo profesional o social que me hiciera sentir menos sola y, por algún motivo, creía que, si mi próximo artículo era lo bastante bueno, podría hallarlo. Recuerdo el momento en que sentí que el escitalopram hacía efecto: se me ocurrió que bastaría con escribir un texto meramente informativo. No tenía que ser un artículo ideal; lo único que necesitaba era cumplir con los requisitos. Y, sin embargo, en ese mismo instante el tema me pareció de pronto mucho más convincente. Mientras escuchaba grabaciones de entrevistas que antes me habían parecido que no conducían a nada, me di cuenta de que esas personas habían dicho cosas fascinantes. Era como si antes hubiera buscado algo demasiado restrictivo. El espectro de mi curiosidad se había ampliado.

---

* Juego de palabras intraducible entre distintos significados de la palabra *well* («pozo», pero también el adjetivo «bien», como en «encontrarse bien», y el adverbio «bien» como «hacer algo bien»). En este caso, la autora se refiere a sí misma como *«the worried well»*, que puede traducirse como «pozo de preocupados», pero también como «la que se preocupa bien». *(N. del T.)*

Mis primeros seis meses con el escitalopram fueron probablemente el mejor medio año de mi vida. Yo era lo que los psiquiatras denominan una «buena respondedora». De pronto el cerebro me parecía un lugar divertido y fresco. «Hoy: no hay nada que me avergüence», escribí en mi diario. Empecé a enviar e-mails bromistas a algunas personas sin ningún motivo en especial salvo el hecho de que rebosaba cariño hacia ellas. Una noche, en mi cocina, intenté imitar la manera en que algunos de los chicos a los que había entrevistado se movían en los bailes. Mi novio, con quien llevaba cinco años saliendo, me dijo: «Eso es lo más bobo que te he visto hacer». Yo siempre me había considerado una persona fundamentalmente boba, pero al parecer esa verdad no era tan obvia. Cuando hicimos un viaje a Portugal, sentí que por fin entendía las vacaciones y por qué la gente las aprecia y las disfruta.

Aconsejé a mis amigas que también tomaran escitalopram. Ellas estaban atravesando similares formas de inseguridad y algunas aceptaron mi sugerencia. Dos semanas después de empezar a tomar la medicación, mi amiga Helen, que es novelista, me contó en un e-mail: «Me está haciendo ser infinitamente más amable con mi familia». Un día, cuando iba en metro, se dio cuenta de que le gustaría tener un bebé. «Pero yo odio a los bebés», escribió. Otra amiga me informó de que el escitalopram la había vuelto más moderada. «Este fármaco me hace frenar después de cuatro o cinco horas de trabajo, mientras que en el pasado yo habría seguido nueve o diez, sin ganar nada con ello». Helen y yo, junto con otras dos amigas, salíamos a cenar cada pocas semanas y esas noches parecían eléctricas. Yo contribuía a la conversación con tanta exuberancia que a veces me preguntaba si había gritado sin darme cuenta. Disfrutaba sin reservas de la compañía de ellas, un fenómeno que me recuerda una observación de uno de los colegas de Nathan Kline publicada en un artículo de 1958 del *Journal of Clinical and Experimental Psychopathology*. Después de administrar iproniazida a un paciente, «por primera vez en quince años, [el paciente] podía tomarse un descanso para el café y entablar una conversación informal con sus compañeros de trabajo sin miedo de estar perdiendo el tiempo», decía el artículo.

Helen y yo nos dedicábamos a descubrir nuevos consumidores de escitalopram, tanto colegas como amigos. Nos empezó a inquietar cuántas de nosotras —mayormente mujeres blancas— estábamos tomando el mismo fármaco. «Parecen cada vez más pastillas para hacer más tolerables a las mujeres ambiciosas», me escribió Helen. Cuando comenté al doctor Hall que casi todas mis amigas tomaban escitalopram y prosperaban, un hecho que me hacía pensar que, más que padecer la misma enfermedad, estábamos inmersas en un fenómeno cultural, él hizo una broma sobre mi preocupación por verme relegada a lo que denominó la *tienda roja*, lo que supongo es una referencia a la tienda en que las mujeres de la tribu de Jacob encontraban consuelo y solidaridad femenina mientras menstruaban y daban a luz. El doctor Hall parecía reconocer que esta droga atraía especialmente a las mujeres, pero daba la impresión de que no sentía ninguna curiosidad sobre el motivo de ello. Recuerdo que le dije que, antes de que el escitalopram hiciera pleno efecto, muchas veces me preocupaba haber sido «grosera» sin darme cuenta, que, de algún modo, algunas partes secretas de mí (que ni siquiera mi novio conocía) estuvieran expresándose a un volumen muy alto y de una manera torpe y agresiva. Hace poco le pregunté a Helen cómo entendía la causa de nuestra ansiedad, y ella respondió: «Somos todas "chicas buenas" en todos los sentidos de la palabra (pero, también, chicas malas)».

Anna, la amiga que me había recomendado al doctor Hall, también tomaba escitalopram y me ayudó a justificar mi consumo de ese fármaco en términos existenciales. Incluso si jamás había estado clínicamente depresiva, me sugirió, tal vez había algún desajuste entre mi mente y los ritmos de la vida contemporánea. El bioético Carl Elliot escribe que para algunas personas los antidepresivos no abordan tanto un estado interior y psíquico, sino «una incongruencia entre el yo y las estructuras externas de significado, una falta de adecuación entre el modo en que eres y el modo en que se espera que seas», y se pregunta si «al menos una parte de la persistente preocupación respecto del Prozac y otros fármacos de esa clase es que, a pesar de todo el bien que hacen, los males que tratan son una parte integral de ese lugar solitario, desmemoriado e insoportablemente triste en el que vivimos».

Pero por supuesto que hay una diferencia entre una tristeza solitaria y la clase de privaciones que definían la historia de Naomi, y la disonancia cognitiva que se producía cuando esas injusticias no se reconocían, la sensación de que la realidad no era de fiar. Sin embargo, la psiquiatría enfoca estos tipos de problemas de la misma manera, adoptando una posición de neutralidad que puede sentirse como violenta. ¿Qué puede decir un psiquiatra, se pregunta a Elliot, a un «Sísifo alienado cuando está empujando la roca por la montaña? ¿Que la empujaría con más entusiasmo, más creatividad, más perspicacia, si tomara Prozac?».

Hasta cierto punto, el escitalopram había sido una droga social, una experiencia colectiva. Después de una sensación increíble de florecimiento durante varios meses, mis amigas y yo empezamos a preguntarnos si deberíamos dejarla. Helen fue la primera en hacerlo. Sintió el efecto en pocos días. «Estaba irritable y enojada prácticamente desde el momento en que la dejé», me escribió en un e-mail (en un tono que yo sospechaba condescendiente), «mientras que tú parecías más relajada de lo que jamás te había visto», y señalaba que, ahora que había abandonado el escitalopram, «ya no tengo ganas de salir. Y cuando sí lo hago (por ejemplo, con mi familia, que quiere que vuelva a tomar la medicación), siento una urgencia terrible de volver a casa y empezar a hacer algo que valga la pena».

A partir del momento en que Helen abandonó la medicación, por algún motivo sentí que debía hacer lo mismo. Los seis meses del periodo de prueba ya habían pasado y el fármaco había dado resultado; yo había salido del punto muerto. Durante el transcurso de una semana, fui reduciendo la dosis. Dos semanas más tarde, experimenté por primera vez en mi vida una depresión del modo que aparecía descrita en los manuales: como la incapacidad de moverme o de actuar. Cualquier ilusión que sostuviera la creencia de que el trabajo de una tenía sentido y relevancia se disolvió. Sentía una capa de conciencia de mí misma que para mí era novedosa: a veces, cuando hablaba, me distraía la sensación de mis labios moviéndose. Un día de sol, después de pasar la tarde fuera con una amiga, tomé nota de todas las cosas en la vida por las que debería sentirme agradecida. «Pero, sin el escitalopram, me vuelvo codiciosa y no puedo apreciar ninguna», escribí.

Volví al escitalopram y en dos semanas ya me sentía mejor. Durante los dos años siguientes, intenté dejarlo tres veces más, pero en cada ocasión me sentía inmovilizada y desconectada, como si hubiera perdido mi núcleo motivacional. El doctor Hall jamás sugirió que esas experiencias pudieran estar relacionadas con un síndrome de abstinencia y yo nunca estuve más de seis semanas sin tomar la droga para poder averiguarlo. Me preocupaba que mi yo de base ya no fuera el que había sido en los años anteriores a mi consumo de escitalopram, sino el yo más disfuncional que había reaparecido en algunas ocasiones, de las cuales la más visible había sido cuando tenía seis años y estaba hospitalizada. O también podía ser que la medicación me hubiera cambiado tanto que mi yo de base ya no era mío y no podía recuperarlo. El sociólogo Alain Ehrenberg escribe que los tratamientos prolongados con antidepresivos se han convertido en una cura para las personas que se sienten inadecuadas. Esos fármacos crean una «situación paradójica, en la que la medicación se inviste

de poderes mágicos mientras la patología se vuelve crónica».
Helen, que no ha vuelto a tomar escitalopram, creía que había
algo falso en ese deseo repentino de ser parte del mundo que
sentía cuando estaba medicada. A mí también me resultaba
ajeno. Pero, al mismo tiempo, verdadero. «Es una alegría estar
oculto», escribió el psicoanalista británico D. W. Winnicott,
«pero un desastre que a uno no lo encuentren».

El neurofarmacólogo sueco Arvic Carlsson observó que
cuando la gente tomaba zimeldine, un precursor del Prozac,
sus ingresos aumentaban. Lo mismo podría decirse de mí.
El escitalopram sigue de cerca el desarrollo de mi carrera.
También corresponde con el periodo en que mi novio y yo
decidimos casarnos. Tal vez habría alcanzado esos hitos de
todos modos, pero no puedo separarlos limpiamente de la
medicación. En *Escuchando al Prozac*, Peter Kramer escribe:
«Al ver lo mal que les iba a los pacientes cuando eran cautos
e inhibidos y cómo esas mismas personas florecían una vez
que la medicación los había hecho seguros y flexibles, empecé
a tener la fuerte impresión de que nuestra cultura favorece un
estilo interpersonal por encima del otro».

Cuando llevaba tres años tomando escitalopram, me quedé embarazada. A pesar de mis problemas con la abstinencia
de ese fármaco, dejé de tomarlo inmediatamente, porque temía que afectara al feto. En dos semanas, perdí el acceso a las
razones que me habían hecho querer ser madre. De pronto
el embarazo parecía accidental, aunque había sido planeado.
Recuerdo haber hojeado un libro sobre recién nacidos y haber
leído que, en sus primeras semanas de vida, el bebé no conoce
la diferencia entre él y su madre. Eso me resultó alarmante.
Les dije a mis amigas que tenía miedo de no amar a mi hijo.
Pero me doy cuenta de que, si soy sincera, lo que temía era
lo opuesto: que mi amor fuera tan inmenso que me volviera
irreconocible para mí misma. En el bachillerato y los primeros años de la universidad tenía un novio por el que sentía
una devoción tal que prácticamente subsumía todos los otros

intereses y objetivos. Yo imaginaba que, como madre, me vaciaría de la misma manera. El psicoanalista Adam Phillips afirma que «todos se enfrentan a cuánta de su propia vivacidad pueden soportar». Era como si el escitalopram actuara directamente sobre esa capacidad. Sin la droga, me faltaba el coraje de intentar algo nuevo. En palabras de Roland Kuhn, yo había perdido la «capacidad de experimentar».

Al ver cómo me encontraba yo habiendo dejado la medicación y cuando llevaba seis semanas de embarazo, el doctor Hall me preguntó si estaba considerando un aborto. Lo cierto es que sí se me había ocurrido, pero sentía que mi cuerpo era tan inhabitable que creía que probablemente la cuestión se resolvería con un aborto espontáneo. Pocos días después, el doctor Hall me contó que había discutido mi caso con el jefe de psiquiatría infantil de su facultad: «Le describí el cuadro clínico», me escribió «y él me dijo que, si fuera su esposa, me restablecería la medicación». La idea de que dos hombres discutieran qué fármacos administrar a sus esposas me dejó asombrada, pero seguí el consejo y retomé el escitalopram. Tres semanas después volvía a sentirme conectada con mis razones para tener un bebé.

Cuando conocí a Laura, le dije que quizá yo había experimentado algo semejante a un «neuroaborto»: el falso deseo de interrumpir un embarazo. En un artículo publicado en 2001 en el *Journal of Psychiatry & Neuroscience* se contaba la historia de treinta y seis mujeres que estaban tomando antidepresivos, benzodiacepinas o una combinación de ambos fármacos y que abandonaron la medicación abruptamente cuando quedaron embarazadas. Un tercio de las pacientes declaró que tenían pensamientos suicidas y cuatro ingresaron en un hospital. Una tuvo un aborto porque «no creía que pudiera pasar por un embarazo sintiéndome tan mal», a pesar de que ese embarazo era «por otra parte, deseado». Los autores no hicieron un seguimiento a esta mujer, pero me pregunto si ella también había dejado la medicación demasiado pronto.

Cuando volvió a tomar las pastillas, ¿volvió también a desear a su bebé?

Mi experimento de seis meses con el escitalopram ya abarca más de una década. Durante años he ido disminuyendo la ingesta lentamente y de forma poco sistemática, porque temo que, si no lo hago, seguiré tomándolo el resto de mi vida. Me preocupa tener efectos secundarios desconocidos más adelante, pero no tanto como para abandonar ese fármaco por completo. Tuve un segundo hijo y lo tomé también durante ese embarazo. Por unos pocos años bajé a 2.5 miligramos, un cuarto de la dosis original. No estaba deprimida, pero sí menos social, flexible y espontánea. Parecía que había llegado a mi personalidad de base. Noté lo similar que era esa personalidad a la de mi padre —siempre estuvo claro que yo heredé su temperamento— e imaginé cómo él habría gestionado mejor determinados momentos de nuestras vidas si hubiera estado bajo la influencia de esta droga. Decidí volver a incrementar la dosis, porque me gustaría evitar esos errores con la próxima generación.

En *Escuchando al Prozac*, Kramer se pregunta si algunas personas podrían sentirse presionadas para tomar los medicamentos, al ver que sus colegas y amigos los consumen y adquieren, en un sentido tanto social como emocional, una movilidad ascendente. Le conté a Laura que yo estaba teniendo dificultades con un dilema ligeramente distinto: para continuar siendo la persona en la que me había convertido, necesitaba una droga. Quería que mis hijos recordaran la versión de mí que tomaba escitalopram. Con la medicación, era más capaz de brindar a mi esposo el tipo de retroalimentación que se requería para una relación perdurable. Me sentía menos inclinada a ponerme nerviosa por cosas sin importancia, como, por ejemplo, el hecho de que, por muchas veces que me opusiera, mi hijo seguía apoyando la mano en mi cabeza como si fuera un pasamanos, para poder mantenerse en equilibrio mientras yo lo ayudaba a quitarse los calcetines. «Con 7.5 miligramos, cumplo mejor con mi papel en la familia», le dije.

«¿No puede ser que en realidad sea un síndrome de abstinencia y que quizá tengas que ir más despacio?», me preguntó Laura.

La pregunta me pareció reduccionista y un poco insultante. Se me ocurrió que ella seguía entregada a la misma idea —la de que la respuesta a la angustia de un individuo puede encontrarse en los medicamentos—, pero desde el ángulo opuesto. Si los medicamentos son la pregunta principal —tomarlos o no—, entonces volvemos a tener permiso para desestimar el contexto, las clases de mundos sociales que generan y perpetúan las discapacidades. Había una explicación que seguía teniendo demasiado poder.

En su libro *Depression: A Public Feeling* («La depresión: un sentimiento público»), la investigadora Ann Cvetkovich escribe que si la depresión puede «concebirse como un bloqueo o un punto muerto o estar atorado, entonces quizá su cura podría residir más en modos de flexibilidad o creatividad que en pastillas». Ese concepto me atrae, aunque no creo que esas estrategias sean opuestas. También me doy cuenta de que he adjudicado a mi pastilla de elección unas capacidades místicas —contiene las cosas que no soy pero que desearía ser— y la mera idea de tragarme una cosa así posee un poder curativo. Ojalá tuviera un enfoque más flexible de mis sentimientos de inadecuación («quiero ser alguien mejor que yo», había escrito en mi diario de segundo año), pero también me siento más cerca de ese espacio de flexibilidad cuando tomo escitalopram, puesto que ese fármaco parece aliviar la rigidez cognitiva que suele acompañar la ansiedad y la depresión, la sensación de que la propia historia puede desarrollarse de una sola manera.

*   *   *   *   *

Los médicos del Chestnut Lodge una vez describieron su hospital como un faro que se estrellaba contra una marea que avanzaba. La historia de la psiquiatría es una crónica de esa clase de choques, en la que un modelo de tratamiento, una fuente de promesa, deja paso al siguiente. Con el tiempo, terminé discrepando con la manera en que Laura parecía enmarcar su relato, la idea de liberarse de la medicación como el faro al final de un largo viaje. Me preguntaba si lo que creaba las condiciones para la recuperación de Laura no era tanto la retirada de los fármacos como algo menos novedoso: un relato nuevo sobre lo que la aquejaba, despojado de la ilusión de que una vida sin fisuras es posible; una comunidad que pudiera afirmar que sí, está bien llorar. Laura había descubierto que la «soledad verdadera», como escribe Fromm-Reichmann, es «una experiencia potencialmente comunicable, que puede compartirse».

Cuando llevaba casi un año reuniéndome con Laura, su hermana Nina me mandó el siguiente mensaje de texto: «Exactamente diez años después, Laura tiene algunas noticias para ti que pueden ser un gran final para tu historia». Poco antes Laura se había mudado a Hartford para vivir en un departamento a una cuadra de distancia de un nuevo novio, Cooper, que trabajaba en una organización que apoyaba a personas con antecedentes psiquiátricos y de adicciones. Se habían conocido en una conferencia sobre salud mental. Cooper se había recuperado de una adicción al Adderall, una combinación de anfetaminas que le habían recetado cuando tenía diecisiete años. Según decía, de adolescente le habían hecho creer que «no estoy hecho para este mundo. Necesito retoques. Necesito ajustes».

Un día en que estaban en la cocina de Cooper, Laura le señaló que los utensilios de madera y plástico delgado no podían lavarse en el lavavajillas. Entonces Cooper le preguntó sobre otros artículos domésticos para ver si eran aptos para el lavavajillas, y a continuación le hizo una última pregunta y sacó un anillo de compromiso del bolsillo. Llevaba varias semanas planeando proponerle matrimonio y no se había dado cuenta de que el momento que había escogido era precisamente una década después del intento de suicidio de ella.

Poco después del compromiso, una chica de veintitrés años de Montreal llamada Bianca Gutman viajó en avión hasta Hartford para pasar el fin de semana con Laura. Susan, la madre de Bianca, había descubierto el blog de Laura dos años antes y le había mandado un e-mail de inmediato. «Me siento como si leyera la historia de mi hija», le escribió. Luego empezó a pagarle a Laura para que tuviera conversaciones por Skype con su hija y la guiara a través del proceso de retirada del medicamento. Finalmente, Laura le dijo que dejara de pagarle; a esas alturas ya pensaba en Laura, a quien le habían diagnosticado depresión a los doce años, como una hermana menor.

Laura y Bianca pasaron ese fin de semana dando paseos con un tiempo gélido. Bianca, que mide apenas un metro y medio, se movía y hablaba más lento que Laura, como si le hiciera falta tomar muchas más decisiones antes de convertir un pensamiento en palabras. Llevaba casi nueve años tomando cuarenta miligramos de escitalopram, el doble de la dosis máxima recomendada. Había tomado aripiprazol, un antipsicótico, durante casi seis años. Después de hablar con Laura, el padre de Bianca, que era médico de urgencias, encontró una farmacia en Montreal que podía preparar cantidades decrecientes de su medicación, reduciéndola en un miligramo cada vez. Bianca, que trabajaba como asistente en una escuela primaria, consiguió bajar la dosis de escitalopram a cinco miligramos. Su madre me contó: «Con frecuencia le digo a Bianca "veo que estás mejor" y ella responde cosas como "cálmate, mamá. No ves que si dejo de tomar la medicación me quedaré limpia y volverás a tener a la hija que tenías antes"», que era precisamente la esperanza que albergaba Susan cuando Bianca empezó a medicarse.

Al igual que Laura, Bianca siempre se había sentido agradecida cuando sus psiquiatras le aumentaban las dosis. «Era como si estuvieran igualando mi dolor», que no podía expresar de ninguna otra forma, me dijo. Describía su depresión como «un dolor absurdo, amorfo y turbio, que elude todo lenguaje». Me contó que, en su primera conversación con Laura, había algo en la manera en que Laura decía «ajá» que la hacía sentirse comprendida. «No había sentido esperanza en mucho tiempo. ¿Esperanza de qué? No lo sé. Esperanza, simplemente, porque establecí una conexión con alguien». A Laura le dijo: «Saber que sabes que no hay palabras... para mí eso es bastante».

A petición mía, Laura desenterró varios álbumes de fotografías de su infancia y las tres nos sentamos en el suelo para verlos. Laura tenía un aspecto radicalmente distinto de un año a otro. No había continuidad. Había pasado por una fase en la que se ponía unas camisetas polo de color pastel que le iban demasiado pequeñas y en ese periodo, cuando aparecía retratada entre amigas, a Bianca y a mí nos costaba identificar cuál de esas niñas era ella. No era solo que estaba más gorda o más delgada; su rostro parecía tener una estructura diferente. En sus fotos de la fiesta de presentación formal, se veía como si llevara los rasgos de otra persona. «No te veo», decía Bianca.

Desde que la conocí, siempre percibí una especie de brillo en Laura, pero ese día estaba casi luminosa. Acababa de descubrir un interés por la ropa y se había puesto unos pantalones de Suecia con una camiseta metida por dentro que le acentuaba la cintura. Cuando Cooper volvió al departamento después de pasar la tarde con su familia, Laura exclamó: «¡Oh, Cooper ha vuelto!». Después se cohibió y se rio de sí misma.

Le dije a Laura que no estaba convencida de coincidir con el sentimiento de su hermana de que el matrimonio era el final de su historia, como si la única forma curativa de conexión fuera un novio, convención que había dado forma a los primeros tiempos de la historia de la psiquiatría. En sus estudios de casos de mujeres, Freud se atribuía la victoria terapéutica resolviendo el caso con un matrimonio. «Han pasado varios años desde su visita», concluye en su análisis del caso de Dora. «La muchacha se ha casado». En su relato del caso de Fräulein Elisabeth von R., Freud escribe que la última vez que la vio fue en un baile privado en el que «no dejé escapar la oportunidad de ver cómo mi expaciente giraba y bailaba animadamente. Desde entonces, y por su propia elección, se ha casado con alguien a quien desconozco».

Laura compartía mi incomodidad respecto del argumento matrimonial. «No es que "Laura por fin ha llegado"», dijo. «Más bien al contrario: esta parafernalia de como sea que quieras llamarla —¿la vida?— ha hecho que las cosas me den más miedo». Las rutinas cotidianas la abrumaban, como cuando se acumulaban demasiados e-mails, y lloraba unas cinco veces por semana. Era demasiado sensible. Dejaba que las situaciones se intensificaran. Cooper decía que su propia tendencia en los momentos de tensión era retirarse, lo que exacerbaba el impulso de Laura de discutir el problema de inmediato. Laura no había visitado a ningún terapeuta desde que había salido de la clínica de trastorno límite de la personalidad, pero, dijo «si realmente me sentara delante de un psiquiatra e hiciera una evaluación, cumpliría totalmente los criterios de varios diagnósticos». De todas formas, el marco diagnóstico ya no tenía sentido para ella.

Bianca, a quien todavía le costaba desprenderse de la idea de que la depresión explicaba quién era, dijo:

—Es como si tu oscuridad siguiera presente, aunque es casi como si estuviera junto a ti, en lugar de formar la totalidad de tu ser. —Luego, añadió—: Pero sé que no has salido por el otro lado.

—No es que ya esté bien del todo —coincidió Laura—. Sigo preguntándome literalmente cada día cómo ser una persona adulta en este mundo.

HAVA

«Una desconocida para mí misma»

Hace unos años, envié un e-mail a Thomas Koepke, el psicólogo que me trató por anorexia en el Hospital de Niños de Michigan tres décadas atrás. No habíamos hablado desde entonces. Le pedí una entrevista y él me propuso que me reuniera también con tres de sus colegas, unos psicólogos que me conocieron cuando yo tenía seis años y estaba hospitalizada. En los años ochenta y noventa habían formado parte de un equipo de investigación que recibía financiación del Instituto Nacional de Salud Mental para probar tratamientos para adolescentes anoréxicas. Yo era demasiado joven para que me incluyeran en ese estudio, pero mi tratamiento se basaba en el mismo protocolo. «El pronóstico es positivo si el trastorno de alimentación de un adolescente se trata poco después de su aparición», escribieron. «De lo contrario, puede convertirse en una enfermedad crónica».

Nos encontramos en una oficina de Bloomfield Hills, en las afueras de Detroit, donde trabajaba uno de los psicólogos. Todos los médicos se pusieron de pie y me saludaron cordialmente, como profesores de bachillerato orgullosos y curiosos por ver cómo le iba en el mundo a una antigua alumna que ya estaba en la universidad y que había vuelto de visita. La esposa de Koepke había preparado un pastel de café para la ocasión y nos lo sirvió.

Por recomendación de Koepke, yo le había traído una foto *mía* de cuando tenía seis años, para ayudarlo a refrescarle la memoria. En la foto llevaba un traje de baño morado que parecía quedarme un poco grande y tenía el cabello fibroso y largo como una melena. «Ah, sí», dijo Koepke. «Sí, sí, sí». Les pasó la foto a sus colegas. «Tus padres la estaban pasando muy mal en esa época, me acuerdo de eso», dijo. No se había olvidado de que mi madre era profesora de inglés y que daba la impresión de que siempre estaba corrigiendo deberes o escribiendo en un diario. «Tú ganaste peso bastante bien. No discutías conmigo, según recuerdo». Describió la anorexia como una forma «de evitar la presión que sentías en tu familia sobre ti misma. Tal vez pensaras que generaría una especie de homeostasis en la vida de tu familia, porque tus padres estaban separados y todo era caótico».

Por algún motivo, yo no me sentía suficientemente interesada en la conversación. Estaba todo el tiempo preocupada por el hecho de que Joe, el hijo de Ray Osheroff, con quien se suponía que me reuniría al día siguiente en Ann Arbor, donde vive, no respondía mis mensajes. Cuando oí el timbre de un mensaje entrante, me inundó la esperanza de que la entrevista sí tuviera lugar. Pero era mi hermana, Sari, para preguntarme qué tal iba la conversación con los médicos. Lo que esos psicólogos decían me parecía cierto y correcto y, al mismo tiempo, genérico. Si mi relato era ese, en cierto modo no sentía una conexión personal con *él*.

—Yo no soy más que un terapeuta viejo que lleva mucho tiempo sin trabajar y que tal vez tenga una perspectiva muy equivocada de las cosas —dijo uno de los psicólogos, que ya estaba jubilado—. Pero tengo la sensación de que en realidad no te agradaba la intervención que experimentabas con nosotros.

—Yo sentía lo mismo —intervino Koepke.

—¿Otras personas dicen que era una gran experiencia? —pregunté.

—No, no —respondió una psicóloga de nombre Ann Moye—. En primer lugar, se piensa en la anorexia como una amiga. «Esto me sirve y están tratando de quitármelo».

Les dije que no estaba segura de haber sido anoréxica, al menos, no al principio; sentía que me habían enseñado a tener esa enfermedad.

—Todavía recuerdo que admiraba a una chica que se llamaba Hava —comenté—. Quería ser como ella. Me parecía muy hermosa.

Se quedaron en silencio.

—¿Es apropiado hablarle de Hava? —preguntó Moye—. ¿Eso sería apropiado?

—No, no lo creo —contestó Koepke.

Moye no profundizó al respecto. Pero, al final de la reunión, cuando yo estaba saliendo de la oficina, me dijo:

—Sabes, tú y Hava eran muy parecidas. Podrías haber sido su hermana menor.

Cuando llegué a casa busqué a Hava en internet y me encontré con su obituario. Había muerto diez semanas atrás. Después de haber discutido sobre mi anorexia tan a la ligera, me sentía escarmentada. Un trastorno mental puede parecer incierto y liminar, pero también puede ser más directo, una tragedia que desborda la capacidad de pensar y conectarse. «Esto se veía venir desde hace tiempo», dijo David, su padre, en el funeral, que la empresa de pompas fúnebres había subido a internet. «Vivíamos en tiempo prestado».

Varios meses más tarde, llamé a David, que había sido oncólogo y médico de cuidados intensivos, pero ya no practicaba. Cuando le expliqué quién era, me hizo una serie de preguntas para asegurarse de que no me hubiera enviado su exesposa con algún propósito siniestro.

—Tengo alguna idea de quién eres —dijo una vez que le describí el tiempo que había pasado en el hospital—. Déjame adivinarlo: probablemente tu madre era una persona brillante pero frustrada, académica e intelectualmente. No alcanzaba las cosas que había esperado conseguir.

Coincidí.

—Y lo más probable es que tu padre fuera un profesional, muy cualificado y exigente.

—Correcto.

—Y había una discordia tremenda.

—¿Cómo lo sabe?

—Es una historia bastante frecuente —respondió.

Mi madre me había contado que un médico del Hospital de Niños había redactado un estudio de mi caso y, aunque no hay nada publicado, por un segundo me pregunté si ese texto existía después de todo, pero me desinflé un poco cuando me di cuenta de que el resumido apunte que había hecho David de mi infancia no era exclusivamente mío. Yo formaba parte de una numerosa clase de niñas que encontraban la misma solución equivocada para aproximadamente el mismo tipo de tensiones, con frecuencia en entornos sociales similares. En los últimos cuarenta años, David se había convertido en un experto en trastornos de la alimentación. «He leído un poco», dijo riendo.

Cuando estuvo convencido de que yo lo había llamado por voluntad propia, me reveló que Hava había leído algunos de mis textos. «Se hablaba de ti en el contexto de "he aquí una persona que estaba enferma, que estuvo hospitalizada, que era más joven que yo, y a la que acabó yéndole bien"», me contó. «Hava no era una joven envidiosa. Sentía respeto y un placer genuino por los otros. Si hubiera podido hacer lo que le gustaba, habría querido que se reconocieran sus problemas y el estigma de la enfermedad».

—Te contaré una anécdota —continuó—. Cuando Hava tenía casi veinte años, tras haber pasado gran parte de su adolescencia en nosocomios psiquiátricos, fue a una fiesta y vio a una amiga de sus estancias anteriores en el hospital. La amiga también padecía un trastorno de la alimentación. Hava la buscó —me contó David—. Se sentía fuera de lugar y quería rememorar cosas que le habían pasado cuando estaban ingresadas. Pero la chica trataba de escaparse. En esencia, le dijo a Hava que «ahora estoy mejor. Estoy adaptándome a lo que me gustaría pensar que es una existencia normal. Y no quiero ningún contacto con mi vida anterior. Tú me haces vulnerable». No creo que lo que esa chica dijo estuviera mal —añadió—. No es algo inapropiado desde un punto de vista psicológico, pero para Hava fue devastador. Estaba inconsolable.

Tuve la sensación de que en algún punto esa historia también trataba sobre mí y le pregunté qué era lo que le había dolido más a Hava de aquel encuentro.

—A los niños con enfermedades psiquiátricas significativas se les tolera durante un tiempo, cuando son lindos, mimosos y pequeños —respondió—. Pero una vez que ese periodo queda atrás, pasa a ser algo muy perturbador para las personas mayores, en lo que respecta a sus propias inseguridades. Y entonces, en algún momento mágico, que no estoy seguro de que se pueda definir, esos niños, en lugar de generar empatía, se convierten en unos incómodos fenómenos de circo.

«Querido presidente Clinton», escribió Hava en 1993, cuando tenía diecisiete años. «Sé que nuestro país anda escaso de dinero, ¡pero no recorte los fondos para salud mental! He pasado cinco años entrando y saliendo de hospitales, lidiando con un trastorno de la alimentación. ¡Pero todos los lugares que he dejado después se han derrumbado!», le dijo. En los noventa, John Engler, el gobernador de Michigan, un conservador fiscal que no creía que el Estado debiera ocuparse de la atención a la salud mental, cerró a toda prisa diez hospitales psiquiátricos. Hava escribió al presidente desde el Centro Hawthorn, el único hospital psiquiátrico para niños que quedaba en el estado, donde acababan de despedir a quince miembros del personal. «Estos empleados que trabajan con nosotros día sí y día también son personas en las que hemos aprendido a confiar», le decía. «Son alguien en nuestra vida de quien por primera vez podemos depender y que creemos que estarán siempre a nuestro lado».

Poco después de que Hava escribiera esa carta, la dieron de alta en el centro Hawthorn porque había excedido el tope de su seguro para la atención mental en régimen de hospitalización. La anorexia es la más fatal de las enfermedades mentales, pero las compañías aseguradoras tienden a considerar a las anoréxicas «el tipo "equivocado" de enfermas», según las palabras de la antropóloga Rebecca Lester, puesto que requieren tratamientos prolongados y, aun así, es bastante frecuente que no mejoren. «Representan una mala inversión económica», explica Lester. Según una encuesta, el noventa y siete por ciento de los especialistas en trastornos de la alimentación consideraban que sus pacientes habían quedado en situaciones que representaban una amenaza para su sobrevivencia porque sus seguros se negaban a seguir pagando sus tratamientos y uno de cada cinco especialistas afirmó que las compañías de seguros habían sido responsables de la muerte de un paciente. Quizá esas compañías sientan que esa tacañería está justificada, sostiene Lester, porque «los trastornos de la alimentación siguen considerándose en la imaginación popular como una elección», una enfermedad de la que el responsable es el enfermo.

Muchas veces, Hava iniciaba un nuevo cuaderno con la promesa de convertirse en una persona distinta. «¡Un nuevo comienzo!», escribió a los veinte años. Consiguió un trabajo de medio tiempo cuidando a tres niños. «Supongo que se me podría catalogar de niñera profesional, si es necesario», escribió. Era consciente de que tenía que tomar una decisión: «O bien lidiar con el dolor inicial de la soledad y el vacío y empezar a construirme una vida desde cero, o volver a recurrir a la familiaridad de mi trastorno alimentario». Pero a medida que ganaba peso, se sentía dislocada. «¡Daría cualquier cosa por recuperar mi identidad!», escribió. «Mi identidad de anoréxica dependiente». Estaba convencida de que la gente la encontraba más cautivante y agradable cuando estaba visiblemente famélica. Buscaba desesperadamente una nueva manera de interpretar su sensación de alienación, de otorgarle algún significado, y se sentía enojada con Dios por ser «un objeto intangible en lugar de algo a lo que pudiera agarrarme físicamente».

Se distanció de sus hermanos. «No la culpé. No me enojé con ella. Pero ya no sabía cómo hablarle», me dijo su hermano. A los veinte años, Hava se había vuelto bulímica. En sus diarios había un nuevo tipo de entrada: largas listas de comida que había consumido en una especie de estado alterado, antes de vomitar. «He llegado al punto en que solo puedo centrarme en la comida», escribió. «¡Constantemente comida!».

En una simulación de hambruna en un laboratorio que se realizó al final de la Segunda Guerra Mundial, unos investigadores de la Universidad de Minnesota, con la esperanza de orientar el tratamiento para víctimas de hambrunas, estudiaron a treinta y seis hombres que, después de seguir una dieta severa durante veinticuatro semanas, desarrollaron una neurosis de semiinanición. El acto de comer se había convertido en el tema principal de sus conversaciones, incluso después de que el experimento hubiera terminado. Leían menús, coleccionaban recetas y experimentaban un placer indirecto al ver comer a otros. En su ensayo «La anoréxica ascética», la antropóloga Nonja Peters observa que las anoréxicas también se encuentran con que sus intereses se han estrechado, pero jamás se les dice que «esas imágenes y obsesiones sobre la comida son involuntarias, producidas por el instinto de sobrevivencia del cuerpo».

En una ocasión en la que Hava había sido ingresada brevemente tras tomar demasiados laxantes, se sobresaltó al ver a una paciente de treinta y nueve años a quien reconocía de una hospitalización de más de una década antes. Después de una sesión de terapia de grupo en el hospital, escribió: «Genial, hay treinta chicas en la misma sala como yo, atrapadas en el mismo barco que se hunde. ¿Adónde vamos a partir de aquí? Hablar es la parte fácil. ¿Dónde apoyo el pie? Me siento como suspendida en el aire». Mantenía el contacto con amigas de estancias hospitalarias anteriores y la inquietaba darse cuenta de que «cada persona a la que estaba yéndole bien atribuía su nueva vida a Dios». Al parecer eran capaces de darle vuelta a la página porque habían reorientado su vida en torno a un nuevo relato.

*   *   *   *   *

La primera vez que me reuní con Gail, la madre de Hava, yo estaba embarazada de siete meses y ella empezó a hablar de inmediato de su deseo de tener nietos. La idea de haberme presentado repentinamente en su vida como un recordatorio de lo que podría haber sido me hacía sentirme cohibida. Nos encontramos en su habitación de hotel en Brooklyn —donde vive su hijo, por lo que se había trasladado desde Michigan para visitarlo—, ella se sentó en la cama, con la espalda apoyada en unas almohadas duras y ornamentales y con tres de los cuadernos de Hava a su lado, y me contó que en un estante de su sótano guardaba docenas de esos diarios. Nunca los había leído, más allá de hojearlos rápidamente, lo bastante como para ver una mención a una niña de seis años («con el cabello enredado cayendo sobre unos hombros encorvados») que creía que era yo. Yo había supuesto que ella adoptaría una actitud protectora respecto de las palabras que quedaban de su hija, pero en realidad daba la impresión de que la idea de esas palabras la agotaba. «Escribir era parte de su enfermedad», me dijo.

En sus diarios, Hava había añadido esquemas de sus planes de ejercicios, calendarios en los que planificaba qué comería y cuándo y contratos firmados y fechados. «Yo, Hava», escribió, «comeré solo cuando tenga hambre, la menor cantidad de veces que sea posible y lo menos posible». También había descripciones nítidas, casi antropológicas, de la sala del hospital donde vivimos cuando yo tenía seis años. En esa época, yo había tenido una especie de sensación de comunidad —pensaba en las otras niñas como amigas y mentoras—, pero más tarde entendí la maquinaria que se ocultaba detrás de la estructura de nuestros días. Había algo competitivo y feroz, una especie de perverso individualismo estadounidense, en la manera en que las niñas comparaban sus estadísticas: peso, presión sanguínea, frecuencia cardiaca. A Hava sus cifras no le parecían suficientemente bajas «si alguien más había logrado lo mismo», escribió.

Parecía tener dos modos distintos de escritura, que dependían de su peso. Cuando se sentía gorda, su lenguaje se volvía estereotipado y reiterativo. Se reprochaba constantemente su falta de disciplina y parecía que no encontraba otras maneras de interpretar su vida. Al igual que Ray, que había recorrido los pasillos del Chestnut Lodge fantaseando sobre el gran hombre que había sido en otra época, Hava describía la pérdida de peso como una manera de aferrarse a una versión ideal e imposible de sí misma.

Pero a medida que se aproximaba a ese ideal —ser extremadamente delgada equivalía a entrar en «un estado de euforia completo y absoluto»—, parecía reevaluar qué era lo que había estado persiguiendo todo ese tiempo. «Mi vida pasa volando y yo sacrifico todo lo que alguna vez tuvo un significado para mí», escribió.

Cuando tenía veinticinco años, Hava se quedó embarazada accidentalmente. Esperaba que su novio, un entrenador personal, formara una familia con ella, pero él no estaba interesado y ella no creía poder criar a un hijo sola. Junto con su madre, Gail, Hava empezó a buscar padres adoptivos en Adoption.com. Conocieron a una pareja sin hijos de Nueva York que parecía cariñosa y comprensiva y Hava decidió entregarle a su bebé. Pero cuando Hava reveló los detalles de su enfermedad mental, «ellos dijeron: "Oh, olvídalo"», me contó Gail. «Estaban preocupados por la genética y no quisieron tener nada que ver con ese niño».

Hava encontró a una nueva pareja, Ann y Larry, que vivían en Virginia. «En nuestra primera conversación», contó

Ann, «Hava me dijo: "Necesito saber que ustedes amarán a este bebé más allá de si tiene o no una enfermedad mental"». Le prometieron que lo harían. Acordaron una adopción abierta, que permitiría que Hava formara parte de la vida de su hijo. El pacto establecía que Hava podría quedarse con el bebé unos días después de dar a luz, para poder despedirse. En un artículo publicado en 2007 en *The Washington Post*, Hava contó que Ann y Larry quisieron ir al hospital para el parto, pero ella se negó. «Mi sentimiento era: No me lo pidan», dijo Hava. «De ninguna manera dejaré quitarme lo único que es mío».

Dio a luz a su hijo Jonathan en 2002. Menos de una semana después, ella y Gail lo entregaron a su nueva familia. «Nos sentamos en el suelo y lloramos, lloramos y lloramos», me contó Gail. «Eso fue lo más doloroso que he hecho: entregar a ese bebé». Más tarde, Hava describió la adopción como «lo único bueno que creo haber hecho sobre la faz de la tierra».

Durante los primeros años de vida de Jonathan, Hava iba a Virginia a visitar a la familia de su hijo unas cuantas veces al año y se quedaba a dormir en su casa. En *The Washington Post* se describe cómo Jonathan creció considerando a Hava una «mítica mujer gato». Llevaba aretes en forma de gato; tenía gatos bordados en los calcetines; su taza de café decía «GATA-feinado». Pero, a medida que Jonathan fue acercándose más a su madre adoptiva, a Hava las visitas le resultaban cada vez más dolorosas. Jonathan tenía un retraso del lenguaje y Hava se culpaba a sí misma por no poder descifrar sus palabras.

Cuando Jonathan tenía once años, su familia se mudó a Christchurch, Nueva Zelanda, por el trabajo de Larry. Años más tarde, hablé con los padres de Jonathan por videoconferencia y les pregunté si veían a Hava en su hijo.

—Oh, sí —respondieron ambos a la vez.

—La genética sí que funciona —dijo Larry.

—Él es muy dulce, como ella —dijo Ann—. Y piensa fuera de los esquemas habituales. Piensa distinto.

—Tiene la misma ansiedad —continuó Harry—. Tiene mucho de eso.

—La ansiedad y el tema perfeccionista —añadió Ann—. Y es muy tierno. Muy cariñoso. Estamos seguros de que muchas de esas cosas vienen de Hava.

Jonathan, que tenía dieciocho años, estaba en la habitación contigua.

—Jonathan, ¿quieres venir a saludar? —preguntó Ann.

Tenía las mejillas sonrosadas, unos lentes rectangulares negros y un cabello rubio oscuro que le caía sobre los ojos. Era por la mañana en Nueva Zelanda y acababa de despertarse.

—Rachel conoció a Hava cuando era una niña pequeña —le explicó Ann, y lo instó a que compartiera sus recuerdos de Hava.

Jonathan contempló la pantalla de la computadora, obviamente incómodo. Después de unos segundos, se giró hacia su madre y musitó:

—No quiero.

—Jugaba a los trenes contigo —le sugirió Ann. Le recordó los gatos de Hava.

—Soy plenamente consciente de que es de la familia y todo eso —dijo él, en un tono sorprendentemente grave—. No sé cómo describirlo. No he pasado suficiente tiempo con ella.

Cuando Jonathan se fue, Ann se echó a llorar.

—Es que siento tanta empatía por el lado de la madre biológica —explicó—. Tener que tomar la decisión de separarte de tu hijo porque sabes, intelectualmente, que es lo mejor para él.

La poeta Louise Glück, que era anoréxica, escribió: «La tragedia de la anorexia, en mi opinión, es que su intención no es autodestructiva, aunque su resultado con frecuencia sí lo es. Su intención es construir, de la única manera posible cuando los medios son tan limitados, un yo plausible». En estos términos, quizá mi experiencia con esta enfermedad podría verse como un éxito. Después de salir del hospital, mis padres me tenían un poco de miedo. Respetaban mis opiniones y todos establecían límites más claros. Al mismo tiempo, me daban libertad para comportarme de la manera más extraña que se me antojara, como ponerme de pie en el aula y en la mesa a la hora de la cena —cuando íbamos a la casa de una amiga de mi madre a festejar el día de Acción de Gracias, la amiga ni siquiera se molestaba en poner una silla en el lugar que me correspondía en la mesa— sin sentirme juzgada. Tal vez yo era demasiado joven para registrar el modo en que las personas sentadas a la mesa intercambiaban miradas de irritación, pero jamás me sentí atrapada en ningún relato en particular que otros hubieran creado para mí. Era libre de aburrirme de mi comportamiento y pasar página.

No fue hasta que entré al bachillerato, donde algunas de mis amigas estaban experimentando con la anorexia, que capté la clase de significados que conllevaba ese diagnóstico. Pero a esas alturas la enfermedad ya no me parecía cautivante. Me había construido una vida en la que encontraba sentido en otra parte. «Querido diario», escribí en el segundo año, con letra tan grande que solo cabían algunas pocas palabras en cada página:

Cosas que son importantes:
Patinaje sobre hielo
Divertirme
Stuart Little
Matilda
Cada parte de mi cuerpo
Árboles

Recuerdo haber tratado de decidir si estaba dispuesta a vivir mi infancia nuevamente si ello implicaba poder evitar la parte en la que tenía anorexia, de modo que mi historia personal quedara limpia de esa vergüenza. Pero ese episodio me había puesto en contacto con una categoría de experiencia que quizá no habría reconocido si no hubiera pasado por ella. Hay un momento en el hospital que siempre me ha obsesionado, porque jamás he sido capaz de describirlo. Yo estaba cerca de la puerta abierta de la habitación de hospital cuando oí una voz. Escuché atentamente y el sonido se hizo más tenue, como si de algún modo estuviera plegándose sobre sí mismo. Había una especie de eco excitante, como el que se oye cuando te acercas un caracol al oído. Era un ruido categóricamente diferente de cualquiera que hubiera oído antes y cualquiera que he oído desde entonces. Era lo que William James, en su ensayo sobre el «residuo no clasificado», podría haber descrito como uno de esos «hechos inexplicables, sin encasillamiento ni calificación previa».

Cuando trato de formarme una imagen clara de la experiencia, termino pensando en lo que una joven a la que entrevisté hace unos años me dijo respecto de su intento de traducir los síntomas de la psicosis al lenguaje: «Es como tratar de explicar cómo suena un ladrido a alguien que jamás ha oído hablar de los perros».

A veces pienso en esa voz como una entrada potencial a un campo de experiencia diferente, un camino alternativo que por razones que no entiendo del todo jamás seguí. Puede que yo fuera demasiado joven para que la conducta anoréxica se me pegara. Estaba atravesando etapas de crecimiento demasiado rápido. Si hubiera sido un poco mayor, es posible que hubiera tenido más refuerzo social y hubiera terminando desarrollando una «carrera» en la anorexia. Quizá la diferencia entre mi enfermedad y la de Hava haya sido simplemente unos pocos años. Y esa precariedad me abruma.

Siento un vínculo con Hava, pero también con todas las personas de las que he escrito en este libro, a través de las páginas que hemos dejado atrás: «Déjenme explicarles algo sobre mí», escribí un diario cuando tenía ocho años. «Tuve un *fermedá* llamada *anexexia*». Ray, Bapu, Naomi y Laura también se sintieron obligados a escribir sobre sus enfermedades, incluso a pesar de que se daban cuenta de que el lenguaje disponible no era del todo adecuado. Describían sus experiencias psicológicas con una profunda conciencia de sí mismos, pero también necesitaban que otros confirmaran que lo que sentían era real. No importaba si creían que estaban casados con Dios o salvando al mundo del racismo; seguían buscando autoridades (místicas para Bapu, médicas para las otros) que les explicaran cómo y por qué se sentían de ese modo. Su angustia adoptó una forma que se generó en un diálogo con otros, en un proceso que alteró el camino de su sufrimiento y también sus identidades.

Cuando tenía treinta y un años de edad, Hava se mudó al departamento de su padre. «No tenía otro lugar donde ir», me dijo David, su padre. «Se le había acabado el seguro». Antes había residido en una vivienda subvencionada, pero después de un intento de suicidio que la dejó en coma durante varias semanas necesitaba una atención más individualizada. Había días en los que no salía de la cama. David la trataba como si fuera su paciente y llevaba detallados registros diarios de su atención médica. En esencia, había organizado una unidad de cuidados intensivos para una sola persona.

Para que yo entendiera cómo había sido su vida con Hava, me recomendó que leyera *El curioso incidente del perro a medianoche*, una novela sobre un chico con dificultades conductuales criado por su padre. «El personaje del padre es especialmente conmovedor», me dijo David. «Destruye su propia vida para sacrificarse por su hijo enfermo. Intenta alcanzar la santidad por lo que percibe como crímenes anteriores».

En sus diarios, Hava enmarcaba el problema en términos opuestos. Era ella la que cuidaba a su padre, que se había distanciado del resto de su familia. Ya no practicaba la medicina y había encontrado un propósito cuidándola a ella. «Yo soy la única que tiene el poder de sacarlo de su mundo por un rato», escribió. «Él parece mucho más feliz haciéndolo, entonces lo complazco y lo animo».

Hava vivió doce años en el departamento de su padre. «Hablo de mí misma como si fuera un caso de estudio», escribió. Podía recitar los factores que habían contribuido al desencadenamiento de su enfermedad («una agitación de mi desequilibrio químico», según sus propias palabras), pero no sabía cómo seguir a partir de allí. A pesar de sus profundos conocimientos sobre su enfermedad, todavía se sentía desconocida. «Supongo que soy una de esas personas que se entienden a fondo y al mismo tiempo soy una desconocida para mí misma», escribió. «No estoy del todo convencida de querer que me rescaten. Tal vez eso se deba solo a que no sé bien quién soy y qué clase de persona seré».

En un ensayo sobre la naturaleza de la recuperación, la psicóloga Pat Deegan, a quien le diagnosticaron esquizofrenia cuando tenía diecisiete años, critica el mensaje de una popular campaña publicitaria de antidepresivos. En un anuncio que circuló a finales de la década de 1990, una niña sonriente sube corriendo las escaleras para saludar a su madre. «He recuperado a mi mamá», dice una nota escrita en lápices de colores. Deegan cuestiona la idea de que, después del trastorno producido por una enfermedad mental, la gente pueda regresar a su identidad previa. «Para los que llevamos años luchando, el argumento de la restitución no es válido», escribe. En otro ensayo, en el que se compara con un amigo que estaba paralizado del cuello para abajo, Deegan escribe: «La recuperación no se refiere a un producto o resultado final. No significa que el hombre paralizado y yo nos hayamos "curado". En realidad, nuestra recuperación está marcada por una aceptación cada vez más profunda de nuestras limitaciones», y propone que «sea la transformación, más que la restauración, lo que se convierta en nuestro camino».

Deegan reconoce que algunas fases de la recuperación requieren planificación y trabajo, pero no todas las partes del proceso se pueden organizar conscientemente. «Nada de la polémica y tecnología de la psiquiatría, la psicología, el trabajo social y la ciencia puede dar cuenta de este fenómeno de esperanza», escribe, «pero los que nos hemos recuperado sabemos que esa gracia es real. La hemos vivido. Es el secreto que compartimos».

Cuando tenía cuarenta y un años, Hava se trasladó en coche desde la casa de su padre hasta un local de la cadena de panaderías y cafeterías Panera Bread para una cita con un analista financiero que se llamaba Tim y al que había conocido en internet. Pidió una dona y durante tres horas le habló de la historia de su enfermedad. «Desde su perspectiva era una estrategia, porque quería sacarlo todo enseguida», me contó Tim. «Era como si dijera: "Esto es a lo que te enfrentas, tómalo o déjalo"». Él también había pasado por periodos de desesperación. En el bachillerato, la idea de ir a clase le requería tanta energía que durante un mes casi nunca se levantó de la cama. De adulto había sufrido episodios de parálisis similares. «Entré en esta relación entendiendo lo difícil que es exponerte de ese modo», me dijo. «Me daba cuenta de que ella tenía los nervios destrozados. Llevaba atrapada en el departamento de su padre muchos años y deseaba algo más».

Empezaron a salir y, cuando la relación fue tornándose más seria, Hava llevó a Tim a que viera a su psiquiatra, un médico al que ella conocía desde los catorce años.

—¿Entiendes el alcance de su trastorno de la alimentación? —le preguntó el psiquiatra.

—La mejor palabra que se me ocurre es *mucho* —respondió Tim.

Tim registró las fechas de todas las hospitalizaciones de Hava en una tabla de Excel. Ella tenía una manera de hablar circular y tangencial y él quería que visualizara su vida claramente. Iba añadiendo fechas cada vez que ella le contaba una anécdota nueva. La última entrada era «Nos conocimos».

A veces, después de comer o cenar juntos, Hava iba al baño y vomitaba. «Sí, eso se lo pregunté: "¿Por qué te haces eso a ti misma?"», señaló Tim. Quizá haya un estigma particular en la mujer anoréxica adulta, como si ella misma se causara todo el problema por vanidad. Tim pareció sorprendido cuando le pregunté si alguna vez había juzgado a Hava por vomitar. «Nunca se me ocurrió juzgarla», respondió. «Leí un poquito sobre bulimia y llegué a la conclusión de que esa es la manera que tenía de enfrentarse a sus ansiedades. Era una rutina, desgraciadamente. No hay nada que juzgar al respecto. Como tampoco yo querría que me juzgaran por ponerme ansioso y no querer salir». Tim parecía encarnar la capacidad negativa —esa situación de «estar en la incertidumbre»— que había descrito Keats. A medida que la relación fue avanzando, Hava también se volvió más tolerante a los sentimientos de incomodidad. Convivía con las emociones, en lugar de buscar la manera de librarse de ellas de inmediato.

Empezó a quedarse a dormir en el departamento de Tim casi todas las noches. Una vez que él volvió de trabajar al final del día y ella seguía en la cama, nueve horas más tarde, le sugirió amablemente que el día siguiente debería tratar de pasarse al sillón. «Le hablé de mis propias dificultades y le expliqué que incluso cuando no quiero hacer nada en todo el día, me visto», dijo. «Me preparo la comida. Son cosas muy muy pequeñitas. Nunca vas a tener un gran avance. Pero hay un montón de avances diminutos, que se van sumando».

Años antes, durante un periodo en que se había recuperado a medias, Hava había escrito en su diario que se sentía como la tortuga que trata de cruzar una autopista en *Las uvas de la ira*. Con «sus viejos ojos humorísticos», la tortuga se arrastra por el pavimento caliente, incluso después de que un camión que pasa a toda velocidad le golpea el caparazón, la deja tumbada sobre la espalda y la saca de la carretera. La tortuga se endereza y va avanzando lentamente, centímetro a centímetro. «Qué bueno sería absorber una lluvia o, al menos, una llovizna ligera», escribió Hava. «Pero, por ahora, sigue su camino».

La familia y los amigos de Hava afirmaban que con Tim parecía más feliz que en ningún otro momento de su vida. Los padres de su hijo, con quienes hablaba frecuentemente por teléfono, atribuían su bienestar a la conexión que ella y Tim habían creado mediante vulnerabilidades compartidas. «Todos nos esforzamos por llenarnos la taza solos», dijo Larry, «pero muchas veces no podemos». Hava vivía de las prestaciones por discapacidad, era voluntaria en una organización que proporcionaba albergue a personas sin hogar y estaba «prosperando», dijo Ann. Décadas de enfermedad habían transformado sus valores, su comprensión de lo que una buena vida puede llegar a ser. «No utilizaba la palabra *recuperación*», me explicó Tim. «No quería llamarlo con ningún término técnico, pero sí decía "estoy en un punto mejor que nunca"».

En un ensayo titulado «Observaciones sobre la filosofía del trastorno mental», Fromm-Reichmann, la psiquiatra del Lodge, menciona a una paciente que se puso a llorar en su consultorio porque iban a darle el alta en el Lodge y le aterrorizaba la idea de volver a encontrarse con sus parientes y amigos. Para tranquilizarla, Fromm-Reichmann le dice: «Durante estos años has reunido una enorme cantidad de experiencia humana, puesto que has tenido la oportunidad de observar de modo práctico todas las clases de experiencia emocional en los otros pacientes y en ti misma. ¿Y qué son esas experiencias emocionales de los que sufren perturbaciones mentales sino experiencias humanas como las que todos atravesamos, vistas como bajo una lupa?».

El 11 de abril de 2019, Tim preparó café, se vistió para ir a trabajar y, como era su costumbre, volvió a la cama para despedirse de Hava con un beso. Ella no reaccionó. No parecía respirar. Tim llamó al 911 e intentó practicarle una reanimación cardiopulmonar. Cuando llegaron los paramédicos, tampoco pudieron resucitarla. Al parecer había vomitado dormida y se había asfixiado. Después de años de bulimia, los músculos del esófago se le habían debilitado. «Sé que mi trastorno alimentario es un "suicidio lento"», había escrito una vez. Pero en esta etapa de la vida tenía planes para el futuro. Ella y Tim acababan de firmar el contrato de renta de un departamento y pensaban mudarse dos semanas más tarde. Sus pertenencias ya estaban en cajas. Hava había ahorrado dinero para un viaje a Nueva Zelanda, para visitar a su hijo allí por primera vez. Cada vez que le sobraba algo de dinero al final del mes, lo guardaba en un calcetín. «Hablaba de su hijo todos los días», contó Tim.

Cuando Tim y yo hablamos por Zoom, él estaba en el sótano de la casa de sus padres, donde se había mudado tras la muerte de Hava. Las paredes eran de linóleo pintadas de color madera. Detrás se veía un póster de los Beatles y una naturaleza muerta de un bate y un guante de beisbol. Tim era pálido y apuesto, tenía una cara rectangular y el cabello muy corto. Daba sorbos de una bebida energética. Me contó que, después de la muerte de Hava, atravesó la peor depresión de su vida. «Hablando conmigo ahora no te darías cuenta», me dijo. «Contemplo el sufrimiento de ella, la forma en que gestionó su vida, y eso es lo que me hace sobrevivir un día más».

Después de su primer periodo de depresión, en su adolescencia, Tim, que es católico, empezó a recitar una oración cada noche: «Por favor, ayúdame a utilizar mis sufrimientos para ayudar a los demás. Por favor, no dejes que mi sufrimiento se desperdicie». En el último año, modificó esa oración por primera vez en más de dos décadas: «Le pido a Dios: "Por favor, permite que sea tan fuerte como Hava"», me contó. «"Por favor, permíteme ser tan clemente como Hava"; esa es la parte más difícil». Aunque sobre el papel parecía que el diagnóstico de Hava había determinado su camino, él admiraba cómo ella se había resistido al relato sobre su vida que le habían contado. El final fue diferente de lo que otros pensaban.

Empezó a llorar y le pedí disculpas por haberle pedido que relatara sucesos que todavía eran tan recientes. «Y yo espero que eso nunca desaparezca», respondió él. «Muchas veces, tus propios sufrimientos —la manera en que te enfrentas a tu sufrimiento—, ayuda a la gente. Más de lo que podrás saberlo».

Vi mi imagen cuadrada en la esquina de la ventana del Zoom y me sentí cohibida por estar revoloteando sobre una vida que no era mía. Mi cabello se veía ondeado y el de él un poco despeinado, como el de Hava, y me pregunté si también él me veía como su hermana.

Notas

PRÓLOGO: **RACHEL**

15 «*trastorno de lectura*»: Abigail Bray, «The Anorexic Body: Reading Disorders», *Cultural Studies* 10, núm. 3 (1996), p. 413.

16 «*Esa palabra de ocho letras*»: Takayo Mukai, «A Call for Our Language: Anorexia from Within», *Women's Studies International Forum* 12, núm. 6 (1989), p. 613.

16 «*Lady Anorexia*»: Elaine Showalter, *Hystories: Hysterical Epidemics and Modern Media*, Nueva York, Columbia University Press, 1997, p. 20.

16 «*búsqueda ciega de un sentido de identidad y autonomía*»: Hilde Bruch, *The Golden Cage: The Enigma of Anorexia Nervosa*, Cambridge, Harvard University Press, 1978, p. xxii. Versión castellana de Rafael Santandreu, *La jaula dorada: el enigma de la anorexia nerviosa*, Barcelona, Paidós, 2001.

16 «*La enfermedad solía ser el logro*»: Bruch, p. xxiv.

19 «*Por el amor de Dios, esa niña tiene apenas seis años*»: La madre de Hava compartió más de una docena de sus cuadernos manuscritos, el más antiguo de 1988, así como sus cartas y correos electrónicos, cientos de los cuales la propia Hava había impreso y almacenado en carpetas. Su madre guarda los escritos antiguos de Hava en cajas en su sótano.

21 «*mundo "digitalizado", en el que todo se entendía*»: Mukai, «A Call for Our Language», p. 634.

22 «*la enfermedad se despliega en fases diferenciadas*»: Nonja Peters, «The Ascetic Anorexic», *Social Analysis: The International Journal of Social and Cultural Practice*, 37 (abril de 1995), pp. 44–66.

22 «*Sí, puede ser*»: Mukai, «A Call for Our Language», p. 620.

22 «*Una vez que se toma el camino del ascetismo*»: Peters, «The Ascetic Anorexic», pp. 51-52.

22 «*anorexia sagrada*»: Rudolph M. Bell, *Holy Anorexia*, Chicago, University of Chicago Press, (1985), p. xii.

23 «*en el deseo de ser un santo*»: René Girard, «Eating Disorders and Mimetic Desire», *Contagion* 3 (primavera de 1996), p. 16.

23 «*Hay una gran ironía en el hecho*»: Girard, 9. Respecto de la anorexia y la santidad: En un artículo de 2014 publicado en *Case Reports in Psychiatry* se describe a una joven criada en un suburbio de Chicago que quería ser santa y se murió de hambre mientras estudiaba en un convento católico. «Aunque ocurrió en la época actual, sus razones para esa pri-

vación voluntaria de alimentos y el contexto cultural en el que se crio son más parecidos a los de los individuos descritos en la historia como enfermos de *anorexia mirabilis*», escribieron los autores. La niña no tenía acceso a un espejo de cuerpo entero, solo a uno diminuto que utilizaba para ajustar su hábito. Tampoco se subía nunca a una báscula. Cuando los supervisores de su convento le pidieron que acudiera a un psiquiatra, «no entendió por qué necesitaba hacerlo, ya que pensaba que estaba siendo piadosa al restringir lo que comía». Véase Amelia A. Davis y Mathew Nguyen, «A Case Study of Anorexia Nervosa Driven by Religious Sacrifice», *Case Reports in Psychiatry* (2014), pp. 512-764.

27   *«una enfermedad conocida como "síndrome de la resignación"»*: Rachel Aviv, «The Trauma of Facing Deportation», *The New Yorker*, marzo 17, 2017.

29   *«efecto bucle»*: Ian Hacking, *The Social Construction of What?*, Cambridge, Harvard University Press, 1999, p. 34. Versión castellana de Jesús Sánchez Navarro, *¿La construcción social de qué?*, Barcelona, Paidós, 2001.

29   *«el espacio de posibilidades para la personalidad»*: Ian Hacking, «Making Up People», *Reconstructing Individualism: Autonomy, Individuality and the Self in Western Thought*, ed. Thomas C. Heller y Morton Sosna, Stanford, Stanford University Press, 1987, p. 229.

29   *«Nos hacemos a nuestra propia imagen científica»*: Ian Hacking, «Kinds of People: Moving Targets», *Pro-*

ceedings of the British Academy 151 (2007), p. 305.

29   *«"aprendemos" o, mejor dicho, "adquirimos" un nuevo estado psíquico»*: Ian Hacking, «Pathological Withdrawal of Refugee Children Seeking Asylum in Sweden», *Studies in History and Philosophy of Biological and Biomedical Sciences* 41 (diciembre de 2010), p. 317.

30   *«reclutaron»*: Joan Jacobs Brumberg, *Fasting Girls: The History of Anorexia Nervosa*, Nueva York: Vintage Books, 2000, p. 40.

30   *«Carrera»*: Brumberg, p. 41.

30   *«actitud correcta frente a un cambio mórbido»*: Aubrey Lewis, «The Psychopathology of Insight», *The British Journal of Medical Psychology* 14 (diciembre de 1934), pp. 322–348.

30   *«a las personas de color se las califica»*: Laurence J. Kirmayer, Ellen Corin y G. Eric Jarvis, «Inside Knowledge: Cultural Constructions of Insight in Psychosis», *Insight and Psychosis: Awareness of Illness in Schizophrenia and Related Disorders*, ed. Xavier F. Amador y Anthony S. David, Nueva York, Oxford University Press, (julio de 2004), pp. 197-232.

31   *«la errónea separación»*: Department of Health and Human Services, *Mental Health: A Report of the Surgeon General*, National Institute of Mental Health (1999), p. 6.

31   *«ninguna justificación científica para distinguir»*: David Satcher, «Statement at Release of the Mental Health Report», (diciembre 13, 1999). Véase también: Colleen L. Barry y Richard G. Frank, «Economic Grand Rounds: Economics and the Surgeon General's

Report on Mental Health», *Psychiatric Services* 53, núm. 4 (abril 1, 2002), ps.psychiatryonline.org/doi/full/10.1176/appi.ps.53.4.409.

31 *«las personas que ven la enfermedad mental como algo biológico»*: Amy Loughman y Nick Haslam, «Neuroscientific Explanations and the Stigma of Mental Disorder: A Meta-analytic Study», *Cognitive Research: Principles and Implications* 3, núm. 1 (noviembre de 2018) p. 43.

32 *«dijeran que lo que fuera que estaba mal»*: Elyn Saks, *The Center Cannot Hold: My Journey Through Madness*, Nueva York, Hyperion, (2007), p. 168.

32 *«Hay relatos que nos salvan»*: Debo la formulación de esta idea a Tanya Luhrmann, que leyó un borrador de este prólogo. Gracias a Rachael Bedard, Anna Goldman y Alice Gregory, quienes también me ayudaron a ver con mucha más claridad lo que intentaba decir en estas secciones.

33 *«el ideal de toda ciencia»*: William James, *Essays in Psychology*, Cambridge, MA: Harvard University Press, (1984), p. 247. En el mismo ensayo, James añade: «En torno a los hechos acreditados y ordenados de toda ciencia siempre flota una especie de bruma formada por observaciones excepcionales, ocurrencias minúsculas e irregulares que aparecen raras veces y que siempre resultan menos fáciles de atender que de ignorar».

RAY

37 *«¿Cuántos kilómetros?»*: Este capítulo se basa en unas doscientas cincuenta páginas de historiales médicos que el antiguo abogado de Ray, Philip J. Hirschkop, compartió conmigo. Hirschkop guardaba los expedientes de Ray en su garaje. Joan Narad, psiquiatra de Ray en Silver Hill, también me facilitó un puñado de historias clínicas.

37 *«mecanismo de autohipnosis»*: Este capítulo se basa también en más de mil quinientas páginas de borradores de las memorias inéditas de Ray, así como en cientos de páginas de cartas, correos electrónicos, memorándums y transcripciones de grabaciones de audio de Ray hablando consigo mismo. A veces Ray hablaba delante de una grabadora y luego hacía que una secretaria transcribiera las grabaciones. Obtuve algunas de estas páginas gracias a Hirschkop y gracias a Henry Kellerman, un psicólogo de Manhattan que fue amigo de Ray en el instituto. Andy Seewald, abogado de Nueva Jersey y también amigo de Ray, me entregó algunos fragmentos escasos de las memorias.

39 *«fundado en 1910»*: Walter Freeman, *The Psychiatrist: Personalities and Patterns*, Nueva York, Grune & Statton, (1968), pp. 243-252.

39 *«Conocía a los psicóticos»*: Citado en David McK. Rioch, «Dexter Bullard, Sr., and Chestnut Lodge», *Psychiatry* 47 (febrero de 1984) pp. 2-3.

40 *«piedra terapéutica por mover»*: Freeman, *The Psychiatrist*, pp. 243-252.

40 *«Su objetivo era crear una institu-*

ción»: Dexter M. Bullard, «The Organization of Psychoanalytic Procedure in the Hospital», *The Journal of Nervous and Mental Disease* 91, núm. 6 (junio 1940), pp. 697-703.

40 *«Aún no sabemos lo suficiente»*: Alfred H. Stanton y Morris S. Schwartz, *The Mental Hospital: A Study of Institutional Participation in Psychiatric Illness and Treatment*, Basic Books, 1954, p. 44.

40 *«ninguna otra palabra utilizada»*: Stanton y Schwartz, p. 194.

40 *«mejorar»*: Stanton y Schwartz, p. 149.

40 *«lo que ocurría en el hospital»*: Stanton y Schwartz, 193. Stanton y Schwartz también observaron que los psiquiatras del Lodge limitaban su «atención a una interpretación "profunda"», ignorando frecuentemente los significados literales, una tendencia «tan habitual que equivale a una enfermedad ocupacional». Las reglas formales se consideraban como «impuestas por las exigencias de una sociedad que temía y se defendía de lo «realmente vitalmente humano».

40 *«la farmacología no tiene cabida en la psiquiatría»*: Dexter M. Bullard, entrevista de Robert Butler, enero 17, 1963, página 23, transcripción, American Psychiatric Association Foundation: Melvin Sabshin, M.D., Library and Archives.

40 *«¡No puede decir eso!»*: Citado en Paul A. Offit, *Pandora's Lab: Seven Stories of Science Gone Wrong*, Washington D. C., National Geographic, (2017), p. 142.

41 *«reina del Chestnut Lodge»*: Gail A. Hornstein, *To Redeem One Person Is to Redeem the World: The Life of Frieda Fromm-Reichmann*, Nueva York, Other Press, 2000, p. 278. El libro de Hornstein ofrece un retrato nítido y riguroso del espíritu del Lodge durante la época de Fromm-Reichmann y años posteriores.

41 *«lo sabemos»*: Citado en *Psychoanalysis and Psychotherapy: Selected Papers of Frieda Fromm-Reichmann*, ed. Dexter M. Bullard, Chicago, University of Chicago Press, 1959, p. 335.

41 *«uno de los fenómenos psicológicos peor conceptualizados»*: Frieda Fromm-Reichmann, "Loneliness," *Contemporary Psychoanalysis* 26 (1990), p. 306. Publicado originalmente en *Psychiatry: Journal for the Study of Interpersonal Processes* 22 (1959).

41 *«el hecho de que hubiera gente»*: Fromm-Reichmann, p. 310.

41 *«existencia desnuda»*: Fromm-Reichmann, p. 318. Se refiere a una definición de soledad formulada en Ludwig Binswanger, *Grundformen und Erkenntnis Menschlichen Daseins*, Zúrich, Niehans, 1942, p. 130

41 *«madres sustitutas»*: Ann-Louise S. Silver, «A Personal Response to Gail Hornstein's *To Redeem One Person Is to Redeem the World: The Life of Frieda Fromm-Reichmann»*, *Psychiatry* 65, núm. 1 (primavera de 2002), p. 9. Silver también compartió recuerdos del Lodge en una conversación que tuvo conmigo poco antes de su muerte.

41 *«parte de una familia disfuncional»*: Ann-Louise S. Silver, «Thorns in the Rose Garden: Failures at

Chestnut Lodge», *Failures in Psychoanalytic Treatment*, ed. Joseph Reppen y Martin A. Schulman, Madison, International Universities Press, 2003, pp. 37-63.

41 *«¡Que tengas una buena hora!»*: Citado en Richard M. Waugaman, «The Loss of an Institution: Mourning Chestnut Lodge», *The Therapist in Mourning: From the Faraway Nearby*, ed. Anne J. Adelman y Kerry L. Malawista, Nueva York, Columbia University Press, 2013, p. 162.

42 *«El mundo estaba enfermo»*: Citado en Ran Zwigenberg, «Healing a Sick World: Psychiatric Medicine and the Atomic Age», *Medical History* 62, núm. 1 (enero 2018), p. 28.

42 *«La condición esencial para la paz»*: Citado en Anne Harrington, *Mind Fixers: Psychiatry's Troubled Search for the Biology of Mental Illness*, Nueva York, W. W. Norton, 2019, p. 119.

42 *«salvarán al mundo»*: Citado en Zwigenberg, «Healing a Sick World», p. 28.

42 *«comparó la importancia del pleito»*: Peter D. Kramer, *Ordinarily Well: The Case for Antidepressants*, Nueva York, Farrar, Straus and Giroux, 2016, p. 46.

42 *«duelo entre dos formas de conocimiento»*: Citado en James L. Knoll IV, «The Humanities and Psychiatry: The Rebirth of Mind», *Psychiatric Times* 30, núm. 4 (abril 2013), p. 29. Originalmente en M. Robertson, «Power and Knowledge in Psychiatry and the Troubling Case of Dr. Osheroff», *Australasian Psychiatry* 13, núm. 4 (2005), pp. 343-350.

42 El caso Roe vs. Wade fue un importantísimo litigio judicial de 1973 en el que se sentaron las bases sobre el derecho al aborto y puso en escena un encendido debate sobre la legalidad de la interrupción del embarazo. *(N. del T.)*

43 *«dábamos toda la vuelta»*: Esta cita corresponde al testimonio de Dotty Smith en la vista de Ray ante la Junta de Arbitraje de reclamos por Salud Mental del Estado de Maryland. La audiencia se grabó en video y se dejó en custodia en la oficina de uno de los exabogados de Ray, David J. Fudala. Este capítulo se basa en más de veinte cintas de VHS de las dos semanas que duró la audiencia y que Fudala compartió conmigo.

44 *«desajuste en las mareas bioquímicas»*, Nathan S. Kline, *From Sad to Glad: Kline on Depression*, Nueva York, Ballantine Books, 1974, p. 2.

44 *«No intenten desenterrar»*: Kline, p. 157.

44 *«una fotografía de Associated Press de 1953»*: Mark Caldwell, *The Last Crusade: The War on Consumption, 1862-1954*, Nueva York, Atheneum, 1988), pp. 242–247.

44 *«No me animé»*: Citado en Maggie Scarf, «From Joy to Depression: New Insights into the Chemistry of Moods», *The New York Times*, (24 de abril de 1977).

45 *«ocuparse de su casa»*: Nathan Kline, «Clinical Experience with Iproniazid (Marsilid)», *Journal of Clinical and Experimental Psychopathology & Quarterly Review of Psychiatry and Neurology* 19 (1958), p. 73.

45 *«Produjo una profusión»*: Kline, p. 75.

45 *«Había un amplio y firme»*: Kline, *From Sad to Glad*, p. 57.

45 *«consideraba un tanto peculiares»*: Solomon Snyder, *Brainstorming: The Science and Politics of Opiate Research*, Cambridge, Harvard University Press, 1989, p. 10.

45 *«Puesto que no has nacido»*: Citado en Kline, *From Sad to Glad*, epígrafe.

46 *«creían que era Dios»*: Citado en Meredith Platt, *Storming the Gates of Bedlam: How Dr. Nathan Kline Transformed the Treatment of Mental Illness*, Nueva York, DePew Publishing, 2012, p. 104.

46 *«Los químicos producen»*: Nathan S. Kline, «The Challenge of the Psychopharmaceuticals», *Proceedings of the American Philosophical Society* 103, núm. 3 (junio de 1959), p. 458.

46 *«operación de libros de cocina»*: Citado en el resumen de la transcripción del testimonio de James L. Wellhouse en el juicio de Raphael J. Osheroff, doctor en medicina, contra el Chestnut Lodge, Inc., et al. (citado de aquí en adelante como Osheroff v. Chestnut Lodge), 490 A.2d 720 (tribunal del circuito del condado de Montgomery, Maryland, abril 10, 1985).

46 *«participar mecánicamente»*: testimonio de Raphael Osheroff, *Osheroff v. Chestnut Lodge*, noviembre 26, 1986. Todas las citas de las próximas dos secciones proceden de grabaciones en videos de la audiencia, que me suministró el exabogado de Ray, David J. Fudala.

47 *«Los síntomas y la enfermedad»*: Joanne Greenberg, *I Never Promised You a Rose Garden*, Nueva York, Henry Holt, 1964, p. 209.

48 *«No quiero quedarme»*: Testimonio de Louis Bader, *Osheroff v. Chestnut Lodge*, noviembre 26, 1986.

48 *«retraerse y volverse más distante»*: Transcripción de una reunión del personal del Chestnut Lodge del 12 de marzo de 1979, p. 14. Las citas de esta sección están tomadas de una reunión de personal conformada por doce profesionales médicos del equipo del Lodge. La transcripción de la reunión, que había sido grabada, abarca veintidós páginas a interlineado simple.

49 *«El tiempo que pasé»*: Transcripción de la reunión de personal *op. cit.*, p. 11.

51 *«unos cuantos estudiantes universitarios de buena familia con un pobre desempeño académico»*: Morton M. Hunt, «A Report on the Private Mental Hospital: Survival Through Evolution», *Trends in Psychiatry* (1964), p. 15.

53 *«Desde hace tres días»*: Roland Kuhn, «The First Patient Treated with Imipramine», *A History of the CINP*, ed. Thomas A. Ban y Oakley S. Ray, Brentwood, J. M. Productions, 1996, p. 436. El libro registra la nota de Kuhn como una «fotocopia de la historia clínica núm. 21502 del "tratamiento cantonal y atención sanitaria en Münsterlingen" concerniente a la paciente Paula F. J., nacida el 30 de abril de 1907». En marzo de 2020, un informe de historiadores de la Universidad de Zúrich llegó a la conclusión de que Kuhn (que había experimentado con numerosos compuestos de imipramina) no había cumplido los protocolos metódicos habituales de la época. Por ejemplo, administraba sustancias

experimentales a algunos pacientes sin haber pasado por todas las etapas de las pruebas preliminares. Además, no se adhería a las fechas de inicio y terminación de las pruebas clínicas. Véase Marietta Meier, Mario König y Magaly Tornay, *Testfall Münsterlingen: Klinische Versuche in der Psychiatrie, 1940-1980*, Zúrich, Chronos, 2019. Véase también Marietta Meier, comunicado de prensa, 23 de septiembre de 2019, en «Pierre Baumann and François Ferrero: An Official Inquiry on the Clinical Research Activities (1946-1972) of Roland Kuhn (1912-2005)», página web de la red internacional de la historia de la neuropsicofarmacología, <inhn.org/fileadmin/user_upload/User_Uploads/INHN/Controversies/MEIER_Press_release of_Kuhb_report.pdf>.

53 *«Kuhn era el rival de Nathan Kline»*: David Healy, *The Antidepressant Era*, Cambridge, Harvard University Press, 1997, pp. 49-62. Véase también Kramer, *Ordinarily Well*, pp. 3-6.

53 *«mientras que antes estaban continuamente atormentados»*: Roland Kuhn, «The Treatment of Depressive States with G-22355 (Imipramine Hydrochloride)», *The American Journal of Psychiatry* 115 (1958), p. 459.

53 *«No pienso más en eso»*: Citado en Kuhn, p. 460.

53 *«restaura completamente»*: Roland Kuhn, «The Imipramine Story», *Discoveries in Biological Psychiatry*, ed. Frank J. Ayd y Barry Blackwell, Filadelfia, J. B. Lippincott, 1970, p. 216.

54 *«dejar que las cosas hablen por sí mismas»*: Roland Kuhn, «On Existential Analysis» (artículo presentado en el Simposio sobre terapias psiquiátricas en Europa de la Sociedad de Psiquiatría de Filadelfia, 23 de marzo de 1959). Véase también Louis A. Sass, «Phenomenology as Description and as Explanation: The Case of Schizophrenia», *Handbook of Phenomenology and Cognitive Science* (diciembre de 2009), pp. 635-654.

54 *«una máquina que simplemente va más rápido o más despacio»*: Citado en Nicholas Weiss, «No One Listened to Imipramine», *Altering American Consciousness: The History of Alcohol and Drug Use in the United States, 1800-2000*, ed. Sarah W. Tracy y Caroline J. Acker, Amherst, University of Massachusetts Press, 2004, pp. 329-352.

54 *«tratando con un objeto autocontenido y rígido»*: Roland Kuhn, «Artistic Imagination and the Discovery of Antidepressants», *Journal of Psychopharmacology* 4, núm. 3 (1990), p. 129.

55 *«un pedazo de carne quemada»*: Jane Kenyon, «Having It Out with Melancholy», *Constance: Poems*, Minneapolis, Graywolf Press, 1993.

55 *«En menos de una semana empezó a producirse el milagro»*: Percy Knauth, *A Season in Hell*, Nueva York, Pocket Books, 1977, p. 118.

55 *«no hay temores, ni preocupaciones»*: Knauth, p. 83.

55 *«Hay poca duda»*: Knauth, p. 120.

56 *«en el mejor de los casos, una simplificación excesiva y reduccionista»*: Joseph Schildkraut, «The Catecholamine Hypothesis of Affective Disorders: A Review of Supporting

Evidence», *The Journal of Neuropsychiatry and Clinical Neurosciences* 7, núm. 4 (noviembre de 1995), p. 530. El artículo se publicó originalmente en *The American Journal of Psychiatry* 122, núm. 5 (1965), pp. 509-522.

56 *«Este nuevo estilo de pensamiento»*: Nikolas Rose, *The Politics of Life Itself: Biomedicine, Power, and Subjectivity in the Twenty-First Century*, Princeton, Princeton University Press, 2007, p. 192.

57 *«Llamó a su colega Robert Greenspan»*: Memorándum de opinión, Dr. Robert Greenspan, *et al.* vs. Dr. Raphael J. Osheroff, *et al.* (de aquí en adelante citado como *Greenspan v. Osheroff*), 232 Va. 388 (Tribunal de circuito de la ciudad de Alexandria, Virginia, 9 de febrero de 1983).

57 *«la jefa de enfermeras describió a Ray como un "lunático"»*: testimonio de Margaret Hess, *Greenspan v. Osheroff*, p. 11.

58 *«reacción excesiva»*: *Diagnostic and Statistical Manual of Mental Disorders, Second Edition (DSM-II)*, Washington D. C., American Psychiatric Association, 1968, p. 300.

58 *«ciencia sobre la ideología»*: Citado en Rick Mayes y Allan V. Horwitz, «DSM-III and the Revolution in the Classification of Mental Illness», *Journal of the History of the Behavioral Sciences* 41, núm. 3 (verano de 2005), p. 250.

59 *«prestidigitación literaria»*: Raphael Osheroff, correo electrónico a Henry Kellerman, 2 de febrero de 2009.

59 *«calvinismo farmacológico»*: Citado en Healy, *The Antidepressant Era*, p. 227.

59 *«si un fármaco te hace sentir bien»*: Gerald L. Klerman, «Drugs and Social Values», *International Journal of the Addictions* 5, núm. 2 (1970), p. 316.

60 *«una bendición para la humanidad»*: Citado en Emily Martin, «Pharmaceutical Virtue», *Culture, Medicine and Psychiatry* 30, núm. 2 (junio de 2006), p. 157.

60 *«épicas más importantes y dramáticas de la propia historia de medicina»*: Citado en Robert Whitaker, *Anatomy of an Epidemic: Magic Bullets, Psychiatric Drugs, and the Astonishing Rise of Mental Illness in America*, Nueva York, Broadway Paperbacks, 2010, p. 64. Versión castellana de José Álvarez Flores, *Anatomía de una epidemia*, Madrid, Capitán Swing, 2020.

60 *«no representa ninguna ventaja»*: Citado en Aaron T. Beck, *Depression: Causes and Treatment*, Filadelfia, University of Pennsylvania Press, 1967, p. 313. La compañía farmacéutica Merck, que produce la amitriptilina con el nombre comercial de Elavil, compró cincuenta mil ejemplares del libro de Ayd para distribuirlo entre los médicos. También contrató a un musicólogo para que recopilara un álbum de canciones de blues —con la palabra *Elavil* impresa en la cubierta— que sería una «hermosa expresión de cómo la vida y sus problemas causan depresión».

60 *«tratando con un individuo sincero y honesto»*: Testimonio de Frank Ayd ante la Junta de Arbitraje sobre Reclamos de Salud Mental del Estado de Maryland, 7 de diciembre de 1983.

61 *«Si el diagnóstico y tratamiento»*: Ray asistió a la convención de 1989 de la Asociación Estadounidense de Psiquiatría en San Francisco y esta cita procede de sus notas. Reflexiona sobre esta experiencia en el capítulo 27 de uno de los últimos borradores de sus memorias.

61 *«"externalización", es decir, la tendencia»*: Thomas G. Gutheil, M.D., «Preliminary Report on *Osheroff v. Chestnut Lodge et al.*», no fechado, pp. 1-2.

61-62 *«la insistencia de Ray "en la naturaleza biológica"»*: Gutheil, «Preliminary Report», p. 4.

62 *«Ese comentario es denigrante»*: Testimonio de Raphael Osheroff, *Osheroff v. Chestnut Lodge.*

62 *«El golpeteo puramente mecánico»*: Testimonio de Raphael Osheroff.

64 *«el resultado del caso Osheroff»*: Joel Paris, *The Fall of an Icon: Psychoanalysis and Academic Psychiatry*, Toronto, University of Toronto Press, 2005, p. 96.

64 *«la creencia convencional»*: Miriam Shuchman y Michael S. Wilkes, «Dramatic Progress Against Depression», *The New York Times*, 7 de octubre de 1990, <www.nytimes.com/1990/10/07/archives/dramatic-progress-against-depression.html>.

64 *«determinar en gran medida»*: Sifford D., «An Improper Diagnosis Case That Changed Psychiatry», *Philadelphia Inquirer*, 24 de marzo de 1888, 4E.

64 *«el equivalente médico de una "regla Miranda"»*: Gerald L. Klerman, «The Psychiatric Patient's Right to Effective Treatment: Implications of *Osheroff v. Chestnut Lodge*», *The American Journal of Psychiatry* 147, núm. 4 (abril de 1990), p. 409. El artículo original al que se hace referencia es Sifford D, «An Improper Diagnosis Case That Changed Psychiatry».

65 *«no se podía decir nada»*: Michael Robertson y Garry Walter, *Ethics and Mental Health: The Patient, Profession and Community*, Boca Raton, CRC Press, 2014, p. 180.

65 *«El arte mata»*: Citado en Abigail Zuger, «New Way of Doctoring: By the Book», *The New York Times*, diciembre 16, 1997, <www.nytimes.com/1997/12/16/science/new-way-of-doctoring-by-the-book.html>.

66 *«Los médicos del Lodge se sentían escarmentados»*: Thomas H. McGlashan, «The Chestnut Lodge Follow-Up Study I. Follow-Up Methodology and Study Sample», *Archives of General Psychiatry* 41, núm. 6 (junio de 1984), pp. 573-585. Véase también Thomas H. McGlashan, «The Chestnut Lodge Follow-Up Study II. Long-Term Outcome of Schizophrenia and the Affective Disorders», *Archives of General Psychiatry* 41, núm. 6 junio de 1984), pp. 586-601.

66 *«más o menos el mismo porcentaje de pacientes»*: J. D. Hegarty *et al.*, «One Hundred Years of Schizophrenia: A Meta-Analysis of the Outcome Literature», *The American Journal of Psychiatry* 151, núm. 10 (octubre de 1994), pp. 1409-1416.

66 *«Ya tenemos los datos»*: Citado en Ann-Louise S. Silver, «Chestnut Lodge, Then and Now: Work with a Patient with Schizophrenia and Obsessive Compulsive Disorder», *Contemporary Psychoa-*

nalysis 33, núm. 2 (abril de 1997), p. 230.

67 «*La locura ha pasado a ser un producto industrializado*»: A. Donald, «The Wal-Marting of American Psychiatry: An Ethnography of Psychiatric Practice in the Late Twentieth Century», *Culture, Medicine, and Psychiatry* 25 (2001), p. 435.

67 «*El paciente real*»: Donald, p. 433.

68 «*No somos tan distintos*»: Citado en «Money Woes May End Mission of Historic Hospital», *Psychiatric News* 36, núm. 8 (20 de abril de 2001), p. 9.

68 «*Un gran faro escorado*»: Silver, «A Personal Response to Gail Hornstein», p. 2.

69 «*cazafantasmas*»: Nesa Nourmohammadi, «A Year Later, Historic Chestnut Lodge Still Mourned», *The Washington Post*, junio 17, 2010, <www.washingtonpost.com/wp-dyn/content/article/2010/06/16/AR2010061603175.html>.

69 «*Un obituario tardío*»: Sharon Packer, «A Belated Obituary: Raphael J. Osheroff, MD,» *Psychiatric Times*, 28 de junio de 2013, <www.psychiatrictimes.com/view/belated-obituary-raphael-j-osheroff-md>.

73 «*tratamientos ilusorios o médicamente inútiles*»: Planteo de la demanda, Government Employees Insurance Co. *et al.* v. Prescott *et al.*, Caso núm. 1:14-cv-00057-BMC (Tribunal estadounidense de Distrito del distrito oriental de Nueva York, 6 de enero de 2014).

73 «*los "asuntos pendientes" de un hombre*»: Samuel Osherson, *Finding Our Fathers: How a Man's Life Is Shaped by His Relationship with His Father*, Chicago, Contemporary Books, 2001, p. 1. (Osherson no es pariente de Osheroff, a pesar de la extraña similitud de sus apellidos).

74 «*fallecido mientras dormía*»: «Dr. Raphael J. Osheroff», *The Star Ledger, March 20, 2012*, <obits.nj.com/us/obituaries/starledger/name/raphael-osheroff-obituary?id=22024016>.

74 «*es indiferente*»: Sigmund Freud, *Writings on Art and Literature*, Stanford, Stanford University Press, 1997, p. 247. Versión castellana de Pola Iriarte, *Cordelia y la muerte: Escritos de Sigmund Freud sobre arte y literatura*, edición de Andrés Beytia, La Pollera Ediciones, Chile, 2023.

BAPU

78 «*escorpión*»: Este capítulo se basa en más de ochocientas páginas de diarios manuscritos, redactados en su mayor parte en tamil (con algo de sánscrito intercalado), que la nuera de Bapu descubrió en un armario de la casa de esta tras su muerte. También leí unas noventa páginas de cartas (así como estamentos bancarios, un informe policial y otros documentos) que Bhargavi descubrió en el maletín de su padre tras su muerte. Tanto los diarios como las cartas fueron traducidos por Vidya Mohan, profesora de lengua tamil en la Universidad de Michigan, y por Tyler Richard, profesor de lenguas sánscrita y tamil en Columbia. Sruthi Durai, estudiante de Berkeley, también colaboró en las traducciones. Además, Vidya, que se crio en

una familia brahmán en Chennai más o menos en la misma época que Bhargavi, me proporcionó una idea de contexto extraordinariamente útil.

80 *«intoxicación de dios»*: Vijaya Ramaswamy, *Walking Naked: Women, Society, Spirituality in South India*, Shimla, India, Indian Institute of Advanced Study, 1997, p. 3.

80 *«huyó de la casa de sus parientes políticos»*: Kumkum Sangari, «Mirabai and the Spiritual Economy of Bhakti», *Economic and Political Weekly* 25, núm. 27 (julio 1990), pp. 1464-1475.

80 *«Para mí»*: Citado en Ramaswamy, *Walking Naked*, p. 33.

81 *«Como el puro río Ganges»*: Del prólogo de Sri Nambudiri al libro de Bapu titulado *Red-Eyed One, Open Your Red Eyes*, Chennai, Madras Two, 1970, p. 1. Vidya Mohan me tradujo el libro.

83 *«cojeaba de la pierna derecha»*: Carta de Rajamani a la policía de Madrás, 9 de junio de 1970.

83 *«mi hermano mayor en la religión»*: Citado en V. K. Subramanian, *101 Mystics of India*, Nueva Delhi, Abhinav Publications, 2001, p. 221.

83 *«vagando suelta»*: Acta de Salud Mental, Acta núm. 10, Ministerio de Ley y Justicia, Nueva Delhi, 2017.

85 *«doctrina del abismo»:* Louis A. Sass, *Madness and Modernism: In- sanity in the Light of Modern Art, Literature, and Thought*, Nueva York, Basic Books, 1992, p. 16.

85 *«Cuando nos enfrentamos a esas personas»*: Citado en Angela Woods, *The Sublime Object of Psychiatry: Schizophrenia in Clinical and Cultural Theory*, Oxford, Oxford University Press, 2011, p. 51.

85 *«la primera fase de la esquizofrenia»*: Zeno Van Duppen y Rob Sips, «Understanding the Blind Spots of Psychosis: A Wittgensteinian and First-Person Approach», *Psychopathology* 51, núm. 4 (2018), p. 4.

85 *«una visión cristalina»*: Sass, *Madness and Modernism*, p. 44.

87 *«Jal Dhunjibhoy, uno de los primeros»*: Waltraud Ernst, *Colonialism and Transnational Psychiatry: The Development of an Indian Mental Hospital in British India, c. 1925–1940*, Londres, Anthem Press, 2013, pp. xvii-xx.

87 *«programa de construcción de la nación»*: Citado en Waltraud Ernst, «Crossing the Boundaries of 'Colonial Psychiatry': Reflections on the Development of Psychiatry in British India, c. 1870-1940», *Culture, Medicine, and Psychiatry* 35 (agosto de 2011), p. 539.

87 *«el avance hacia la civilización»*: Citado en Ernst, p. 539.

87 *«un punto en el que coinciden todos los estudiosos»*: George Devereux, «A Sociological Theory of Schizophrenia», *The Psychoanalytic Review* 26 (enero de 1939), p. 317.

87 *«se afirmaba que los parsis»*: Ernst, *Colonialism and Transnational Psychiatry*, p. 14. Véase también T. M. Luhrmann, *The Good Parsi: The Fate of a Colonial Elite in a Postcolonial Society*, Cambridge, Harvard University Press, 1996.

87 *«Si debemos aconsejar»*: Citado en Ernst, *Colonialism and Transnational Psychiatry*, p. 12.

87 *«en la India, la civilización europea»*: Citado en Amit Ranjan Basu,

«Emergence of a Marginal Science in a Colonial City: Reading Psychiatry in Bengali Periodicals», *The Indian Economic and Social History Review* 41, núm. 2 (2004), p. 131.

88 *«Me trae a la mente»*: Citado en Christiane Hartnack, *Psychoanalysis in Colonial India*, Nueva Delhi, Oxford University Press, 2001, p. 1.

88 *«sentimiento oceánico»*: Citado en William B. Parsons, «The Oceanic Feeling Revisited», *The Journal of Religion* 78, núm. 4 (octubre de 1998), p. 503.

88 *«intentaré»*: Citado en Sudhir Kakar, *The Analyst and the Mystic: Psychoanalytic Reflections on Religion and Mysticism*, Nueva Delhi, Viking, 1991, p. 6.

88 *«la búsqueda mística no está al margen»*: Kakar, p. ix.

88 *«núcleo depresivo que se encuentra en la base»*: Kakar, p. x.

88 *«la realidad de estar total y terriblemente solo se niega momentáneamente»*: Citado en Kakar, *Analyst*, p. 25. Originalmente de Paul C. Horton, «The Mystical Experience: Substance of an Illusion», *Journal of the American Psychoanalytic Association* 22 (1974), p. 364-380.

88 *«Acabaremos siendo»*: N. C. Surya y S. S. Jayaram, «Some Basic Considerations in the Practice of Psychotherapy in the Indian Setting», *Indian Journal of Psychiatry* 38 (1996), p. 10.

89 *«norma estadística»*: Citado en N. N. Wig, «Dr. N. C. Surya–The Lone Rider», *Indian Journal of Psychiatry* 38 (1996), p. 7.

89 *«como cualquier otro fulano»*: Citado en Wig, p. 7.

89 *«completamente fuera de sintonía»*: Citado en Wig, p. 4.

89 *«abandonó la disciplina»*: Wig, p. 2.

89 *«no se puede descubrir»*: Citado en Sudhir Kakar, «Reflections on Psychoanalysis, Indian Culture and Mysticism», *Journal of Indian Philosophy* 10 (1982), p. 293.

89 *«Rauvolfia serpentina»*: Edward Shorter, *A Historical Dictionary of Psychiatry*, Nueva York, Oxford University Press, 2005, p. 256.

89 *«Los medicamentos ayurvédicos, fáciles de encontrar»*: W. K., «Indian Drugs for Mental Diseases», *The New York Times*, 31 de mayo de 1953.

89 *«decidieron administrar un extracto»*: Nathan S. Kline, «Use of *Rauwolfia serpentina* Benth. in Neuropsychiatric Conditions», *Annals of the New York Academy of Sciences* 59, núm. 1 (abril de 1954), pp. 107-127.

89 *«no se curó de pronto»*: Nathan S. Kline, *From Sad to Glad: Kline on Depression*, Nueva York, Ballantine Books, 1974, p. 66.

90 *«el vidriero del hospital notó»*: David Healy, *The Creation of Psychopharmacology*, Cambridge, Harvard University Press, 2002, p. 105.

90 *«el comisionado de salud mental de Nueva York»*: Elliot S. Valenstein, *Blaming the Brain: The Truth About Drugs and Mental Health*, Nueva York, Free Press, 1988, p. 70.

90 *«Tuve la peculiar distinción»*: Kline, *From Sad to Glad*, p. 59.

90 *«apenas otro aspecto curioso»*: Kline, p. 62.

90 *«mover hacia abajo el péndulo emocional»*: Kline, p. 117.

90 *«reforzaron en gran medida los argumentos»*: «Chlorpromazine for

Treating Schizophrenia», sitio web de la fundación Lasker, <laskerfoundation.org/winners/chlorpromazine-for-treating-schizophrenia/>.

90 *«piedra angular de la psicofarmacología»*: Citado en Alain Ehrenberg, *Weariness of the Self: Diagnosing the History of Depression in the Contemporary Age*, Montreal, McGill–Queen's University Press, 2009, p. 176.

90 *«Para dramatizar el estado anterior a la medicación»*: Jonathan M. Metzl, *The Protest Psychosis: How Schizophrenia Became a Black Disease*, Boston: Beacon Press, 2009, p. 103.

91 *«los hace cooperativos y comunicativos»*: Citado en Mat Savelli y Melissa Ricci, «Disappearing Acts: Anguish, Isolation, and the Reimagining of the Mentally Ill in Global Psychopharmaceutical Advertising (1953-2005)», *Canadian Bulletin of Medical History* 35, núm. 2 (otoño de 2018), p. 259.

92 *«En una época en la que solo los hombres»*: Rajesh Govindarajulu, «The Chellammal Effect», *The Hindu*, agosto 1, 2014, <www.thehindu.com/features/metroplus/the-chellammal-effect/article6272190.ece>.

92 *«una mujer de su edad»*: Lakshmi Narayan, «The Kesavardhini 'Mami'», *Femina*, 23 de mayo de 1975, p. 15.

95 *«Debe admirarlo»*: Citado en Andrew O. Fort, *Jivanmukti in Transformation: Embodied Liberation in Advaita and Neo-Vedanta*, Albany, State University of New York Press, 1998, p. 162.

98 *«Los* Upanishads»: Citado en Josef Parnas y Mads Gram Henriksen, «Mysticism and Schizophrenia: A Phenomenological Exploration of the Structure of Consciousness in the Schizophrenia Spectrum Disorders», *Consciousness and Cognition* 43 (mayo de 2016), p. 79.

99 *«Un conocedor perfecto»*: Citado en David R. Kinsley, *The Divine Player: A Study of Kṛṣṇa Līlā*, Delhi, Motilal Banardidass, 1979, p. 226.

99 *«en el cielo hay una feria»*: Citado en David Kinsley, «'Through the Looking Glass': Divine Madness in the Hindu Religious Tradition», *History of Religions* 13, núm. 4 (mayo de 1974), p. 293.

100 *«privada de la visión»*: Citado en Vijaya Ramaswamy, «Rebels—Conformists? Women Saints in Medieval South India», *Anthropos* 87, núm. 1/3 (1992), p. 143.

100 *«triste a cada momento»*: Robert Bly y Jane Hirshfield, *Mirabai: Ecstatic Poems*, Boston, Beacon Press, 2004, p. 25.

101 *«injusticia epistémica»*: Miranda Fricker, *Epistemic Injustice: Power and the Ethics of Knowing*, Nueva York, Oxford University Press, 2007, p. 1.

102 *«el TEC podía administrarse»*: Chittaranjan Andrade, «The Practice of Electroconvulsive Therapy in India: Considerable Room for Improvement», *Indian Journal of Psychological Medicine* 15, núm. 2 (julio de 1992), pp. 1-4. Véase también also Chittaranjan Andrade, «ECT in India: Historical Snippets», *Convulsive Therapy* 11, núm. 3 (1995), pp. 225-227.

105 *«Tan grande es mi deseo»*: Citado en Sisir Kumar Das, *A History of In-*

dian Literature, 500-1399: From the Courtly to the Popular, Nueva Delhi: Sahitya Akademi, 2005, p. 50.

106   *Tiene la blusa mal cosida*: Bhargavi V. Davar, *The Fugitive*. La obra permanece inédita. Bhargavi me facilitó una gruesa pila de antiguas páginas impresas de sus textos, incluyendo cuentos y poemas, escritos mayormente entre su adolescencia y a partir de los veinte años, cuando la visité en su departamento de Pune.

107   *«Queremos saber»*: Bhargavi V. Davar y Parameshwar R. Bhat, *Psychoanalysis as a Human Science: Beyond Foundationalism*, Nueva Delhi, Sage Publications, 1995, p. 20.

107   *«un restablecimiento de la tradición fenomenológica»*: En los últimos años, el enfoque fenomenológico de la esquizofrenia ha experimentado un discreto renacimiento. Véase Louis Sass, Josef Parnas y Dan Zahavi, «Phenomenological Psychopathology and Schizophrenia: Contemporary Approaches and Misunderstandings», *Philosophy, Psychiatry, and Psychology* 18, núm. 1 (marzo de 2011), pp. 1-23.

107   *«Una "depresiva" no»*: Bhargavi V. Davar, «Writing Phenomenology of Mental Illness: Extending the Universe of Ordinary Discourse», *Existence, Experience, and Ethics*, ed. A. Raghuramaraju, Nueva Delhi, DK Printworld, 2000, pp. 61-62.

107   *«en la escritura de la historia»*: Davar, p. 75.

111   *«se tiene "la sensación"»*: Bhargavi V. Davar, «From Mental Illness to Disability: Choices for Women Users/Survivors of Psychiatry in Self and Identity Constructions»,

Indian Journal of Gender Studies 15, núm. 2 (mayo de 2008), p. 270.

111   *«Buda atravesó»*: J. Moussaieff Masson, *The Oceanic Feeling: The Origins of Religious Sentiment in Ancient India*, Dordrecht, D. Reidel Publishing Company, 1980, p. 6.

112   *«una madre enloquece»*: Gananath Obeyesekere, «Depression, Buddhism, and the Work of Culture in Sri Lanka», *Culture and Depression: Studies in the Anthropology and Cross-Cultural Psychiatry of Affect and Disorder*, ed. Arthur Kleinman y Byron Good, Berkeley, University of California Press, 1985, pp. 144-145.

113   *«Algunos estaban sentados»*: Barry Bearak, «25 Inmates Die, Tied to Poles, in Fire in India in Mental Home», *The New York Times*, agosto 7, 2001, <www.nytimes.com/2001/08/07/world/25-inmates-die-tied-to-poles-in-fire-in-india-in-mental-home.html>.

113   *«derivarse a médicos»*, «SC Orders Inspection of Mental Asylums», Times of India, 6 de febrero de 2002, <timesofindia.indiatimes.com/india/sc-orders-inspection-of-mental-asylums/articleshow/12409583.cms*line*, July 20, 2002, frontline.thehindu.com/other/article30245597.ece>.

114   *«un refugio de valor cultural»*: Ramanathan Raguram *et al.*, «Traditional Community Resources for Mental Health: A Report of Temple Healing from India», *British Medical Journal* 325, núm. 7354 (julio de 2002), p. 38.

114   *«Deberíamos aceptar con satisfacción»*: Ramanathan Raguram *et al.*, «Rapid Response: Author's Response», sitio web del *British*

Medical Journal, 12 de agosto de 2002, <www.bmj.com/rapid-response/2011/10/29/authors-response-0>.

114 *«Me horroriza»*: Santhosh Rajagopal, «Rapid Response: Misleading Study», sitio web del *British Medical Journal*, 19 de julio de 2002, <www.bmj.com/rapid-response/2011/10/29/misleading-study>.

115 *«El tan cacareado "estigma"»*: Davar, «Writing Phenomenology», p. 62.

115 *«brecha de credibilidad»*: Patel también escribe con elocuencia sobre este dilema en «Rethinking Mental Health Care: Bridging the Credibility Gap», *Intervention* 12, núm. 1 (2014), pp. 15-20.

115 *«médicos del alma»*: Bhargavi V. Davar y Madhura Lohokare, «Recovering from Psychosocial Traumas: The Place of Dargahs in Maharashtra», *Economic and Political Weekly* 44, núm. 16 (abril de 2009), p. 63.

115 *«La psiquiatría y la psicología solo han descrito»*: Bhargavi Davar, informe inédito sobre la sanación a través de la fe (del que hice una copia cuando visité la biblioteca de la Fundación Bapu en Pune), p. 120.

116 *«una serie de estudios realizados»*: T. V. Padma, «Developing Countries: The Outcomes Paradox», *Nature* 508 (abril de 2014), pp. 14-15. Véase también G. Harrison *et al.*, «Recovery from Psychotic Illness: A 15- and 25-Year International Follow-Up Study», *The British Journal of Psychiatry* 178 (junio de 2001), pp. 506-517.

116 *«Si me volviera psicótico»*: Citado en Kim Hopper, «Outcomes Elsewhere: Course of Psychosis in 'Other Cultures'», *Society and Psychosis*, ed. Craig Morgan, Kwame McKenzie y Paul Fearon, Cambridge, Cambridge University Press, 2008. Para las reflexiones sobre los estudios de la OMS y sus implicaciones, véase Ethan Watters, *Crazy Like Us: The Globalization of the American Psyche*, Nueva York, Free Press, 2010.

116 *«tal vez las familias indias numerosas sean más solidarias»*: Otra teoría para explicar las conclusiones de la OMS es que en las culturas occidentales un sentido del yo desorganizado o disperso puede experimentarse como más angustiante y patológico que en las culturas donde la autonomía individual se valora con menos intensidad. Tanya Luhrmann, antropóloga clínica de Stanford, estudió en tres ciudades —Chennai; Acra, Ghana; y San Mateo, California— a personas que oyen voces. Los estadounidenses experimentaban sus voces como una invasión que los hacía sentirse violentados, mientras que, según los hallazgos de Luhrmann, los africanos e indios se sentían más cómodos imaginando «la mente y el yo como entrelazados con otros» y era más probable que describieran sus voces como una fuerza positiva, que les transmitían una orientación útil. Las «interpretaban, en los hechos, como personas... a las que no se puede controlar», escribió. Véase: T. M. Luhrmann *et al.*, «Differences in Voice-Hearing Experiences of People with Psychosis in the U.S.A., India and Ghana: Interview-Based Study», *The British*

Journal of Psychiatry 206, núm. 1 (enero de 2015): pp. 41-44.

117 *«su mirada bondadosa»*: Citado en Fort, *Jivanmukti in Transformation*, p. 145.

117 *«Hay algo»*: Paul Brunton, *A Search in Secret India*, Londres, Rider, 1934, p. 141.

117 *«deseo de recuperar»*: Citado en Ramaswamy, *Walking Naked*, p. 8.

124 *«Estoy loca de amor»*: Bly y Hirshfield, *Mirabai*, p. 38.

NAOMI

126 *«acabar con los elementos "indeseables"»*: Milton William Cooper, *Behold a Pale Horse*, Flagstaff, Light Technology Publishing, 1991, p. 168.

126 *«élite dirigente»*: Cooper, p. 167.

127 *«Nuestras barras y estrellas»*: Saul Williams, «Amethyst Rocks», *The Dead Emcee Scrolls: The Lost Teachings of Hip-Hop*, Nueva York, Pocket Books, 2006, p. 54.

127 *«cientos de otras personas»*: Informe del incidente, Departamento de Policía de Saint Paul, 4 de julio de 2003.

127 *«Me duele por dentro»*: Transcripción de la entrevista a Naomi Gaines por la agente Sheila Lambie, 4 de julio de 2003. También me basé en más de cien páginas de informes policiales e historiales médicos para describir los acontecimientos anteriores a la entrevista de Lambie.

129 *«Cuando esos edificios se construyeron»*: Audrey Petty, *High Rise Stories: Voices from Chicago Public Housing*, San Francisco, McSweeney's Books, 2013, p. 19.

129 *«Veintiocho edificios idénticos»*: D. Bradford Hunt, «What Went Wrong with Public Housing in Chicago? A History of the Robert Taylor Homes», *Journal of the Illinois State Historical Society (1998-)* 94, núm. 1 (2001), p. 96.

129 *«que ocupaban treinta y siete hectáreas»*: William Julius Wilson, «The Urban Underclass», *The Urban Reality*, ed. Paul E. Peterson, Washington D. C., Brookings Institution, 1985, p. 137.

129 *«veintisiete mil personas»*: Wilson, p. 138.

129 *«El mundo nos considera»*: Citado en Devereux Bowly Jr., *The Poorhouse: Subsidized Housing in Chicago*, Carbondale, Southern Illinois University Press, 1978, p. 109.

129 *«Cualquiera que haya visto»*: Prentiss Taylor, «Research for Liberation: Shaping a New Black Identity in America», *Black World*, mayo de 1973, p. 13.

129-130 *«Una dosis modesta»*: Frances E. Kuo, «Coping with Poverty: Impacts of Environment and Attention in the Inner City», *Environment and Behavior* 33, núm. 1 (enero de 2001), p. 28.

130 *«el Agujero: tres edificios»*: «Taylor Homes: The Demo of the 'Hole», *South Street Journal* 5, núm. 3, verano de 1998, p. 1.

130 *«Es un agujero infernal»*: Linnet Myers, «Hell in the Hole», *Chicago Tribune*, 12 de abril de 1998.

130 *«En los noventa»*: Pam Belluck, «End of a Ghetto: A Special Report; Razing the Slums to Rescue the Residents», *The New York Times*, 6 de septiembre de 1998.

130 *«condenada prisión subsidiada por el estado»*: Citado en Belluck, p. 26.

131 *«los disparos bien podían ser»*: George Papajohn y William Recktenwald, «Living in a War Zone Called Taylor Homes», *Chicago Tribune*, 10 de marzo de 1993.

133 *«Illinois tenía la tasa más alta de la nación»*: Arthur Horton, «Disproportionality in Illinois Child Welfare: The Need for Improved Substance Abuse Services», *Journal of Alcoholism and Drug Dependence* 2, núm. 1 (2013), p. 145.

134 *«Estaba en el paraíso de los libros»*: Naomi Gaines, «Victory: A Memoir», p. 49. El manuscrito de Naomi tiene 264 páginas y está dedicada a sus hijos gemelos. Escribió la mayor parte en la cárcel.

135 *«un entorno útil para curar»*: bell hooks, *Rock My Soul: Black People and Self-Esteem,* Nueva York, Atria Books, 2002, p. 205. hooks también escribe: «Repito una y otra vez que la salud mental es la frontera revolucionaria y antirracista que los afroamericanos deben explorar colectivamente».

135 *«Para que un paciente negro revele sus temores»*: John Head, *Standing in the Shadows: Understanding and Overcoming Depression in Black Men,* Nueva York, Broadway Books, 2004, p. 3.

136 *«A muchos negros nos preocupa»*: hooks, *Rock My Soul,* p. 23.

136 *«La piel de los negros»*: Kelly M. Hoffman *et al.*, «Racial Bias in Pain Assessment and Treatment Recommendations, and False Beliefs About Biological Differences Between Blacks and Whites», *Proceedings of the National Academy of Sciences* 113, núm. 16 (abril de 2016), p. 4296.

136 *«disestesia etiópica»*: Christopher D. E. Willoughby, «Running Away from Drapetomania: Samuel A. Cartwright, Medicine, and Race in the Antebellum South», *Journal of Southern History* 84, núm. 3 (agosto de 2018), p. 579.

136 *«indiferentes al castigo o incluso a la vida»*: Citado en Cathy McDaniels-Wilson, «The Psychological Aftereffects of Racialized Sexual Violence», *Gendered Resistance: Women, Slavery, and the Legacy of Margaret Garner,* ed. Mary E. Frederickson y Delores M. Walters, Urbana, University of Illinois Press, 2013), p. 195. Cartwright también acuñó otro trastorno mental llamado «Drapetomanía, o la enfermedad que hacía que los esclavos se fugaran». Para más contexto sobre Cartwright, véase *The Protest Psychosis* de Jonathan Metzl, que ofrece una innovadora discusión sobre el racismo en la psiquiatría de la época de los derechos civiles.

136 *«insensibilidad parcial de la piel»*: Citado en Bob Myers, «'Drapetomania': Rebellion, Defiance and Free Black Insanity in the Antebellum United States» (disertación de doctorado, UCLA Electronic Theses and Dissertations, 2014), p. 7. Véase también Samuel A. Cartwright, «Report on the Diseases and Physical Peculiarities of the Negro Race», *New Orleans Medical and Surgical Journal* (1851).

137 *«más estadounidenses negros migraban»*: John Biewen, «Moving Up: Part Two», transmisión de la radio pública de Minnesota, 7 de agosto de 1997.

138 *«A las mujeres negras o bien»*: Simone

Schwarz-Bart y André Schwarz-Bart, *In Praise of Black Women: Ancient African Queens,* Houston, Modus Vivendi Publications, 2001, p. vii.

138 *«el libro objeto»:* James Allen *et al., Without Sanctuary: Lynching Photography in America,* Santa Fe, Twin Palms Publishers, 1999.

138 *«originalmente habían sido parte de una exposición»:* «Death by Lynching», *The New York Times,* 16 de marzo de 2000, <www.nytimes.com/2000/ 03/16/opinion/death-by-lynching.html>.

139 *«cualquier concepto de autocoherencia»:* Joseph R. Winters, *Hope Draped in Black: Race, Melancholy, and the Agony of Progress,* Durham, Duke University Press, 2016, p. 18.

139 *«La melancolía registra la experiencia»:* Citado en Winters, pp. 19-20. Winters parafrasea un argumento de Anne A. Cheng en *The Melancholy of Race: Psychoanalysis, Assimilation and Hidden Grief,* New York, Oxford University Press, 2000.

139 *«Al impedírsele un reconocimiento pleno»:* Para más sobre melancolía racial, véase José Esteban Muñoz, *Disidentifications: Queers of Color and the Performance of Politics,* Minneapolis, University of Minnesota Press, 1999, p. 74; David L. Eng y Shinhee Han, «A Dialogue on Racial Melancholia», *Psychoanalytic Dialogues* 10, núm. 4 (2000), pp. 667-700; Cheng, *The Melancholy of Race.*

139 *«Eso es lo que la vuelve»:* Citado en Louise Bernard, «National Maladies: Narratives of Race and Madness in Modern America» (disertación de doctorado, Universidad de Yale, 2005), p. 8.

140 *«Cree que su depresión»:* Este capítulo se basa en miles de páginas extraídas de historiales y expedientes sobre Naomi, de salas de urgencias y hospitales, la cárcel del condado de Ramsey, el correccional de Shakopee y el hospital penitenciario de Minnesota. Muchos de estos documentos me llegaron como respuesta a las solicitudes de expedientes en virtud de la Ley de Libertad de Información que presenté en la fiscalía del condado de Ramsey. Con el permiso de Naomi, Dennis Gerhardstein, el agente de información pública de esa institución, trabajó un año y medio para ayudar a compilar estas páginas y luego las compartió conmigo.

141 *«la demencia era muy infrecuente»:* Martin Summers, «'Suitable Care of the African When Afflicted with Insanity': Race, Madness, and Social Order in Comparative Perspective», *Bulletin of the History of Medicine* 84, núm. 1 (2010), p. 68. El estudio original al que se hace referencia es «Exemption of the Cherokee Indians and Africans from Insanity», *The American Journal of Insanity* 1 (1845), p. 288.

141 *«Donde no hay civilización»:* George M. Beard, *American Nervousness: Its Causes and Consequences,* Nueva York, G. P. Putnam's Sons, 1881), p. 164.

141 *«antes de la guerra»:* Citado en John S. Hughes, «Labeling and Treating Black Mental Illness in Alabama, 1861–1910», *The Journal of Southern History* 58, núm. 3 (agosto de 1993), p. 437.

141 *«dementes e idiotas»:* citado en Albert Deutsch, «The First U.S.

Census of the Insane (1840) and Its Uses as Pro-Slavery Propaganda», *Bulletin of the History of Medicine* 15, núm. 5 (mayo 1944), p. 471. Véase también Calvin Warren, «Black Interiority, Freedom, and the Impossibility of Living», *Nineteenth-Century Contexts* 38, núm. 2 (2016), p. 113.

141 *«El africano es incapaz»*: Citado en Warren, p. 113.

141 *«no solo son mucho más felices»*: «Reflections on the Census of 1840», *Southern Literary Messenger* 9, núm. 6 (junio de 1843), p. 350.

141 *«aportarían poco más»*: «Reflections on the Census of 1840», p. 350.

141 *«el censo estaba plagado de errores»*: Warren, «Black Interiority», p. 114.

142 *«uno de los casos más asombrosos»*: Deutsch, «The First U.S. Census», p. 475.

142 *«la civilización no debe ponerse como una prenda de vestir»*: Arrah B. Evarts, «Dementia Precox in the Colored Race», *The Psychoanalytic Review* 1 (enero de 1913), p. 393.

142 *«extranjeros dentro de nuestras puertas»*: Arrah B. Evarts, «The Ontogenetic Against the Phylogenetic Elements in the Psychoses of the Colored Race», *The Psychoanalytic Review* 3 (enero de 1916), p. 287.

142 *«requerían una adaptación»*: Evarts, «Dementia Precox», 394.

142 *«igual que los parsis»*: Waltraud Ernst, *Colonialism and Transnational Psychiatry: The Development of an Indian Mental Hospital in British India, c. 1925–1940*, Londres, Anthem Press, 2013.

142 *«Nunca reproducen»*: Mary O'Malley, «Psychoses in the Colored Race», *The American Journal of Psychiatry* 71 (octubre 1914), p. 314.

142 *«Sus penas y angustias»*: O'Malley, p. 327.

142 *«la tasa de suicidios de los adultos afroamericanos»*: Warren Breed, «The Negro and Fatalistic Suicide», *Pacific Sociological Review* 13, núm. 3 (septiembre de 1970), pp. 156-162. Véase también James A. Weed, «Suicide in the United States: 1958-1982», *Mental Health, United States 1985*, ed. Carl A. Taube y Sally A. Barrett (Washington D. C., Instituto Nacional de Salud Mental, 1985), pp. 135-145; Judith M. Stillion y Eugene E. McDowell, *Suicide Across the Life Span: Premature Exits*, Nueva York, Taylor & Francis, 1996, pp. 18-20; «Racial and Ethnic Disparities», sitio web del Centro de Recursos de Prevención del Suicidio, <sprc.org/scope/racial-ethnic-disparities>; Ronald W. Maris, Alan L. Berman, y Morton M. Silverman, *Comprehensive Text- book of Suicidology*, Nueva York, Guilford Press, 2000, p. 75; Centros para el Control y Prevención de Enfermedades, Centro Nacional de Estadísticas de Salud, Sistema Nacional de Estadísticas Vitales, *National Vital Statistics Reports* 52, núm. 3 (septiembre de 2003), p. 10; Deborah M. Stone, Christopher M. Jones y Karin A. Mack, «Changes in Suicide Rates— United States, 2018-2019», *Morbidity and Mortality Weekly Report* 70 (2021), pp. 261-268.

142 *«Los suicidios pueden terminar clasificados»*: Head, *Standing in the Shadows*, p. 30.

143 *«históricamente el suicidio ha estado»*: Keven E. Early y Ronald

L. Akers, «'It's a White Thing': An Exploration of Beliefs About Suicide in the African-American Community», *Deviant Behavior* 14, núm. 4 (1993), p. 277.

143 *«algunos psiquiatras veteranos del Sur»*: Arthur J. Prange y M. M. Vitols, «Cultural Aspects of the Relatively Low Incidence of Depression in Southern Negroes», *International Journal of Social Psychiatry* 8, núm. 2 (1962), p. 105.

143 *«Por regla general, los negros no»*: Citado en Kevin E. Early, *Religion and Suicide in the African-American Community*, Westport, Greenwood Press, 1992, p. 42.

143 *«casi como una negación completa»*: Early, p. 81.

143 *«osados, cuadrar los hombros»*: citado en Early, p. 43.

143 *«La autoestima de los negros»*: Abram Kardiner y Lionel Ovesey, *The Mark of Oppression: Explorations in the Personality of the American Negro*, Nueva York, W. W. Norton, 1951, p. 387. Versión castellana de Francisco González Aramburu, *La marca de la opresión*, México, Universidad Veracruzana, 1962.

143 *«Hay una sola manera»*: Kardiner y Ovesey, p. 387.

143 *«La psiquiatría moderna salió a flote»*: Richard Wright, «Psychiatry Comes to Harlem», *Free World* 12, núm. 2 (septiembre 1946), p. 51.

143-144 *«necesidad humana crónica»*: Wright, p. 49.

144 *«Wright colaboró con la fundación»*: Dennis A. Doyle, *Psychiatry and Racial Liberalism in Harlem, 1936-1968*, Rochester, University of Rochester Press, 2016, p. 108.

144 *«los negros de Misisipi»*: Wright, «Psychiatry Comes to Harlem», p. 49.

144 *«la voluntad de sobrevivir»*: Wright, p. 51.

144 *«la clínica cerró»*: Gabriel N. Mendes, *Under the Strain of Color: Harlem's Lafargue Clinic and the Promise of an Antiracist Psychiatry*, Ithaca, Cornell University Press, 2015, p. 160.

144 *«conciencia brutal»*: Citado en George Ritzer y Jeffrey Stepnisky, *Sociological Theory: Tenth Edition* (Thousand Oaks, Sage, 2018), p. 562.

144 *«podrían preguntar qué tenemos»*: Frantz Fanon, *Black Skin, White Masks*, Londres, Pluto Press, 1986, p. 138. Versión castellana de Iría Álvarez, *Piel negra, máscaras blancas*, Tres Cantos, Akal, 2016.

144 *«No sé nada de ella»*: Citado en Rey Chow, «The Politics of Admittance: Female Sexual Agency, Miscegenation, and the Formation of Community in Frantz Fanon», Frantz Fanon, *Critical Perspectives*, ed. Anthony C. Allessandrini, Londres, Routledge, 1999, p. 39.

144 *«Nación del Cinco Por Ciento»*: Felicia M. Miyakawa, *Five Percenter Rap: God Hop's Music, Message, and Black Muslim Mission*, Bloomington, Indiana University Press, 2005, p. 68.

146 *«la suspensión más extrema»*: Iris Marion Young, *On Female Body Experience: "Throwing Like a Girl" and Other Essays*, Nueva York, Oxford University Press, 2005, p. 49.

146 *«Se siente, en cierto modo, como una burbuja de gas»*: Young, p. 48.

146-147 *«el complejo de viviendas sociales más grande»*: Sudhir Venkatesh, «Midst the Handguns' Red

Glare», *Whole Earth* 97 (verano 1999), p. 41.

147 *«Cuatro años antes»*: Dirk Johnson, «6 Children Found Strangled After Mother Confesses to 911», *The New York Times*, 5 de septiembre de 1998, <www.nytimes.com/1998/09/05/us/6-children-found-strangled-after-mother-confesses-to-911.html>.

147 *«No sé por qué»*: Citado en Lourdes Medrano Leslie, Curt Brown y redactores, «A Young Mother Accused of Murder», *Star Tribune*, 15 de noviembre de 1998.

147 *«En los McDonough Homes habitaban»*: «Choice, Place and Opportunity: An Equity Assessment of the Twin Cities Region», sitio web del consejo metropolitano de Twin Cities, <metrocouncil.org/Planning/Projects/Thrive-2040/Choice-Place-and-Opportunity/FHEA/CPO-Sect-5.aspx>.

147 *«particularmente refugiados del sur de Asia»*: Bruce T. Downing *et al.*, «The Hmong Resettlement Study: Site Report, Minneapolis–St. Paul, Minnesota» (Washington D. C.: Departamento de Salud y Servicios Humanos de Estados Unidos, Oficina de reasentamiento de refugiados, octubre 1984), p. 3.

147 *«una de las ciudades más segregadas»*: «Most to Least Segregated Cities» sitio web del Othering & Belonging Institute, <belonging.berkeley.edu/most-least-segregated-cities>.

147 *«comunidades con menos "densidad étnica"»*: Sophie J. Baker *et al.*, «The Ethnic Density Effect in Psychosis: A Systematic Review and Multilevel Meta-Analysis»,

The British Journal of Psychiatry (2021), pp. 1-12.

147 *«Para las personas de color, el riesgo»*: T. M. Luhrmann, «Social Defeat and the Culture of Chronicity: Or, Why Schizophrenia Does So Well Over There and So Badly Here», *Culture, Medicine, and Psychiatry* 31 (mayo 2007), pp. 135-172.

150 *«activista keniana Wangari Muta Maathai»*: Sophie Mbugua, «Wangari Maathai: The Outspoken Conservationist», sitio web del *Deutsche Welle*, 6 de marzo de 2020, <www.dw.com/en/wangari-maathai-the-outspoken-conservationist/a-52448394>.

150 *«especula directamente»*: Lorna A. Rhodes, *Emptying Beds: The Work of an Emergency Psychiatric Unit*, Berkeley, University of California Press, 1995, p. 40.

150 *«puede describirse»*: Rhodes, p. 14.

113 *«el inconsciente de la psiquiatría»*: Rhodes, p. 31.

151 *«el* insight *psicoanalítico se lograba en muchos casos»*: En su crítica de un enfoque rígido, D. W. Winnicott escribe: «Al paciente no le sirve que el analista diga: "Tu madre no era lo bastante buena [...] tu padre realmente te sedujo [...] tu tía te abandonó". Los cambios en el análisis se producen cuando los factores traumáticos ingresan en el material psicoanalítico a la manera del propio paciente y dentro de la omnipotencia del paciente». Véase D. W. Winnicott, «The Theory of the Parent-Infant Relationship», *The International Journal of Psychoanalysis* 41 (1960), p. 585.

154 *«el acusado estuviera actuando»*: Citado en «Insanity Defense», sitio

web del Instituto de Información Legal, <www.law.cornell.edu/wex/insanity_defense>.

154 *«Su única idea era la represalia»*: Citado en Benjamin F. Hall, *The Trial of William Freeman for the Murder of John G. Van Nest, Including the Evidence and the Arguments of Counsel, with the Decision of the Supreme Court Granting a New Trial, and an Account of the Death of the Prisoner, and of the Post-mortem Examination of His Body by Amariah Brigham, M. D., and Others*, Auburn, Derby, Miller & Co., 1848,, p. 502.

154 *«Se le ha juzgado por asesinato»*: Kenneth J. Weiss y Neha Gupta, «America's First M'Naghten Defense and the Origin of the Black Rage Syndrome», *The Journal of the American Academy of Psychiatry and the Law* 46, núm. 4 (diciembre de 2018), p. 509.

155 *«conmocionado más allá de lo que puede expresarse»*: William H. Seward, *Argument of William H. Seward, in Defence of William Freeman, on His Trial for Murder, at Auburn, July 21st and 22d, 1846*, Auburn, H. Oliphant, impresor, 1846, p. 4

155 *«en lo abstracto»*: Seward, p. 8.

155 *«Jamás he visto»*: Citado en Hall, *The Trial of William Freeman*, p. 501.

156 *«Cuando los artífices de la Constitución»*: Evaluación Protocolar 20, escrita por Gregory A. Hanson, subdirector de servicios psicológicos, y Jennifer Service, directora clínica del Hospital Penitenciario de Minnesota, octubre 7, 2003, pp. 1-29.

157 *«vacilante, callada»*: Para este capítulo me he basado en más de seiscientas páginas de notas y evaluaciones del personal de salud mental de Shakopee, obtenida a través de una petición de historiales (con autorización de Naomi) al Departamento Correccional de Minnesota y al Departamento de Servicios Humanos de Minnesota.

157 *«el gobernador Luther Youngdahl»*: Susan Bartlett Foote, *The Crusade for Forgotten Souls: Reforming Minnesota's Mental Institutions, 1946-1954*, Minneapolis, University of Minnesota Press, 2018, p. xiii.

158 *«Un cuarto de esas personas»*: Albert Q. Maisel, «Scandal Results in Real Reforms», *Life*, 12 de noviembre de 1951, p. 152.

158 «particeps criminis»: Luther W. Youngdahl, «The New Frontier in Mental Health», discurso en la convención de la Asociación Estadounidense de Psiquiatría, American, Detroit, Michigan, 4 de mayo de 1950, <mn.gov/mnddc/past/pdf/50s/50/50-NFM-LWY.pdf>.

158 *«La demonología tiene raíces profundas»*: Luther W. Youngdahl, «Statement by Governor Luther W. Youngdahl at the Burning of Restraints» (discurso), Anoka, Minnesota, 31 de octubre de 1949, <mn.gov/mnddc/past/pdf/40s/49/49-SGL-Youngdahl.pdf>.

158 *«No existe tal cosa como un paciente rico»*: Youngdahl, «The New Frontier», p. 6.

158 *«fría misericordia del aislamiento bajo custodia»*: John F. Kennedy, *Message from the President of the United States Relative to Mental Illness and Mental Retardation*, 88th Cong., 1963, H. Doc., serial 12565, p. 3.

158 *«problemas de vida previsibles»*: D. G. Langsley, «The Community Mental Health Center: Does It Treat Patients?», *Hospital and Community Psychiatry* 12 (diciembre de 1980), p. 815.

159 *«socialmente inadaptados»*: E. Fuller Torrey, *American Psychosis: How the Federal Government Destroyed the Mental Illness Treatment System*, Nueva York, Oxford University Press, 2014, p. 78.

159 *«Para el movimiento más masivo»*: Torrey, p. 93.

159 *«más de dos tercios de las mujeres internadas»*: Jennifer Bronson y Marcus Berzofsky, «Indicators of Mental Health Problems Reported by Prisoners and Jail Inmates, 2011–12», Informe Especial del Departamento de Justicia de Estados Unidos. Informe desbloqueado y disponible en <www.themarshallproject.org/documents/3872819-Indicators-of-Mental-Health-Problems-Reported-by>. Para una perspectiva general de la intersección entre la atención a la salud mental y la justicia penal, véase Alisa Roth, *Insane: America's Criminal Treatment of Mental Illness*, Nueva York, Basic Books, 2018.

159 *«el número de mujeres encarceladas»*: «Incarceration Trends in Minnesota», sitio web del Instituto Vera de Justicia, <www.vera.org/downloads/pdfdownloads/state-incarceration-trends-minnesota.pdf>.

159 *«La libertad es la prueba»*: Citado en Thomas M. Daly, *For the Good of the Women: A Short History of the Minnesota Correctional Facility Shakopee*, Daly Pub, 2004, p. 7.

159 *«ayudado a fundar la prisión»*: Daly, p. 7.

160 *«aproximadamente el dieciséis por ciento de las mujeres»*: «Minnesota Correctional Facility: Shakopee Inmate Profile», sitio web del Departamento Correccional de Minnesota, <coms.doc.state.mn.us/tourreport/04FacilityInmateProfile.pdf>.

160 *«Querido papel»*: Esta línea procede de un cuaderno de 120 páginas que Naomi tituló «Mi diario». Naomi limpiaba periódicamente su celda de Shakopee y enviaba cartas, cuadernos, dibujos y libros a su hermana Toma, que guardaba los objetos en un almacén en su casa de Chicago. Cuando Naomi fue puesta en libertad, Toma había metido todas las cartas y otros escritos de Naomi en tres enormes bolsas de basura. Este capítulo se basa en el contenido de dos de esas bolsas —la tercera estaba oculta bajo un estante y a Toma le resultaba demasiado difícil acceder a ella— que Naomi me invitó a leer cuando me reuní con ella en Chicago en febrero de 2021.

161 *«el peso del mundo»*: Khoua Her, «Khoua Her's Story: Part IV», *Hmong Times*, 1 de enero de 2001, p. 13.

161 *«Cuanto más sentía»*: Her, p. 9.

161 *«por favor, escuchen a su ser interior»*: Khoua Her, «Khoua Her's Story: Part I», *Hmong Times*, 16 de noviembre de 2000, p. 1.

161 *«después de la muerte el alma de una persona»*: Christopher Thao Vang, *Hmong Refugees in the New World Culture, Community and Opportunity* (Jefferson, McFarland, 2016, p.

168). Véase también Youhung Her-Xiong y Tracy Schroepfer, «Walking in Two Worlds: Hmong End-of-Life Beliefs and Rituals», *Journal of Social Work in End-of-Life and Palliative Care* 14, núm. 4 (2018), pp. 291-314.

161 *«preocupación entre algunos»*: Mara H. Gottfried, «'This Can Never Happen Again': 1998 Slayings of Six Children in St. Paul by Their Mother Led to Changes in Mental Health Assistance», *Bemidji Pioneer*, 1 de septiembre de 2018.

162 *«No hay una sola casa en el país»*: Toni Morrison, *Beloved*, Nueva York, Vintage Books, 1987, p. 6. Versión castellana de Iris Menéndez, *Beloved*, Barcelona, Ediciones B, 1995.

164 *«los Ida B. Wells Homes»*: Bowly Jr., *The Poorhouse*, 24.

167 *«la capacidad de integrar»*: Arthur Blank, «Apocalypse Terminable and Interminable: An Interview with Arthur S. Blank Jr.», *Listening to Trauma: Conversations with Leaders in the Theory and Treatment of Catastrophic Experience*, ed. Cathy Caruth, Baltimore, Johns Hopkins University Press, p. 288.

167 *«En la clínica»*: Blank, p. 284.

168 *«los clínicos blancos pueden apartarse inconscientemente»*: William H. Grier y Price M. Cobbs, *Black Rage: Two Black Psychiatrists Reveal the Full Dimensions of the Inner Conflicts and the Desperation of Black Life in the United States*, Nueva York, Basic Books, 1968, p. 156.

168 *«el paciente necesita una experiencia»*: Citado en Rollo May, *The Discovery of Being*, Nueva York, W. W. Norton, 1983, p. 158.

170 *«más allá de la edad, la raza»*: Elizabeth Hawes, «Incarcerated Women Are Punished for Their Trauma with Solitary Confinement», sitio web de Solitary Watch, diciembre 24, 2020, <solitarywatch.org/2020/12/24/incarcerated-women-are-punished-for-their-trauma-with-solitary-confinement/>.

170 *«Poner a alguien en aislamiento»*: Citado en Hawes, p. 7.

170 *«Las paredes respiran»*: Citado en Elizabeth Hawes, «Women's Segregation: 51 Interviews in 2019» (inédito), Proyecto de Informe de Reclusión en Aislamiento, p. 9.

170 *«Tenía pensamientos suicidas»*: Citado en Hawes, p. 9.

172 *«Hola, Naomi»*: Carta de Carl a Naomi, 29 de abril de 2004. Encontré esta carta (junto con más correspondencia con Carl y otros) en las grandes bolsas de basura donde Toma guardaba las pertenencias de la cárcel de Naomi. Véase la nota de *«Querido papel»* de la página 160 para más contexto.

176 *«su interés por sus ancestros»*: Transcripción de la audiencia «In the Matter of Naomi Gaines: Findings of Fact and Recommendation», Departamento de Servicios Humanos, Junta Especial de Revisión, Saint Paul, Minnesota, 17 de septiembre de 2015.

177 *«Al haber médicos y miembros del personal»*: Citado en Andy Steiner, «Her Sentence Complete, Naomi Gaines-Young Wants to Talk About Mental Illness», *MinnPost*, septiembre 3, 2019, <www.minnpost.com/mental-health-addiction/2019/09/her-sentence-complete-naomi-

gaines-young-wants-to-talk-about-mental-illness/>.

177 *«Naomi asistía a grupos terapéuticos»*: Los detalles sobre el Hospital Penitenciario de Minnesota proceden de más de dos mil páginas de historiales que me envió el Departamento de Servicios Humanos de Minnesota como respuesta a mi solicitud de información (otorgada con autorización de Naomi).

179 *«hay estudios con gemelos que sugieren»*: Falk W. Lohoff, «Overview of the Genetics of Major Depressive Disorder», *Current Psychiatry Reports* 12 núm. 6 (diciembre de 2010), pp. 539–46. Véase también Elsevier, «Largest Twin Study Pins Nearly 80% of Schizophrenia Risk on Heritability», *ScienceDaily*, <www.sciencedaily.com/releases/2017/10/171005103313.htm>.

LAURA

183 *«excelente en todo»*: Este capítulo se basa en unas trescientas páginas de historiales médicos que abarcan desde 1996 hasta 2010 y que Laura compartió conmigo. Una versión diferente de esta historia se publicó originalmente en *The New Yorker* el 1 de abril de 2019 y se tituló «El reto de dejar la medicación psiquiátrica».

184 *«tormentas afectivas»*: Joseph Biederman, «The Evolving Face of Pediatric Mania», *Biological Psychiatry* 60, núm. 9 (noviembre de 2006), pp. 901-902.

184 *«Entre 1995 y 2003»*: Carmen Moreno *et al.*, «National Trends in the Outpatient Diagnosis and Treatment of Bipolar Disorder in Youth», *Archives of General Psychiatry* 64, núm. 9 (septiembre de 2007), p. 1032.

184 *«verdadero yo»*: Laura Delano entrevistada por Charles Eisenstein, «Laura Delano: Sanity in an Insane World», *A New and Ancient Story*, pódcast, <charleseisenstein.org/podcasts/new-and-ancient-story-podcast/laura-delano-sanity-in-an-insane-world-e28/>.

185 *«¿Por qué tengo estas capas extra?»*: Este capítulo incluye material basado en un diario que llevó Laura durante su viaje de Outward Bound de 2004. También hay citas de docenas de correos electrónicos que Laura compartió conmigo.

185 *«agonía absoluta»*: «Eleanor Roosevelt Facts», sitio web de La Biblioteca y Museo Presidencial Franklin D. Roosevelt <www.fdrlibrary.org/er-facts>.

186 *«el mejor hospital psiquiátrico»*: Citado en Alex Beam, *Gracefully Insane: The Rise and Fall of America's Premier Mental Hospital*, Nueva York, PublicAffairs, 2001, p. 152.

186 *«parece ser el objetivo»*: Citado en Ernest Samuels, *Henry Adams*, Cambridge, Harvard University Press, 1989, p. 200.

188 *«aproximadamente un tercio de los pacientes»*: A. John Rush *et al.*, «Acute and Longer-Term Outcomes in Depressed Outpatients Requiring One or Several Treatment Steps: A STAR*D Report», *The American Journal of Psychiatry* 163, núm. 11 (noviembre de 2006), pp. 1905-1917.

188 *«hasta el sesenta y cinco por ciento de las personas»*: Elizabeth Jing and

Kristyn Straw-Wilson, «Sexual Dysfunction in Selective Serotonin Reuptake Inhibitors (SSRIs) and Potential Solutions: A Narrative Literature Review», *Mental Health Clinician* 6, núm. 4 (julio de 2016), pp. 191-196. Véase también Tierney Lorenz, Jordan Rullo y Stephanie Faubion, «Antidepressant-Induced Female Sexual Dysfunction», *Mayo Clinic Proceedings* 91, núm. 9 (septiembre de 2016), pp. 1280-1286.

189 *«bienes epistémicos»*: Miranda Fricker, *Epistemic Injustice: Power and the Ethics of Knowing*, Nueva York, Oxford University Press, 2007, p. 1.

192 *«Todos los psiquiatras conocen a los de esta clase»*: Citado en Carl Elliott, «On Psychiatry and Souls: Walker Percy and the Ontological Lapsometer», *Perspectives in Biology and Medicine* 35, núm. 2 invierno de 1992), p. 238.

193 *«EGOCÉNTRICA CELOSA Y SIN IMAGINACIÓN»*: Sylvia Plath, *The Journals of Sylvia Plath*, 1982; reimpresión: Nueva York, Anchor Books, 1998), p. 35. Versión castellana de José Luis López Muñoz, *Diarios*, Madrid, Alianza, 1996, y de Karen Kukil, Juan Antonio Montiel Rodríguez y Elisenda Julibert González, *Diarios completos*, Barcelona, Alba, 2016.

193 *«el resto de mi vida»*: Plath, p. 61.

197 *«orientados al público»*: Harold F. Searles, *My Work with Borderline Patients*, Lanham, Rowman & Littlefield, 1986, p. 59.

197 *«un trastorno que se diagnostica más frecuentemente en mujeres»*: *Diagnostic and Statistical Manual of Mental Disorders, Third Edition (DSM-III)* (Washington D. C.: American Psychiatric Association, 1980), p. 322. Versión castellana de Manuel Valdés Miyar, *DSM-III-R: manual diagnóstico y estadístico trastornos mentales*, Barcelona, Elsevier Masson, 1988.

197 *«la nueva "enfermedad femenina"»*: Janet Wirth-Cauchon, *Women and Borderline Personality Disorder: Symptoms and Stories*, New Brunswick, Rutgers University Press, 2000, p.2.

198 *«un libro con la imagen de un rostro»*: Robert Whitaker, *The Anatomy of an Epidemic: Magic Bullets, Psychiatric Drugs, and the Astonishing Rise of Mental Illness in America*, Nueva York, Broadway Paperbacks, 2010.

198 *«Mayormente, Whitaker hace caso omiso»*: Helena Hansen, Philippe Bourgois, and Ernest Drucker, «Pathologizing Poverty: New Forms of Diagnosis, Disability, and Structural Stigma Under Welfare Reform», *Social Science & Medicine* (febrero de 2014), pp. 76-83. Véase también Sandra Steingard, «A Conversation with Nev Jones», *Mad in America: Science, Psychiatry, and Social Justice*, 22 de septiembre de 2020, <www.madinamerica.com/2020/09/a-conversation-with-nev-jones/>.

199 *«en el mejor de los casos, una simplificación excesiva y reduccionista»*: Joseph Schildkraut, «The Catecholamine Hypothesis of Affective Disorders: A Review of Supporting Evidence», *The Journal of Neuropsychiatry and Clinical Neurosciences* 7, núm. 4 (noviembre de 1995), p. 530. El artículo se publicó originalmente en *The Amer-*

ican Journal of Psychiatry 122, núm. 5 (1965), pp. 509-522.

199 *«encontraremos una prueba»*, Nathan S. Kline, *From Sad to Glad: Kline on Depression*, Nueva York, Ballantine Books, 1974, p. 37.

199 *«Durante más de cincuenta años»*: Brett J. Deacon, «The Biomedical Model of Mental Disorder: A Critical Analysis of Its Validity, Utility, and Effects on Psychotherapy Research», *Clinical Psychology Review* 33 (2013). Véase también Falk W. Lohoff, «Overview of the Genetics of Major Depressive Disorder», *Current Psychiatry Reports* 12, núm. 6 (diciembre de 2010).

199 *«a pesar de los grandes avances en neurociencia»*: Thomas Insel, *Healing: Our Path from Mental Illness to Mental Health*, Nueva York, Penguin Press, 2022, p. xvi.

200 *«Me crie en una ciudad pequeña de las afueras»*: Laura Delano, correo electrónico a Robert Whitaker, 28 de septiembre de 2010.

202 *«Los efectos de estos fármacos»* comentario anónimo en el foro «Narcissus: just another Effexor story», sitio web de Surviving Antidepressants, septiembre 28, 2012, <www.survivingantidepressants.org/topic/3027-narcissus-just-another-effexor-story/?tab=comments#comment-33092>.

202 *«Este proceso de abstinencia»*: Comentario anónimo en el foro como respuesta a «Identity crisis», sitio web de Surviving Antidepressants, <www.survivingantidepressants.org/topic/7497-identity-crisis/>.

202 *«en Estados Unidos una de cada ocho*

personas»: Amir Raz, «Perspectives on the Efficacy of Antidepressants for Child and Adolescent Depression», *PLOS Medicine* 3, núm. 1 (2006), p. e9.

202 *«Es relativamente sencillo»*: Nathan S. Kline, «The Practical Management of Depression», *The Journal of the American Medical Association* 190, núm. 8 (1964), p. 738.

203 *«se da cuenta de que está en una posición perdedora»*: Citado en Jonathan Metzl, *Prozac on the Couch: Prescribing Gender in the Era of Wonder Drugs*, Durham, Duke University Press, 2003, p. 147. Metzl escribe de manera convincente sobre la forma en que «los medicamentos psicotrópicos suelen redesplegar todo el equipaje cultural y social de los paradigmas psicoanalíticos», especialmente las normas de género, sexuales y raciales. Véase también Jonathan Metzl, «Selling Sanity Through Gender: Psychiatry and the Dynamics of Pharmaceutical Advertising», *Journal of Medical Humanities* 24, núm. 1 (2003), pp. 79-103; Jonathan Metzl, «Prozac and the Pharmacokinetics of Narrative Form», *Signs: Journal of Women in Culture and Society* 27, núm. 2 (invierno de 2002), pp. 347-380; Jonathan M. Metzl, Sara I. McClelland y Erin Bergner, «Conflations of Marital Status and Sanity: Implicit Heterosexist Bias in Psychiatrical Diagnosis y Physician-Dictated Charts at a Midwestern Medical Center", *Yale Journal of Biology and Medicine* 89, núm. 2 (junio de 2016), pp. 247-254.

203 *«el diazepam, bajo su nombre comer-*

cial de Valium, fue el medicamento más recetado»: Lara Magro, Marco Faccini y Roberto Leone, «Lormetazepam Addiction», *Neuropathology of Drug Addictions and Substance Misuse Volume 3: General Processes and Mechanisms, Prescription Medications, Caffeine and Areca, Polydrug Misuse, Emerging Addictions and Non-Drug Addictions*, ed. Victor R. Preedy, Londres, Academic Press, 2016, p. 273.

203 *«las benzodiacepinas han perdido su estatus»*: Citado en Alain Ehrenberg, *Weariness of the Self: Diagnosing the History of Depression in the Contemporary Age*, Montreal: Mc-Gill–Queen's University Press, 2009, p. 199.

204 *«Los inhibidores de la recaptación de serotonina»*: Todd M. Hillhouse y Joseph H. Porter, «A Brief History of the Development of Antidepressant Drugs: From Monoamines to Glutamate», *Experimental and Clinical Psychopharmacology* 23, núm. 1 (febrero de 2015), pp. 1-21.

204 *«más de una de cada de cinco mujeres blancas»*: Debra J. Brody y Qiuping Gu, «Antidepressant Use Among Adults: United States, 2015-2018», *Centers for Disease Control and Prevention: National Center for Health Statistics Data Brief* 277 (septiembre de 2020), p. 2.

204 *«Un poder que habla en voz baja»*: Citado en Metzl, *Prozac on the Couch*, p. 61.

204 *«Tanto para noches tranquilas como para días productivos»*: Citado en Metzl, p. 154.

207 *«estas diminutas pastillas y cápsulas»*: El blog de Laura se llamaba *Recovering from Psychiatry* («Recuperán-

dose de la psiquiatría»). La URL era <recoveringfrompsychiatry.com>, pero la página web ha desaparecido.

207-208 *«En la especialidad no se ha tenido en cuenta»*: Giovanni A. Fava, profesor de Psiquiatría en la Universidad de Buffalo, es uno de los pocos psiquiatras que han estudiado en detalle las complicaciones del abandono de los ISRS. Hace poco publicó un libro sobre ese tema, *Discontinuing Antidepressant Medications*, Nueva York: Oxford University Press, 2021.

208 *«En los años noventa»*: L. Pacheco *et al.*, «More Cases of Paroxetine Withdrawal Syndrome», *The British Journal of Psychiatry* 169, núm. 3 (1996), p. 384.

208 *«experimentó sentimientos de agresividad severa»*: Andrea L. Lazowick y Gary M. Levin, «Potential Withdrawal Syndrome Associated with SSRI Discontinuation», *Annals of Pharmacotherapy* 29 (diciembre de 1995), p. 1.285.

208 *«fue incapaz de dejarla»*: E. Szabadi, «Fluvoxamine Withdrawal Syndrome», *The British Journal of Psychiatry* 160, núm. 2 (febrero de 1992), p. 284.

212 *«un hombre es capaz»*, John Keats a George and Tom Keats, carta, 21-27 de diciembre de 1817, sitio web de la Biblioteca Británica, <www.bl.uk/romantics-and-victorians/articles/john-keats-and-negative-capability>.

213 *«buena respondedora»*: Peter Kramer, *Listening to Prozac: A Psychiatrist Explores Antidepressant Drugs and the Remaking of Self*, Nueva York, Penguin Books, 1993,

pp. 270–271. Versión castellana de Rosa María Bassols Camarasa, *Escuchando al Prozac*, Barcelona, Seix Barral, 1994.

214 *«por primera vez en quince años»*: Nathan S. Kline, «Clinical Experience with Iproniazid (Marsilid)», *Journal of Clinical and Experimental Psychopathology & Quarterly Review of Psychiatry and Neurology* 19 (1958), p. 79.

215 *«al menos una parte de la persistente preocupación»*: Carl Elliott, «Pursued by Happiness and Beaten Senseless: Prozac and the American Dream», *Hastings Center Report* 30, núm. 2 (2000), p. 9.

215 *«Sísifo alienado»*: Elliott, p. 11.

217 *«situación paradójica»*: Ehrenberg, *Weariness of the Self*, p. 200.

217 *«El neurofarmacólogo sueco»*: Carl Elliott, introducción a *Prozac as a Way of Life*, ed. Carl Elliott y Tod Chambers, Chapel Hill, University of North Carolina Press, 2004, p. 3.

217 *«Al ver lo mal que les iba a los pacientes»*: Kramer, *Listening to Prozac*, p. xv.

218 *«todos se enfrentan a»*: Adam Phillips, «The Art of Nonfiction No. 7», entrevista de Paul Holdengräber, *The Paris Review*, 208 (primavera de 2014), <www.theparisreview.org/interviews/6286/the-art-of-nonfiction-no-7-adam-phillips>.

218 *«faltaba el coraje»*: En *Listening to Prozac*, Peter Kramer escribe que el Prozac «cataliza la condición previa para la tragedia, es decir, la participación», p. 258.

218 *«capacidad de experimentar»*: Roland Kuhn, «The Imipramine Story», *Discoveries in Biological Psychiatry*, ed. Frank J. Ayd y Barry Blackwell, Filadelfia, J. B. Lippincott, 1970, p. 215.

218 *«no creía que pudiera»*: Adrienne Einarson, Peter Selby y Gideon Koren, «Abrupt Discontinuation of Psychotropic Drugs During Pregnancy: Fear of Teratogenic Risk and Impact of Counselling», Journal of Psychiatry & *Neuroscience* 26, núm. 1 (2001), p. 46.

219 *«presionadas para tomar los medicamentos»*: Kramer, *Listening to Prozac*. Véase también Kramer, «Incidental Enhancement», *Human Nature and Self Design* (enero de 2011): pp. 155-163.

221 *«hospital como un faro que se estrellaba»*: Ann-Louise S. Silver, «A Personal Response to Gail Hornstein's *To Redeem One Person Is to Redeem the World: The Life of Frieda Fromm-Reichmann»*, *Psychiatry* 65, núm. 1 (primavera de 2002), p. 2.

221 *«soledad verdadera»*: Frieda Fromm-Reichmann, «Loneliness», *Contemporary Psychoanalysis* 26 (1990), p. 306. Publicado originalmente en *Psychiatry: Journal for the Study of Interpersonal Processes* 22 (1959).

224 *«Han pasado varios años»*: Sigmund Freud, «Fragment of an Analysis of a Case of Hysteria (1905 [1901])», *The Standard Edition of the Complete Psychological Works of Sigmund Freud, Volume VII (1901-1905): A Case of Hysteria, Three Essays on Sexuality and Other Works (1905)*, Londres, Hogarth Press, 1975, p. 122.

224 *«no dejé escapar la oportunidad»*: Citado en Susan Katz, «Speaking Out Against the 'Talking Cure': Unmarried Women in Freud's Early Case Studies», *Women's Stu-*

dies: An Interdisciplinary Journal 13, núm. 4 (1987), p. 298. Originalmente de from Sigmund Freud y Josef Breuer, *Studies on Hysteria*, traducción de James Strachey, Nueva York, Basic Books, 2000, p. 160. Publicado originalmente en 1895. Versión castellana de José Luis Etcheverry, *Sigmund Freud: Obras Completas (Vol II): Estudios sobre la histeria*, Buenos Aires, Amorrortu, 1999.

EPÍLOGO: **HAVA**

225 *«El pronóstico es positivo»*: Arthur L. Robin y Patricia T. Siegel, «Family Therapy with Eating-Disordered Adolescence», *Handbook of Psychotherapies with Children and Families*, ed. Sandra W. Russ y Thomas H. Ollendick., Nueva York, Kluwer Academic/ Plenum Publishers, 1999, p. 301.

227 *«Un trastorno mental puede parecer incierto»*: Gracias a Nev Jones, quien dio expresión a este punto después de leer el manuscrito. Sus escritos sobre la naturaleza de la psicosis y la identidad me han servido de inspiración. Véase Awais Aftab, «Phenomenology, Power, Polarization, and the Discourse on Psychosis: Nev Jones, PhD», *Psychiatric Times*, 8 de octubre de 2020, <www. psychiatrictimes.com/view/phenomenology-power-polarization-psychosis>. Véase también Nev Jones *et al.*, «"Did I Push Myself Over the Edge?": Complications of Agency in Psychosis Onset and Development», *Psychosis: Psychological, Social and Integrative Approaches* 8, núm. 4 (enero de 2016), pp. 324-335.

229 *«cerró a toda prisa diez hospitales psiquiátricos»*: David Milne, "Michigan Continues to Cut Public Psychiatry Beds», *Psychiatric News*, 7 de febrero de 2003, <psychnews.psychiatryonline.org/doi/full/10.1176/pn.38.3.0008>.

230 *«La anorexia es la más fatal»*: Jon Arcelus *et al.*, «Mortality Rates in Patients with Anorexia Nervosa and Other Eating Disorders: A Meta-analysis of 36 Studies», *Archives of General Psychiatry* 68, núm. 7 (2011), p. 729.

230 *«el tipo "equivocado" de enfermas»*: Rebecca J. Lester, *Famished: Eating Disorders and Failed Care in America*, Oakland, University of California Press, 2019, p. 16.

230 *«el noventa y siete por ciento de los especialistas en trastornos de la alimentación»*: «Facts About Eating Disorders: What the Research Shows», sitio web de la Coalición para la investigación, política y acción sobre los trastornos de la alimentación (EDC por sus siglas en inglés), <eatingdisorderscoalition.org.s208556.gridserver.com/couch/uploads/file/Eating%20Disorders%20Fact%20Sheet.pdf>.

230 *«uno de cada cinco especialistas»*: «Facts About Eating Disorders».

230 *«los trastornos de la alimentación siguen considerándose»*: Lester, *Famished*, p. 16.

231 *«neurosis de semiinanición»*: Ancel Keys, Josef Brozek y Austin Henschel, *The Biology of Human Starvation*, Minneapolis: University of Minnesota Press, 1950, p. 908.

231 *«esas imágenes y obsesiones sobre la comida»*: Nonja Peters, «The Ascetic Anorexic», *Social Analysis: The*

International Journal of Social and Cultural Practice, 37 (abril 1995), p. 49. Véase también Ancel Keys, *The Biology of Human Starvation*, Saint Paul, University of Minnesota Press, 1950.

234 *«Mi sentimiento era: No me lo pidan»*: Citado en Liza Mundy, «Open (Secret)», *The Washington Post*, 6 de mayo de 2007, W18. Liza Mundy también tuvo la generosidad de cartearse conmigo sobre sus encuentros con Hava y su familia.

235 *«La tragedia de la anorexia»:* Louise Glück, *Proofs and Theories: Essays on Poetry*, Hopewell, Ecco Press, 1994, p. 10. Versión castellana de José Luis Rey, *Ensayos completos*, Madrid, Visor, 2023.

237 *«hechos inexplicables, sin encasillamiento»*: William James, *Essays in Psychology*, Cambridge, Harvard University Press, 1984, p. 247-268.

237 *«Es como tratar de explicar»*: Rachel Aviv, «Which Way Madness Lies: Can Psychosis Be Prevented?», *Harper's Magazine* (diciembre de 2010), p. 41.

239 *«He recuperado a mi mamá»*: Citado en Patricia E. Deegan, «Recovery as a Self-Directed Process of Healing and Transformation», *Occupational Therapy in Mental Health* 17 (2002), p. 18.

239 *«Para los que llevamos años luchando»*: Deegan, p. 19.

239 *«La recuperación no se refiere»*: Patricia E. Deegan, «Recovery: The Lived Experience of Rehabilitation», *Psychosocial Rehabilitation Journal* 11, núm. 4 (1988), p. 14.

239 *«la transformación, más que la restauración»*: Deegan, «Recovery as a Self-Directed Process», p. 18.

239-240 *«Nada de la polémica»*, Deegan, «Recovery: The Lived Experience of Rehabilitation», p. 14.

241 *«sus viejos ojos humorísticos»*, John Steinbeck, *The Grapes of Wrath*, Nueva York, Viking Press, 1939, p. 15. Versión castellana de Hernán Guerra Canévaro, *Las uvas de la ira*, Barcelona, Planeta, 1974.

242 *«Durante estos años has reunido»*, Frieda Fromm-Reichmann, «Remarks on the Philosophy of Mental Disorder», *Psychiatry: Interpersonal and Biological Processes* 9 (1946), p. 294.

Agradecimientos

Gracias a Bhargavi, Karthik, Naomi, Laura y la familia de Hava por saber que sus experiencias ayudarían a que otros se sintieran menos solos y por compartir tanto con esa esperanza.

A Eric Chinski, que de alguna manera siempre supo exactamente cuál es el ideal al que debo aferrarme; a PJ Mark, que ha sido tan paciente y firme que ya hace tiempo que olvidé temer que pudiera juzgarme; a David Remnick, por su generosidad y confianza durante la última década, y a Willing Davidson, cuya perspectiva está tan ligada a mi idea de la buena escritura que nunca me convenzo del todo de que mi texto existe hasta que él lo lee.

A Rachael Bedard, Anna Goldman, Alice Gregory y Tanya Luhrmann, por leer los capítulos con tanta atención que captaron lo que intentaba decir mucho antes que yo. También agradezco los increíbles comentarios y percepciones (sobre el manuscrito y más allá) de Yelena Akhtiorskaya, Kate Axelrod, Carla Blumenkranz, Gareth Cook, Emily Cooke, Chloe Cooper-Jones, Jiayang Fan, Sarah Goldstein, Brian Goldstone, zakia henderson-brown, Amy Herzog, Patrick Radden Keefe, Gideon Lewis-Kraus, Rose Lichter-Marck, George Makari y el grupo de trabajo Psiquiatría, psicoanálisis y sociedad de Cornell, Cleuci de Oliveria (quien sabiamente sugirió que escribiera sobre Naomi), Ed Park, Kate Rodemann, Christine Smallwood, y —el regalo de la edad adulta— mis hermanas, Sari, Stephanie y Lizzie (y Alex Kane). Mis conversaciones con Nev Jones hace más de una década suscitaron muchas de las cuestiones que explora este libro.

A la fundación New America por ayudarme a empezar este libro y a la fundación Whiting por ayudarme a terminarlo. David Kortava, Teresa Matthews y Alejandra Dechet fueron compañeros ideales en la comprobación de hechos; Vidya Mohan y Tyler Richard ayudaron a traducir las cartas de Bapu y dieron un nuevo significado al mundo social por el que navegaba. En FSG, gracias a Tara Sharma y su talento secreto para los subtítulos, entre muchos otros, y a Carrie Hsieh y Brian Gittis. Eugene Lancaric me honró con su departamento vacío, la primera vez que tuve una «oficina».

A Alex por ser la inspiración (incluso cuando me quedo corta) para armarme de valor e intentar nuevos tipos de experiencias, incluido este libro. Escribirlo me hizo sentir un respeto nuevo por mi madre, mi padre, Linda y David por hacer que tantas cosas se sientan posibles. Espero que algún día nuestros hijos, Rafael y Sonia, puedan decir lo mismo.